食の選び方大全

Food Selection Compendium

あるとむ 著
高城嘉樹 監修
浜竹睦子 イラスト

sanctuarybooks

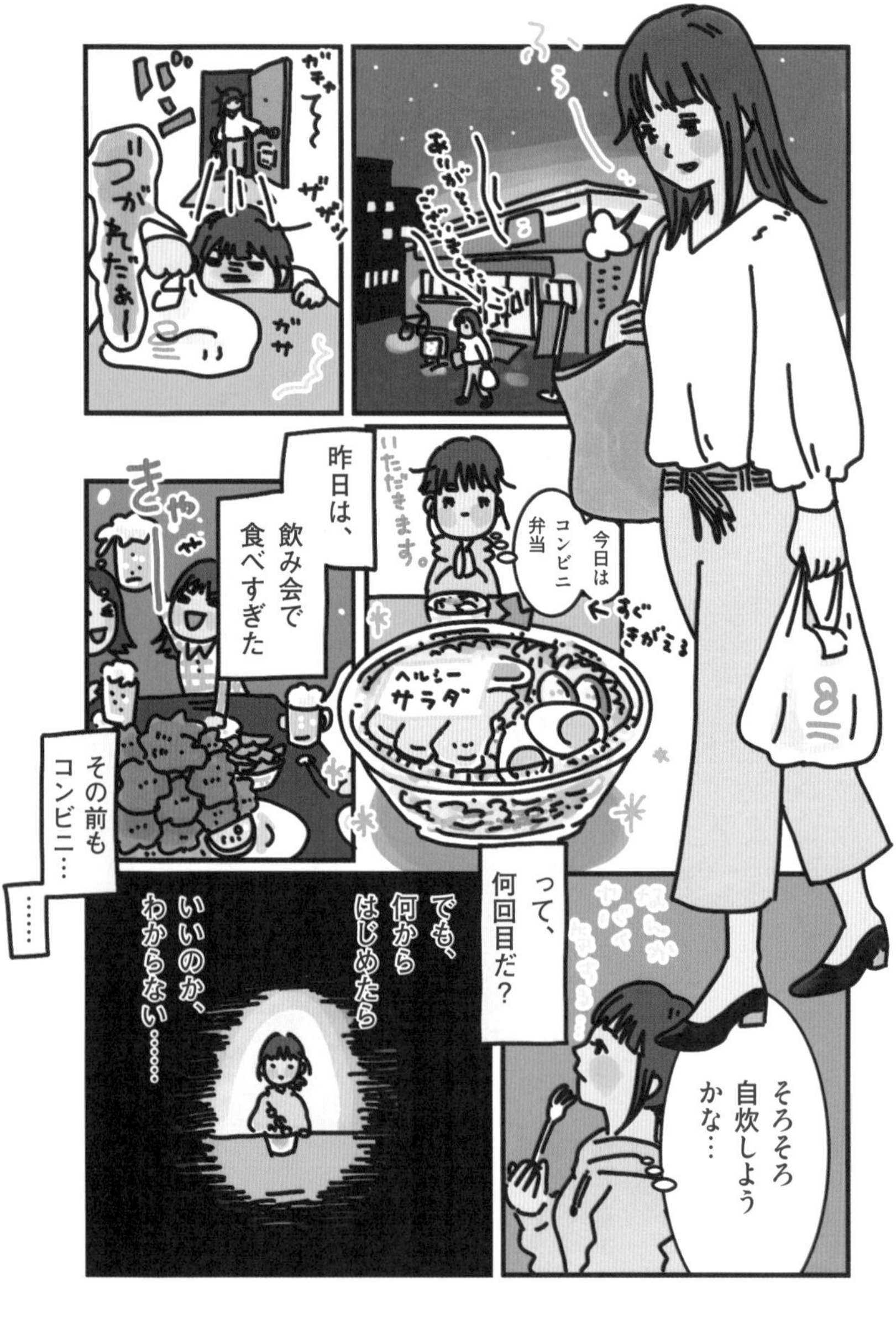
ふぅ〜
ありがとうございました〜
ガチャ て〜
バン
ザザッ
つかれたぁ〜
ガサ
昨日は、飲み会で食べすぎた
いただきます。
今日はコンビニ弁当
すぐきがえる
ヘルシーサラダ
きゃー
その前もコンビニ…
……
って、何回目だ？
そろそろ自炊しようかな…
でも、何からはじめたらいいのか、わからない……

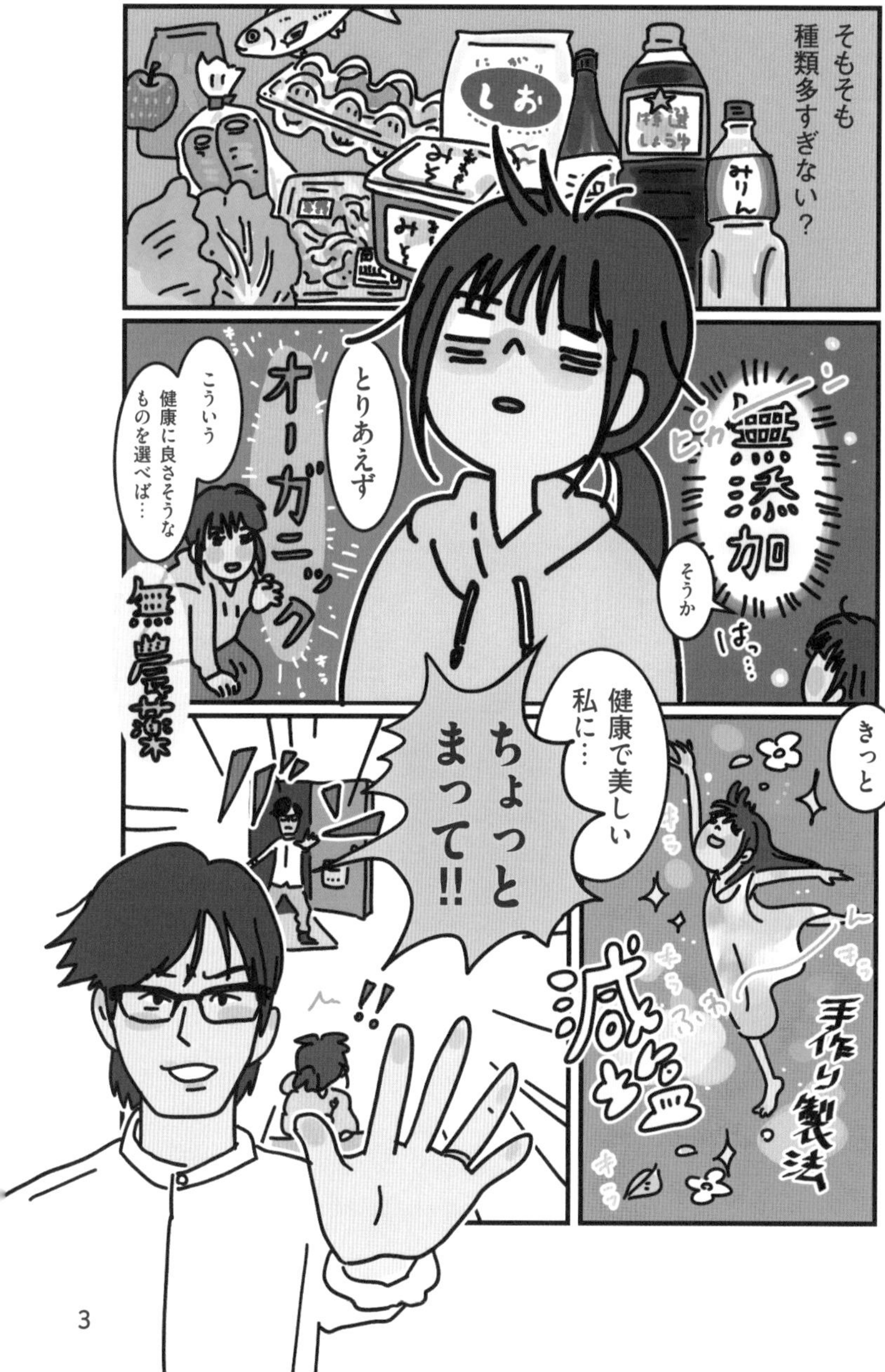
そもそも種類多すぎない？
しお
特選しょうゆ
みりん
みそ
無添加
そうか
はっ…
とりあえず
オーガニック
こういう健康に良さそうなものを選べば…
無農薬
きっと
健康で美しい私に…
手作り製法
減塩
ちょっとまって!!

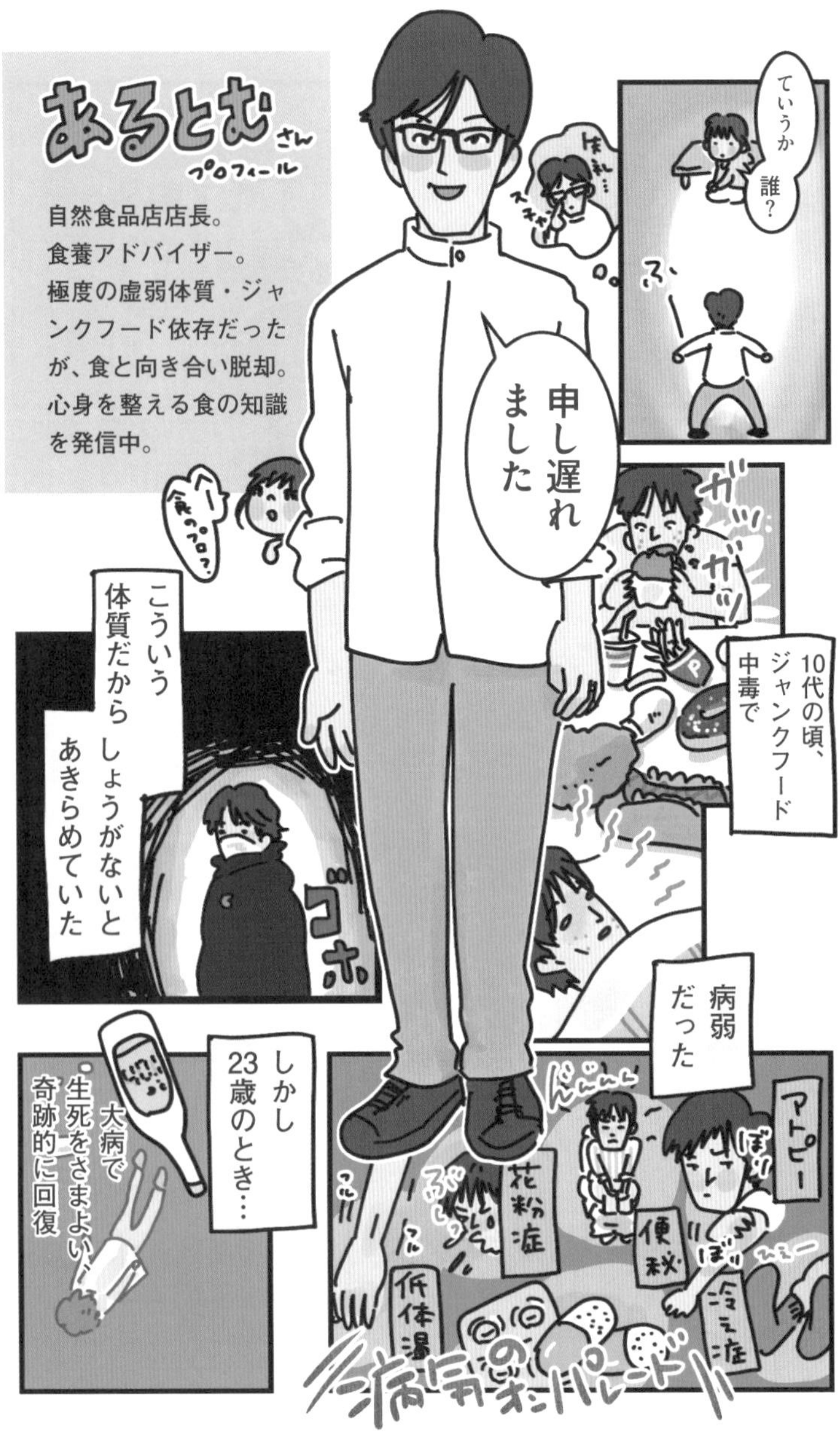
あるとむさん
プロフィール
自然食品店店長。
食養アドバイザー。
極度の虚弱体質・ジャンクフード依存だったが、食と向き合い脱却。
心身を整える食の知識を発信中。
ていうか誰？
ふ～
失礼…
スチャ
申し遅れました
へー
食のプロ？
ガツガツ
10代の頃、ジャンクフード中毒で
病弱だった
こういう体質だからしょうがないとあきらめていた
ゴホ
アトピー
花粉症
便秘
冷え症
低体温
病弱のオンパレード
しかし23歳のとき…
大病で生死をさまよい奇跡的に回復

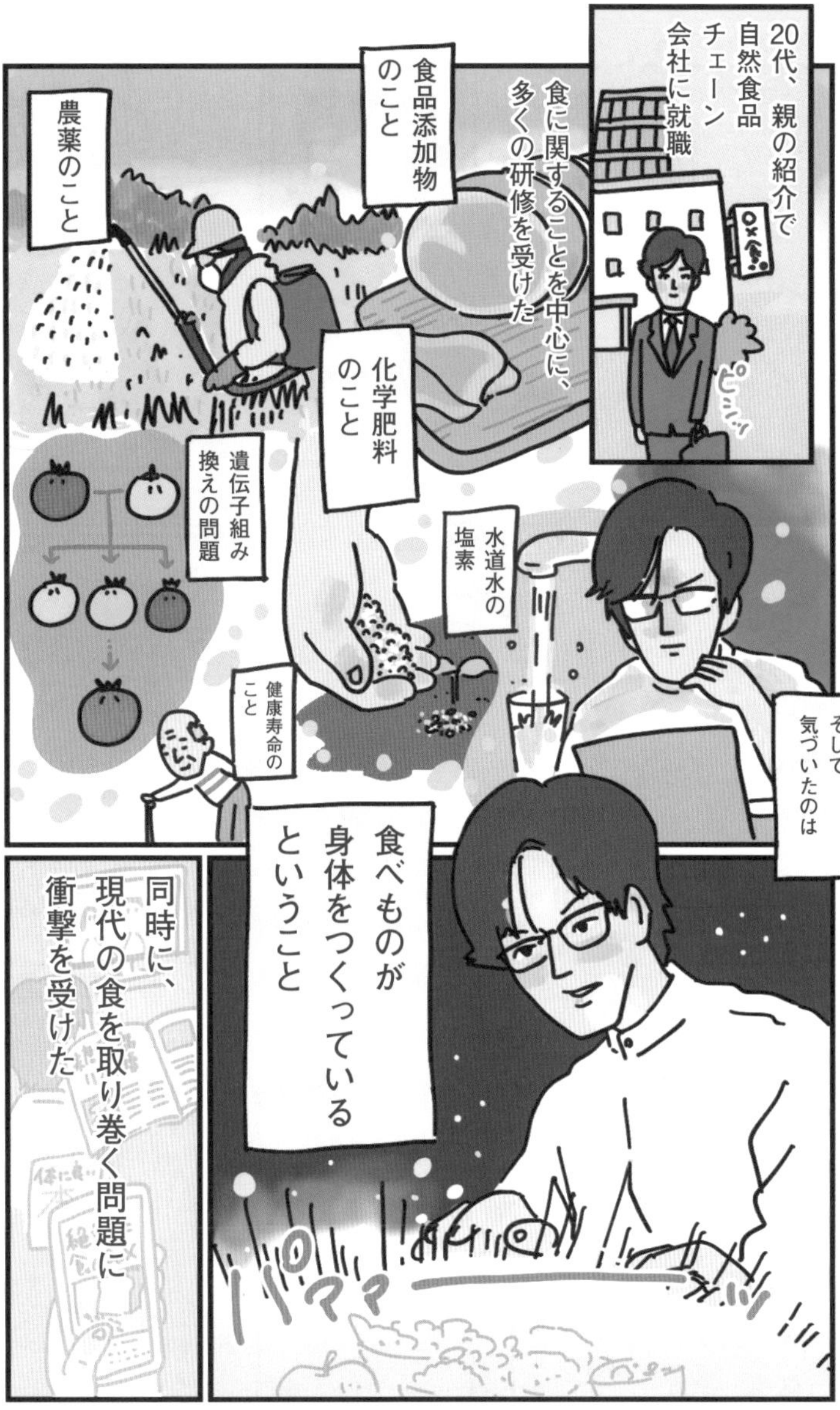
20代、親の紹介で自然食品チェーン会社に就職
ピシッ
食に関することを中心に、多くの研修を受けた
食品添加物のこと
農薬のこと
化学肥料のこと
水道水の塩素
遺伝子組み換えの問題
健康寿命のこと
そして気づいたのは
食べものが身体をつくっているということ
パァァ
同時に、現代の食を取り巻く問題に衝撃を受けた

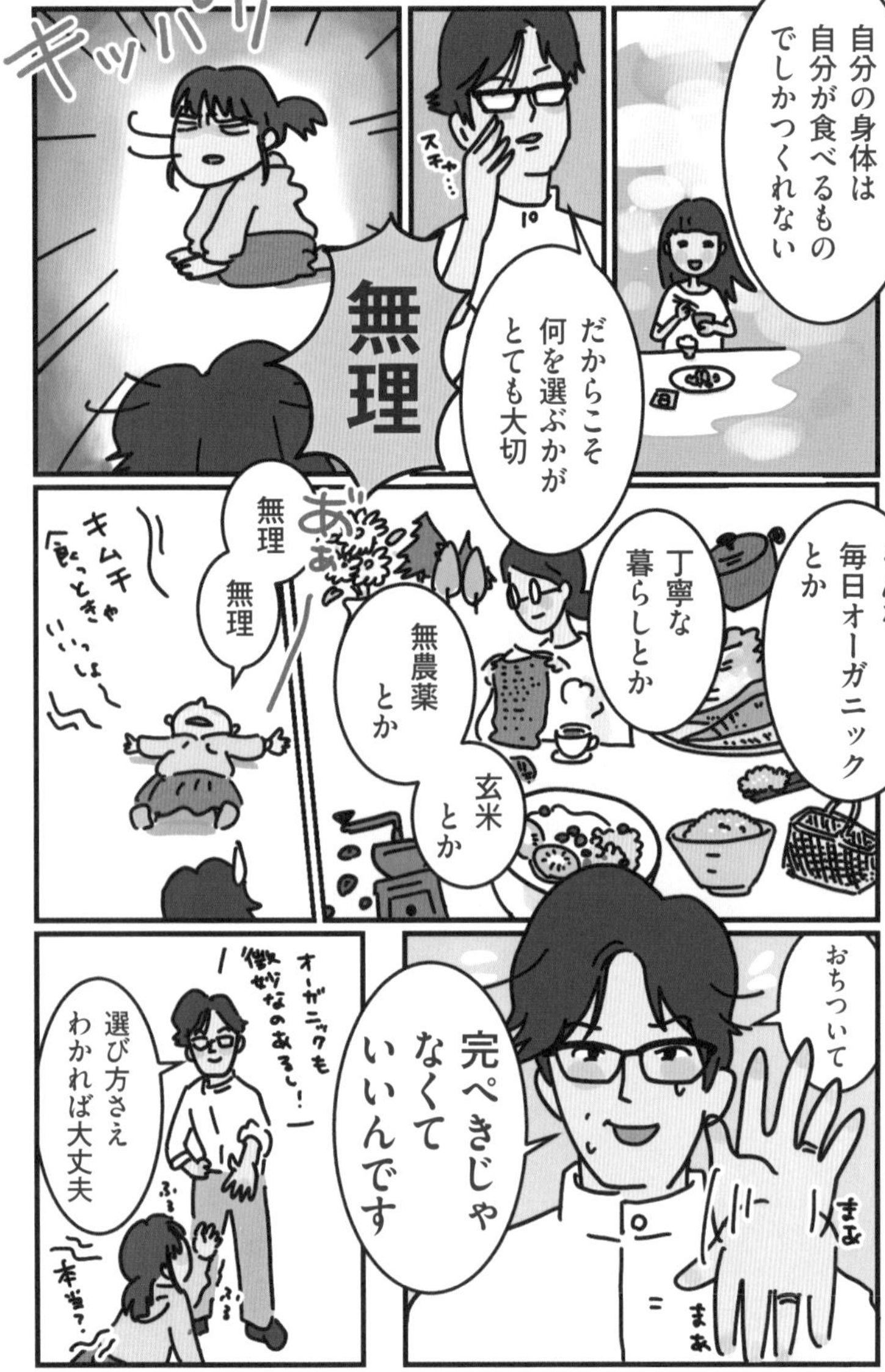
自分の身体は自分が食べるものでしかつくれない
スチャ…
だからこそ何を選ぶかがとても大切
キッパリ
無理
そんな毎日オーガニックとか
丁寧な暮らしとか
無農薬とか
玄米とか
あぁ
無理
無理
キムチ食っときゃいいっしょ～
おちついて
完ぺきじゃなくていいんです
まぁ
まぁ
選び方さえわかれば大丈夫
オーガニックも微妙なのあるし！
本当？～

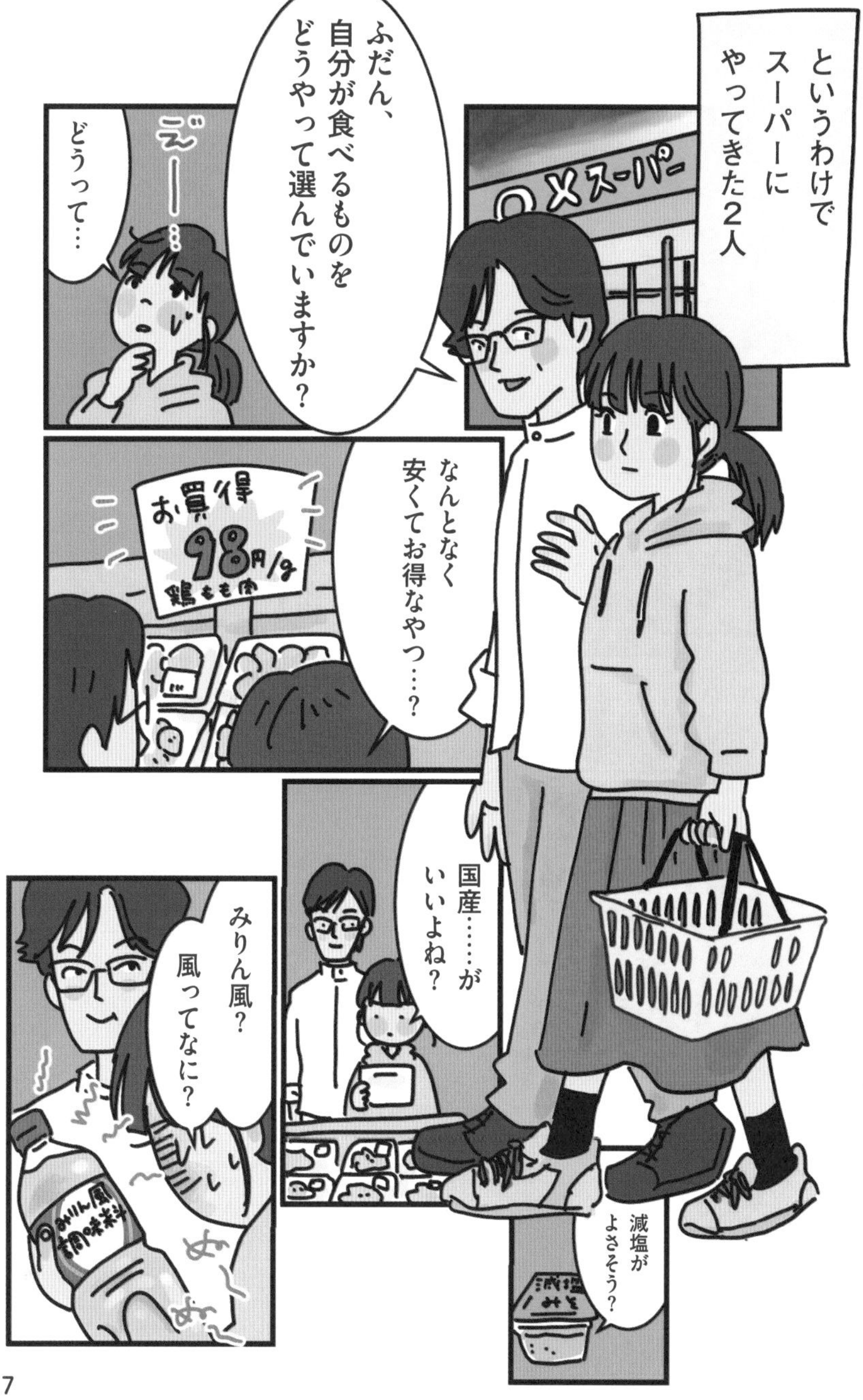
というわけでスーパーにやってきた２人
○×スーパー
ふだん、自分が食べるものをどうやって選んでいますか？
ど～…
どうって…
なんとなく安くてお得なやつ…？
お買得
98円/g
鶏もも肉
国産……がいいよね？
減塩がよさそう？
減塩みそ
みりん風？風ってなに？
みりん風調味料

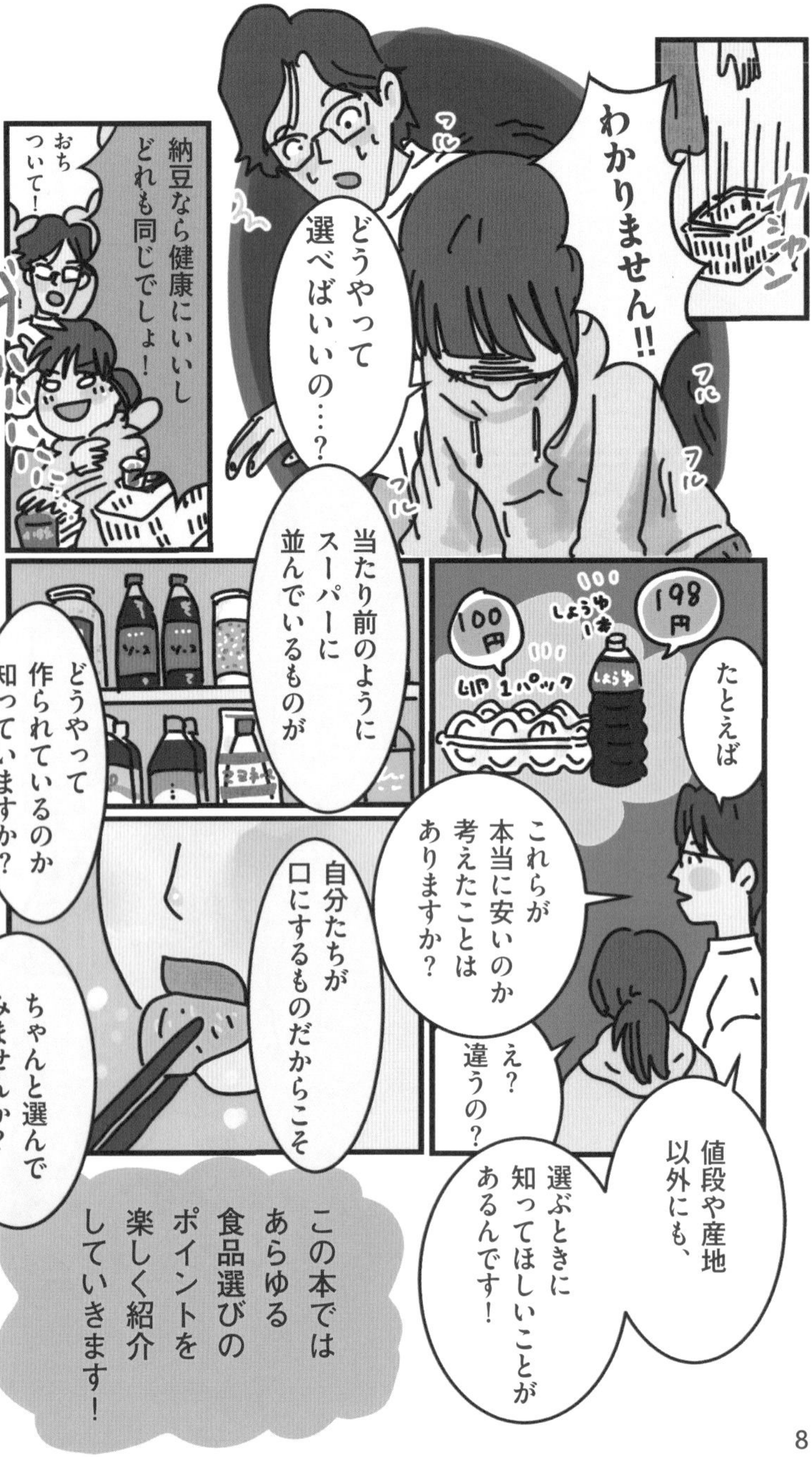
カシャン
わかりません!!
フル
どうやって選べばいいの…?
納豆ならどれも同じでしょ!
健康にいいし
おちついて!
たとえば
100円
198円
しょうゆ1本
1パック
当たり前のようにスーパーに並んでいるものが
どうやって作られているのか知っていますか?
これらが本当に安いのか考えたことはありますか?
え?違うの?
自分たちが口にするものだからこそ
ちゃんと選んでみませんか?
値段や産地以外にも、
選ぶときに知ってほしいことがあるんです!
この本ではあらゆる食品選びのポイントを楽しく紹介していきます!

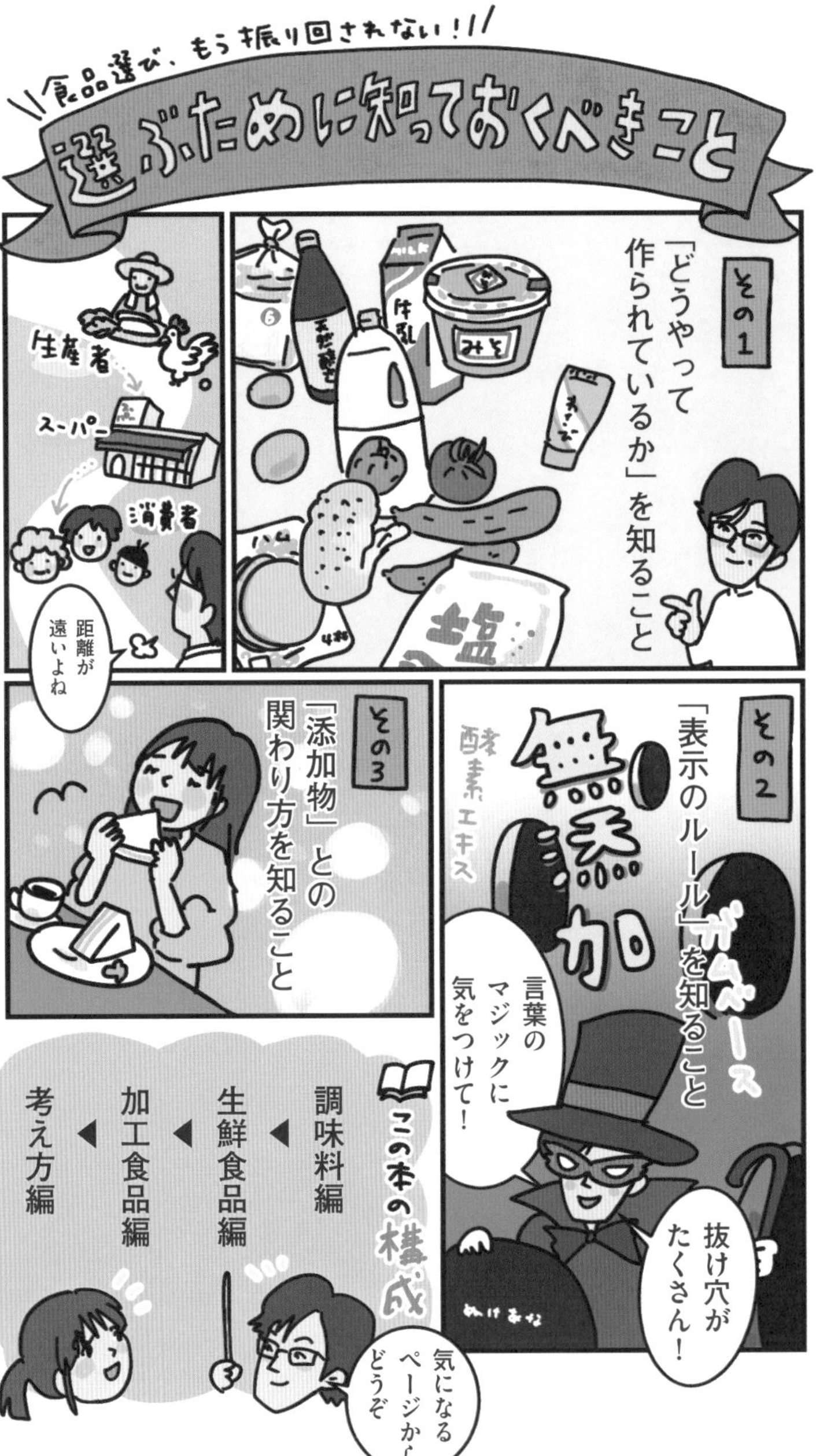
食品選び、もう振り回されない!
選ぶために知っておくべきこと
その1
「どうやって作られているか」を知ること
牛乳
みそ
塩
生産者
スーパー
消費者
距離が遠いよね
その2
「表示のルール」を知ること
無添加
酵素エキス
ガムベース
言葉のマジックに気をつけて!
抜け穴がたくさん!
ぬけあな
その3
「添加物」との関わり方を知ること
この本の構成
調味料編
生鮮食品編
加工食品編
考え方編
気になるページからどうぞ

はじめに

あらためまして、はじめまして！　あるとむと申します。

みなさんはふだん、自分が口にするものをどんなふうに選んでいるでしょうか？

そう聞かれると、「なんとなく」とか「コスパのいいもの」とか「健康にいいもの」「おいしければいい」など、さまざまな見方・ご意見があると思います。

私は自然食品店で働きながら、日々、食べものと健康について考えてきました。

気づけばかれこれ15年ほど経ちますが、それまでの私はといえば……実は、まったく食に関心がありませんでした。

安くておいしければいい。なんなら、別に胃におさまればいい。

そんなふうに、特に食を重視したことはなかったのです。

しかし、奥深い食の世界に足を踏み込んだことで、それまでの考え方は一変しました。

「そんな選び方があったの⁉」

「食べものってそんなふうにできてるの⁉」

ふだん食べるものが目の前に出てくるまでのストーリー・背景を知ると、天地がひっくり返るくらいの衝撃が起きたのです。

たとえば、いつも使っている醤油やお味噌がどんなふうにつくられているか、伝統的な製法と、一般的な市販品との違いは何か？　私はそうした基本的なことを、勉強してはじめて知りました。

他にも、「有機野菜」は漠然と健康にいいというイメージがあるかもしれませんが、そもそも野菜の栽培方法とはどんなものなのか。農薬や肥料とはいったいなんなのか。それに対して有機野菜とはどんなものなのか？

よく聞く「添加物」とはどんなもので、どんなふうにつくられているものなのか？

こうしたことは、自分や家族に直接関係することにもかかわらず、スーパーやコンビニで買いものしているだけでは、なかなかわかりません。

この本では、そんな食にまつわるさまざまな知識・疑問を、できるかぎりわかりやすく、同時に充実した内容でお伝えできればと1冊にまとめています。

健康や栄養のこと、原料や社会の仕組みのこと。食のことが1つわかると、違う目で世の中のことを見ることができます。「なんとなく選ぶ」から一歩先へ進み、「こんな選び方ができるんだ！」という楽しさや喜びを感じていただけたらとても嬉しいです。

Contents

PART 2
「野菜の知識」編

Contents

「生鮮食品の選び方」編

PART 3

「添加物の知識」編

「日用食品の選び方」編

Contents

Contents

PART 4

「良い」「悪い」のその先へ

PART 1

「基本の調味料」編

Food Selection Compendium

まずは基本の調味料だけでOK

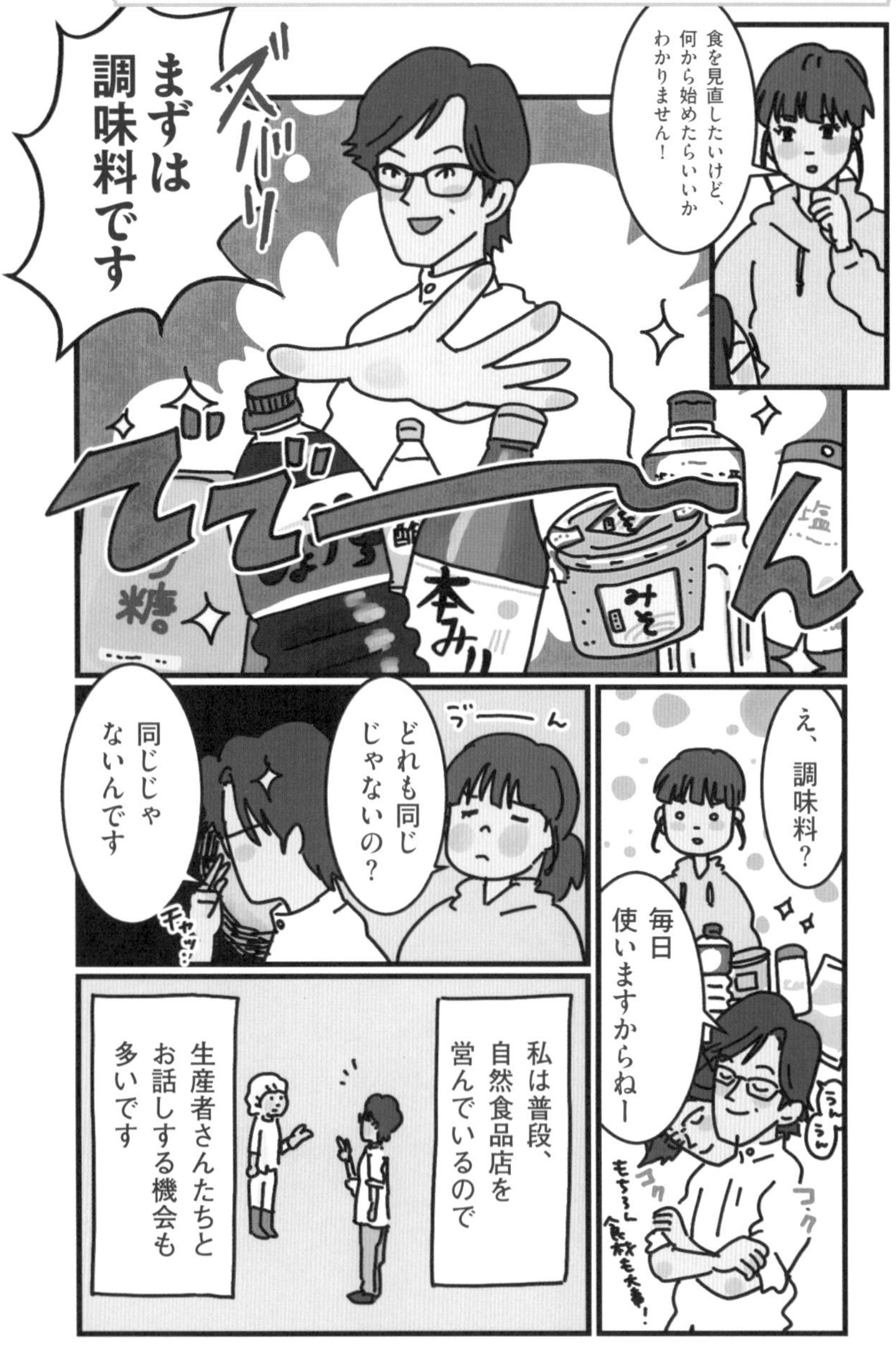

食を見直したいけど、何から始めたらいいかわかりません！
まずは調味料です
ズバリ
塩
みそ
本みりん
酢
砂糖
え、調味料？
毎日使いますからねー
うんうん
コクコク
もちろん食材も大事！
どれも同じじゃないの？
同じじゃないんです
私は普段、自然食品店を営んでいるので
生産者さんたちとお話しする機会も多いです

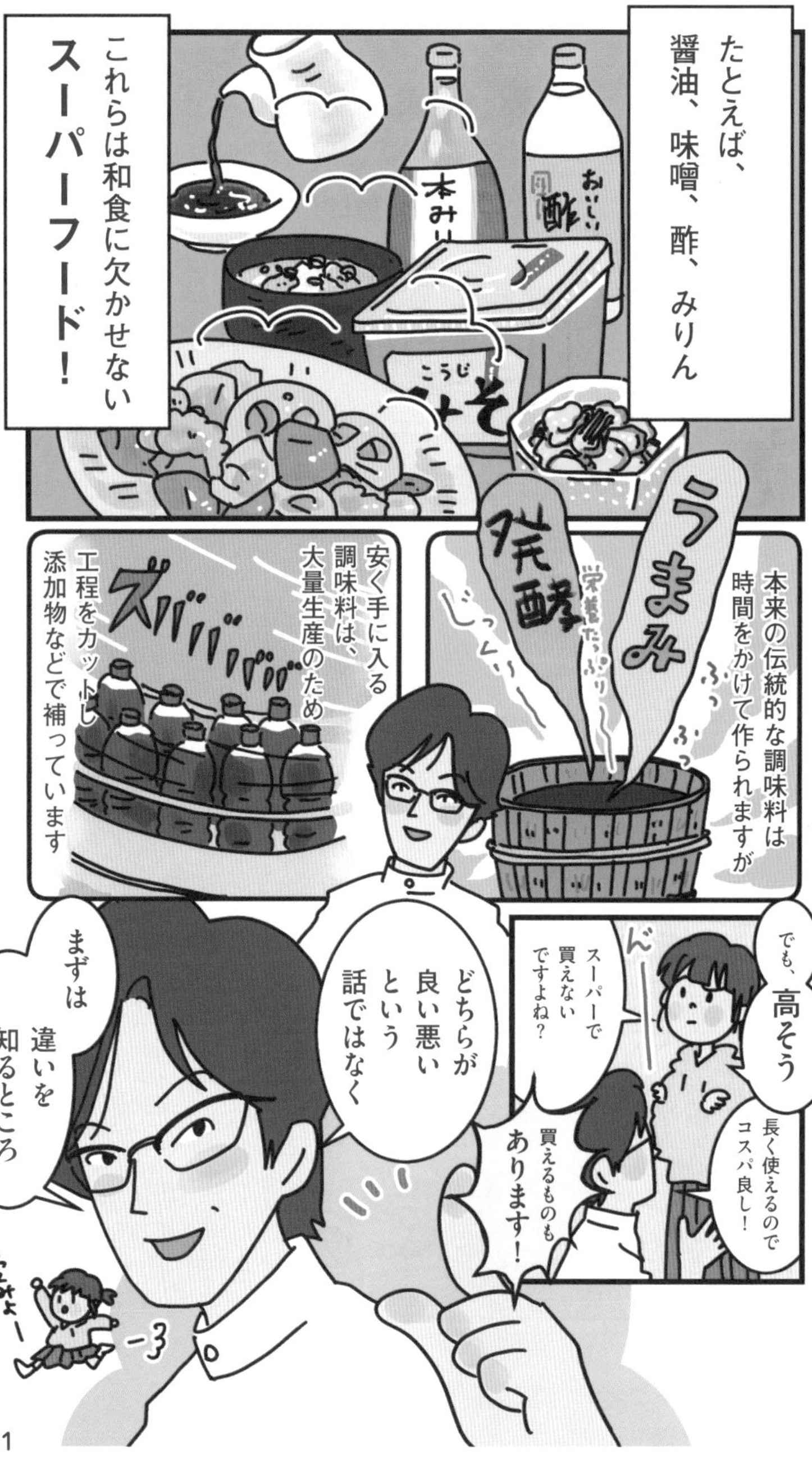
たとえば、醤油、味噌、酢、みりん
これらは和食に欠かせない
スーパーフード！
本みりん
おいしい酢
こうじみそ
本来の伝統的な調味料は時間をかけて作られますが
うまみ
発酵
栄養たっぷり
じっくり
ふっふっ
安く手に入る調味料は、大量生産のため
工程をカットし添加物などで補っています
ズバババババ
でも、高そう
スーパーで買えないですよね？
んー
長く使えるのでコスパ良し！
買えるものもあります！
どちらが良い悪いという話ではなく
まずは違いを知るところから！
いってみよー

調味料

塩

おいしい塩は、身体にいい

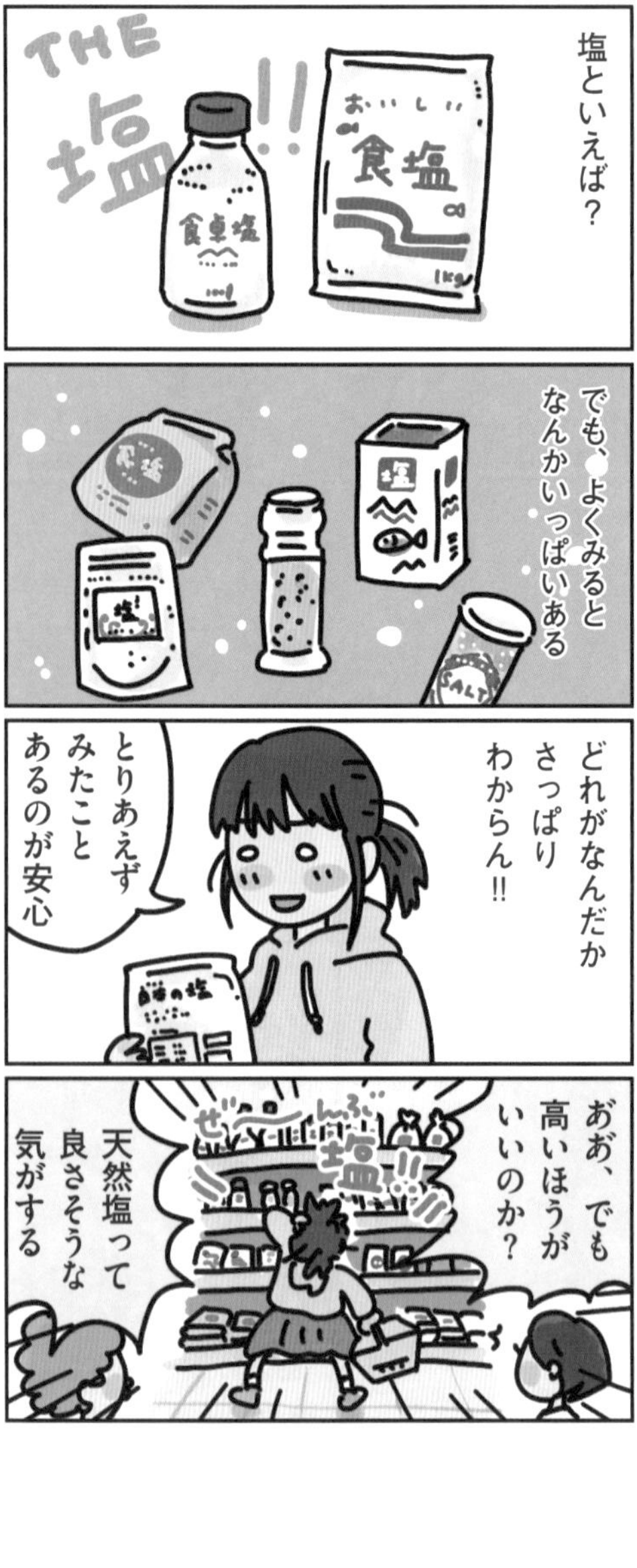

塩といえば？
THE 塩!!
食卓塩
おいしい 食塩
でも、よくみると
なんかいっぱいある
SALT
どれがなんだかさっぱりわからん!!
とりあえずみたことあるのが安心
おお、でも高いほうがいいのか？
ぜ〜んぶ塩!!
天然塩って良さそうな気がする

では、さっそく見ていきましょう。最初に紹介したいのがお塩です。

ふだん何気なく使っている塩ですが、塩は料理に使うだけではなく、味噌や醤油などの調味料、加工品などに欠かせません。

スーパーに行って注意深く見てみると、塩にもいろいろな種類があるのがわかります。たとえば中華料理屋さんなどによく置いてある「食卓塩」、かの有名な「伯方《はかた》の塩」、さらには、そうした塩と比べると高級感のただよう「藻塩《もしお》」や、スパイスミルの中に入った「岩塩」なども売られています。

お手頃価格の塩もあれば、驚くほど高い塩もある。いったい、その差はどこにあるのでしょう?

それが、まずここで知っていただきたいことです。地味なのですが、絶対に欠かすことのできない大切な存在。それが塩なのです。

人が塩を食べる意味

そもそも、どうして人は塩を食べるのでしょう? なぜ、塩味を「おいしい」と感じるのでしょうか?

それは、**塩には人体に必要不可欠な栄養素が含まれているから**です。

その栄養素の名前は、ミネラル。カルシウムや鉄、マグネシウムなど人体を構成する元素のことで、これらを総称してミネラルと呼んでいます。

ミネラルが不足すると、私たちは代謝が悪くなり、血液も汚れてしまいます。すると、身体がむくんで太ったり、病気になりやすくなったりなど、いろいろと都合の悪いことが起きやすくなるんですね。

だからといって、とにかくとればいいというものでもなく、バランスが何より重要です。足りなかったり、とりすぎたり、適切なバランスが崩れると不調の原因になってしまうのです。

たとえば、江戸時代には「塩抜きの刑」と呼ばれる刑罰がありました。囚人に塩の入っていない食事を食べさせて衰弱させるというもので、きつい拷問でした。裏を返せば、塩はそれほど健康維持に重要だということ。

毒にも薬にもなるからこそ、「どんな塩を選ぶか」が大事なんですね。

塩の種類は大きく3つ

では、どんな塩を選んでいけばいいのでしょうか?
塩は、大きく次の3種類に分けることができます。

① 精製塩
② 再生加工塩
③ 天然塩

①の精製塩とは、原塩(海水を乾燥させた結晶)から不純物を除いてきれいに精製してつくられた塩です。食塩(塩化ナトリウム)含有量が99%以上のものをいいます。また、海水を化学的に電気分解して、塩化ナトリウムを99%以上に精製した塩のことも精製塩といいます。
このような方法だと簡単に大量生産ができるため、非常に安価。そのためレストランや加工食品にも広く使われています。

代表は、赤いフタが目印の「食卓塩」ですね。

「雑味がなく、さっぱりとした味で料理に使いやすい」という意見もある一方で、精製塩にはミネラルがほとんど含まれていません。

食卓塩の成分表を見てみると、「食塩相当量」は100グラムあたり99グラム。つまり、99％が塩化ナトリウムということです。このような塩が精製塩になります。

続いて、②の「再生加工塩」。再生加工塩とは、輸入した塩や精製塩に「にがり」などを人工的に加えて、ミネラル分を調整したものです。原材料にはカルシウムやマグネシウム（にがり）、海水が添加されています。有名なのが伯方の塩ですね。

精製塩と比べればミネラルが含まれていて、身体にいいような気がします。ですが、**海水をそのまま塩にしたわけではないので、ミネラルバランスが崩れている場合がある**というのが注意点です。

最後に、③の「天然塩」。

明確な定義はありませんが、昔ながらの塩田でつくられる天日塩や、山でとれる岩塩のことを指します。化学的な処理をしていないので、食塩含有量（塩化ナトリウム純度）が99％以下なのが特徴です。

伯方の塩の成分表

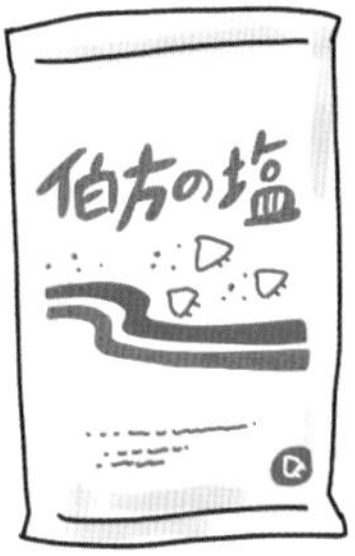

製造方法

原材料名：天日海塩 93％（メキシコまたはオーストラリア）、海水 7％（日本）
工程：溶解、立釜

栄養成分表示（100g 当たり）

熱量	0kcal
たんぱく質	0g
脂質	0g
炭水化物	0g
マグネシウム	100～200mg
カルシウム	50～200mg
カリウム	10～150mg
食塩相当量	95.5g

食卓塩の成分表

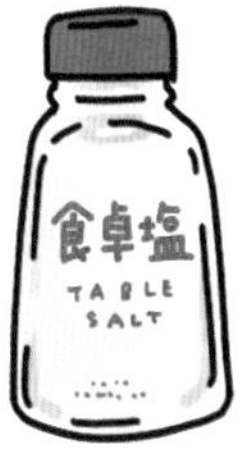

製造方法

原材料名：天日塩（メキシコ）／炭酸マグネシウム
工程：溶解、立釜、乾燥、混合

栄養成分表示（100g 当たり）

熱量	0kcal
たんぱく質	0g
脂質	0g
炭水化物	0g
食塩相当量	99.0g

私がおすすめしたいのは、この天然塩です。

理由は、天然塩には大事なミネラル分がきちんと含まれているからです。

というのも、人間にとってベストなミネラルバランスは、「海水と同じ」だと言われています。海水には約85種類のミネラルが含まれているのですが、天然塩には最大70種類以上のミネラルが含まれているんですね。

味としても、ただ塩辛いだけではなく、まろみや甘みがあり、おいしく感じます。

精製塩や再生加工塩と比べると、天然塩は「食べても喉が渇かない」と言う方も多く、ミネラルバランスがいいという証拠なのでしょう。

海塩、岩塩、湖塩、藻塩の違い

ただ、天然塩といっても製法や採れる場所などによって違いがあります。

そもそも、天然塩の主な原料は次の3つです。

海塩《かいえん》
岩塩

湖塩《こえん》

海塩とは、その名のとおり海水を原料にした塩です。原材料には「海水」と表記されています。これを天日で干したり、煮詰めたりしてできたのが天然の海塩です。

岩塩は、山などから採れる塩のこと。どうして山に塩があるのかというと、大昔は海だった場所が、地殻変動で山になってしまったから。つまり、地面に残っていた海水が蒸発して、硬い結晶になったのが岩塩なのです。

湖塩は、死海のような塩湖からつくる塩のことです。塩湖も、もともとは海だった場所が地殻変動で湖に変わったものだと言われています。

つまり、**岩塩にしろ湖塩にしろ、塩のもとをたどれば、すべて海水が原料なのです。**

では、この3つの中でおすすめはどれか？

私は、ふだん使いには海塩をおすすめします。

理由は2つで、まず、海塩は岩塩や湖塩に比べてマグネシウムやカルシウムなどをより多く含んでいるから。

もう1つは、日本では「昔からなじみがある塩だから」です。産地や製法で味は変わりますが、海塩は全般的にうま味やコク、甘みを感じられるまろやかさがあり、どんな料理にも合います。

他方、岩塩はナトリウム分が多い特徴があり、もともとヨーロッパでよく使われてきた食材です。だから、お肉にかけたり、ソースに使ったりなど、欧米の料理によく合います。

また、湖塩には独特な風味があり、そもそも希少なのでふだん使いとするにはハードルが高い塩だといえます。

ちなみに、「藻塩《もしお》」も天然塩の1つですが、藻塩は主に「ホンダワラ」という海藻からつくられています。海水を含んだ海藻ごと塩にするので、色がついていたり、独特の風味がしたりするというわけですね。海塩に比べて複雑味があります。

どれがいいかというよりも、適材適所、特性に合わせて使うといいでしょう。

天然塩も製法はさまざま

では、より実践的な塩選びの方法を見ていきましょう。

見極めるポイントは、「パッケージの裏」です。

まず、こちらの2つの塩を見てみてください。

カンホアの塩

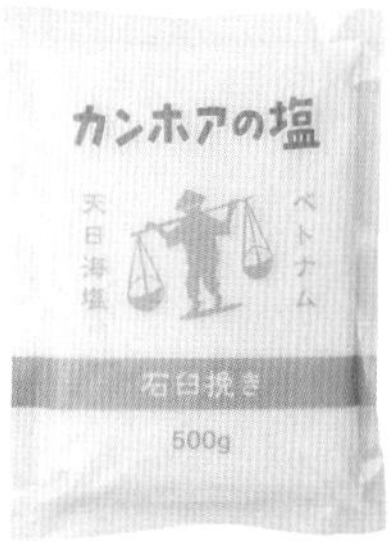

製造方法

原材料名：海水（ベトナム・カンホア）
工程：天日、粉砕

栄養成分表示（100g 当たり）

熱量	0kcal
たんぱく質	0g
脂質	0g
炭水化物	0g
ナトリウム	33.76g
マグネシウム	780mg
カルシウム	620mg
カリウム	250mg
食塩相当量	85.82g

海の精 あらしお

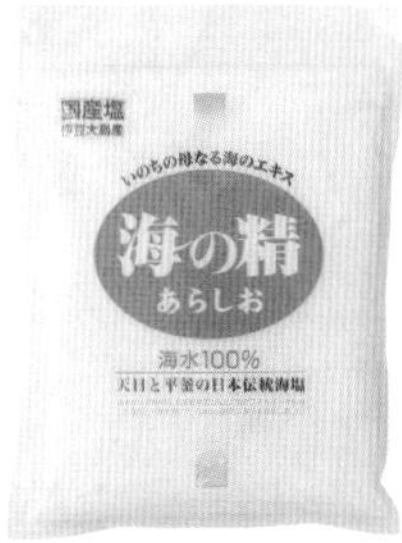

製造方法

原材料名：海水（伊豆大島）
工程：天日、平釜

栄養成分表示（100g 当たり）

熱量	0kcal
たんぱく質	0g
脂質	0g
炭水化物	0g
マグネシウム	700mg
カルシウム	400mg
カリウム	240mg
食塩相当量	86.36g

「海の精 あらしお」と「カンホアの塩」。どちらも海水からつくられた天然塩なのですが、パッケージの裏面を見てみましょう。

一般的に、塩のパッケージの裏には「製造方法」と「原料」、そして「成分表」が書かれています。ここを見ることで、それがどんな塩なのか知ることができるのです。

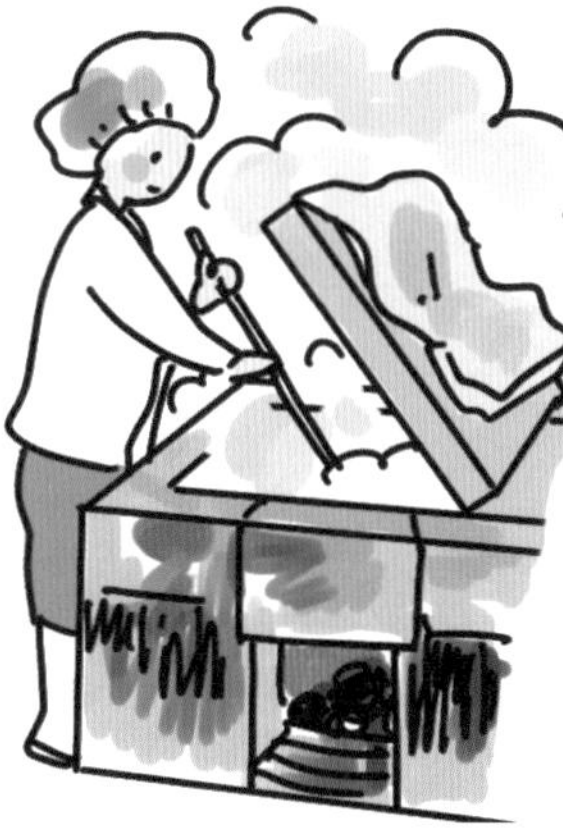

海水を煮詰めるのが平釜製法

「海の精」のほうには製造工程に「平《ひら》釜《がま》」と書かれています。

平釜とは、お釜で海水を煮詰める工程のことを言うのですが、「海の精」は天日干しと煮詰める作業の両方を行ってつくられた塩。

一方、「カンホアの塩」には「天日、粉砕」とあります。これは、天日干しにしてできた塩の結晶を挽《ひ》くことで、細かいサラサラの塩にしているということです。つまり、製法としては完全なる天日干しということですね。

このカンホアの塩のような製法を「**完全天日塩**」と言うのですが、究極におすすめするのであれば、私はこの製法の塩を推します。

理由は、**海水を煮詰める平釜製法よりもミネラル分が多く残っている**からです。つまり、より自然に近い塩といえます。

他にも成分表を見比べてみると、「海の精」のほうは食塩含有量が100グラムあたり86・36グラム。「カンホアの塩」は100グラムあたり85・82グラムとなっており、その他のミネラル分にも違いがあります。この微妙な違いで、味わいにも差が出てくるんですね。

いろいろ食べ比べてみて、最終的には自分の好きな塩を選ぶのが一番なので、参考程度にお考えください。

「塩公正マーク」にも注目

また、もう1つの指標としては「塩の公正マーク」も参考になります。

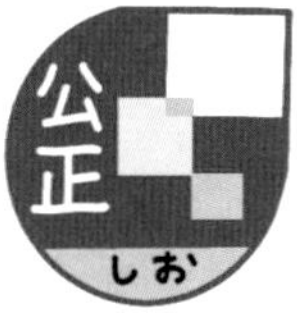

塩公正マーク

すべての塩がこのように表示されているわけではありませんが、食用塩公正取引協議会が定める表示ルールに従って塩の表示が適正だと認められた商品には「塩公正マーク」がつけられています。

このマークがあれば、「成分表などを信頼していい」ということです。

ただし、**「塩の品質がいい証」という意味ではない**ので、その点は過信しないように注意しましょう。

おすすめできる塩・3選

以上、ざっと塩についてお話をしてきましたが、残念なことに天然塩は一般のスーパーにはなかなか置いてありません。

それもそのはずで、天然塩での製法は時間も手間もかかるので、価格も高くなります。

完全な天日塩となればなおさらです。

また、小規模な生産者のつくった塩では表記自体も詳しく書かれていないことがあります。

ですから一番よい方法としては、信頼できる自然食品店やメーカーの説明を聞いたり、ネットで調べたりして、納得のいくものを選ぶということになります。

参考までに、おすすめの塩を次ページで紹介しています。このあたりから始めれば間違いはないかと思います。

塩の選び方

—塩化ナトリウム含有量に注目。99％以上の精製塩は選ばない

—できれば再生加工塩よりも「天然塩」を選ぶ

—こだわりたい場合は、完全天日塩がおすすめ

塩のおすすめ３選

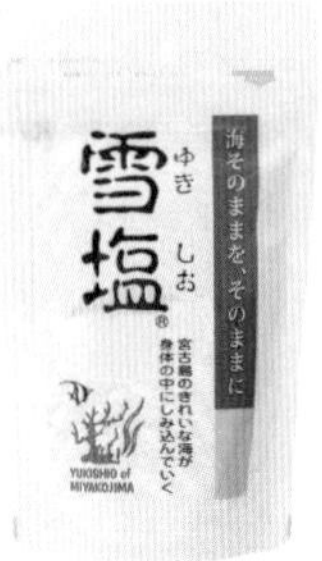

雪塩

パラダイスプラン

沖縄・宮古島の地下海水を瞬時に蒸発させる特殊製法でつくられたミネラルたっぷりのお塩。雪のようにサラサラで溶けやすく、あらゆる料理に使いやすいです。

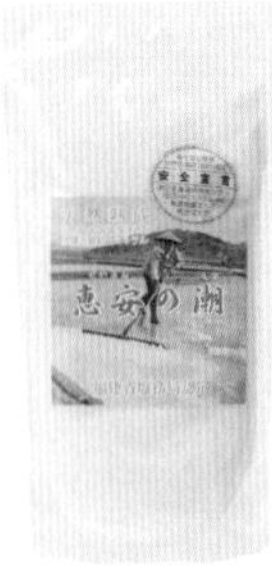

恵安《けいあん》の潮《しお》

海塩隊

秦の始皇帝の時代から王室専用の塩として受け継がれてきた伝統あるお塩。深層海水を太陽の光だけで結晶化し、１年間熟成させてつくられる。そのまろやかな味はおむすびに使うだけで絶品です。

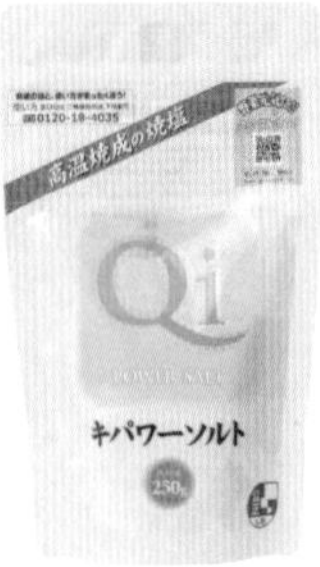

キパワーソルト

キパワー

韓国伝統の「焼き塩」をベースに、800℃以上の高温焼成製法によりつくられるお塩。酸化還元力が高く、あらゆる料理のおいしさを引き出します。

Column

塩にまつわるよくある質問

①海外産の塩でも大丈夫なの？

これはすべての食品にいえることですが、どこの国の製品だからよくない、ということはありません。逆に、国産でもよくない食品はたくさんあるのです。つまり、メーカーや生産者によります。今回紹介しているお塩については、かなり厳しいチェックがされており、私もおすすめをしています。

②食卓塩にも原料が「天日塩」とありますが、天日塩じゃないんですか？

原料に「天日塩」と書かれているのは、天日塩を使用して、再生加工しているということです。反対に、単に天日塩の場合は、原料に天日塩と書かれることはありません。

塩の原料は少ないほうが自然に近いんですね。

③塩化ナトリウムの量が少ないほうがいい塩ってことですか？

これはなかなか難しく、一概には言えません。ミネラルの量が多いほうがいいと考える方もいれば、それよりもミネラルのバランスが重要だという方もいます。

このあたりは、最後は「考え方次第」になってしまうので、素直に「おいしい」「合ってるなぁ」「毎日使いたいな」と思える塩を選んでもらうのが一番だと思います。

調味料

味噌

材料はシンプルなのがみそ

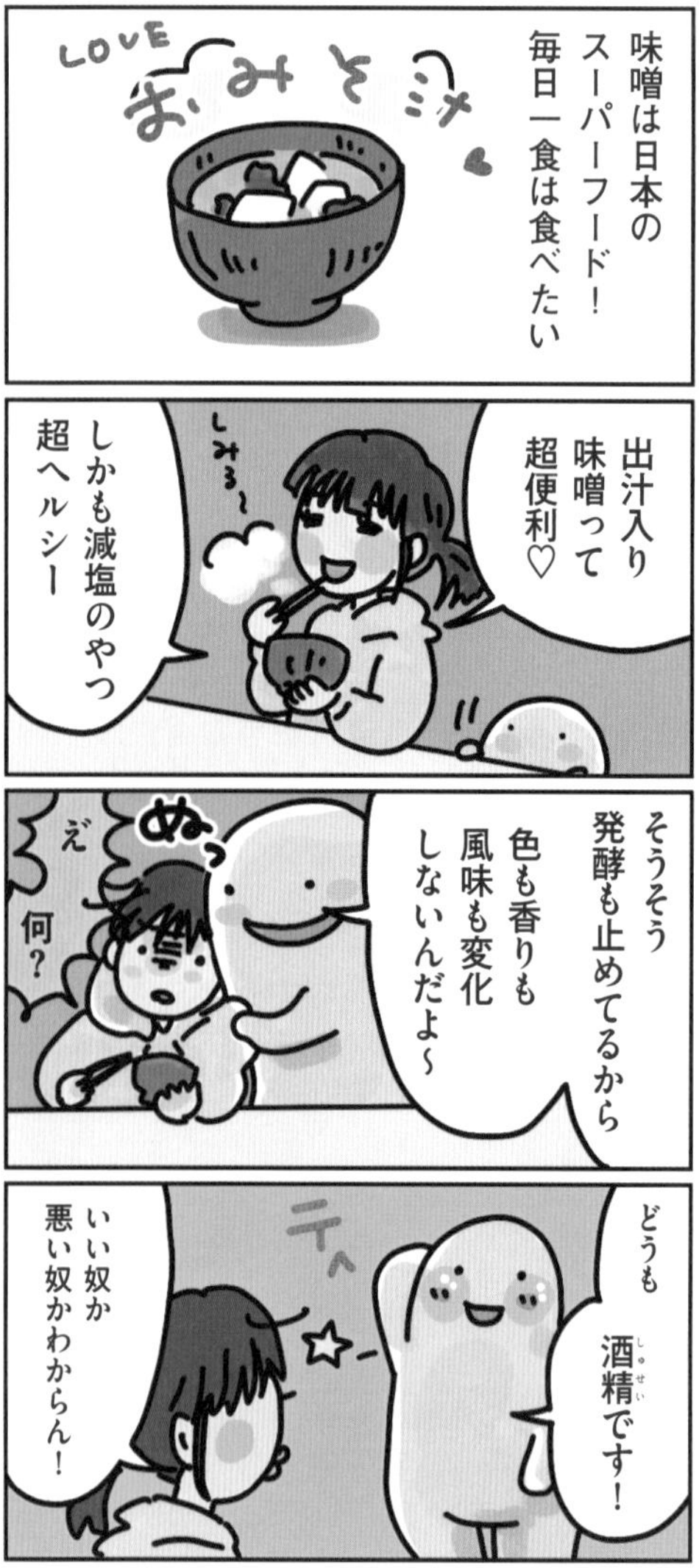
LOVE
おみそ汁
味噌は日本のスーパーフード！毎日一食は食べたい
出汁入り味噌って超便利♡
しみる〜
しかも減塩のやつ超ヘルシー
そうそう発酵も止めてるから色も香りも風味も変化しないいんだよ〜
ぬっ
え
何？
どうも酒精《しゅせい》です！
テヘ
いい奴か悪い奴かわからん！

味噌の原料は3種類

お味噌汁、飲んでいるでしょうか？　もしも飲んでいないのならもったいない！　味噌は日本の誇るスーパーフードです。昔から「医者に金を払うよりも味噌屋に払え」という言葉があるように、非常に健康のためになる食品なんですね。

そもそも、味噌がどうやってつくられているか知っているでしょうか？

味噌の基本的な原料は3つだけで、「大豆」「麹（米麹、麦麹、豆麹）」「塩」です。つくり方もいたってシンプルで、①「大豆を煮て」、②「つぶして」、③「塩と麹を混ぜて熟成させる」。

簡単にいうと、それだけなんです。

このとき、**米麹を使えば「米味噌」**、**麦麹を使えば「麦味噌」**、**豆こうじを使えば「豆味噌」**というように、味わいの違う味噌になります。

また、使う大豆の種類や塩分量、製造方法によって味噌の味や色は大きく変わってくるので、シンプルでありながら非常に奥深い世界だと言えます。

いろんなお味噌

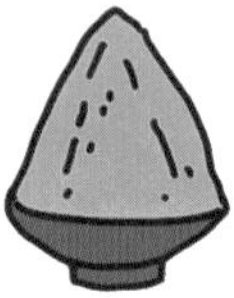

米味噌

もっともベーシックな味噌で、日本全国でつくられている。麹や塩の量などによって味わいもさまざまになり、各地域の特色が出る。

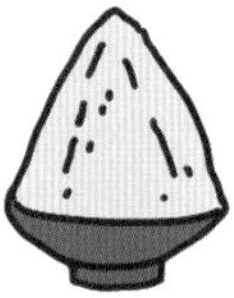

白味噌

京都が発祥といわれる味噌。米麹の甘みを引き出してつくられるので、砂糖が入っていないのに甘い。条件をクリアした白味噌は「西京味噌」と名乗れる。

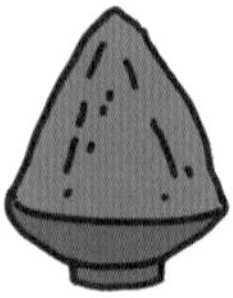

玄米味噌

玄米麹でつくった味噌。米みそに比べると甘みが弱く、味噌独特の風味が強め。味噌好きにはたまらない。

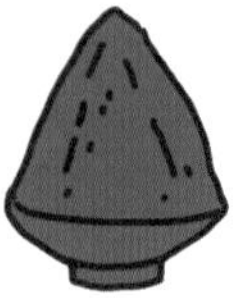

豆味噌

愛知、岐阜、三重などでよくつくられる味噌。甘みはないが大豆の風味が強く、煮込むほど味が濃くなる。色が赤茶色なのは他の味噌に比べて熟成期間が長いため。ちなみに八丁味噌は、愛知県の八帖町《はっちょうちょう》でつくられている伝統的な豆味噌。

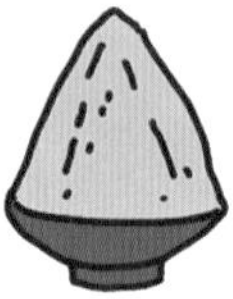

麦味噌

九州、中国、四国でよくつくられる味噌。麦の香ばしい香りが特徴で、味はあっさりめ。

無添加の味噌は「生きてる味噌」

では、選び方について見ていきましょう。

昔ながらの製法でつくられた味噌には、添加物が使われません。

しかし多くの市販品は、さまざまな事情で食品添加物が使われています。

たとえば、スーパーでよく見かける味噌の原材料を見てみると、「大豆、米、塩」の他に「かつお節粉末」「かつおエキス」「たんぱく加水分解物」「昆布エキス」「酒精」「調味料（アミノ酸等）」など……このように「なんだろうこれ？」というものが多く入っているのがわかります。

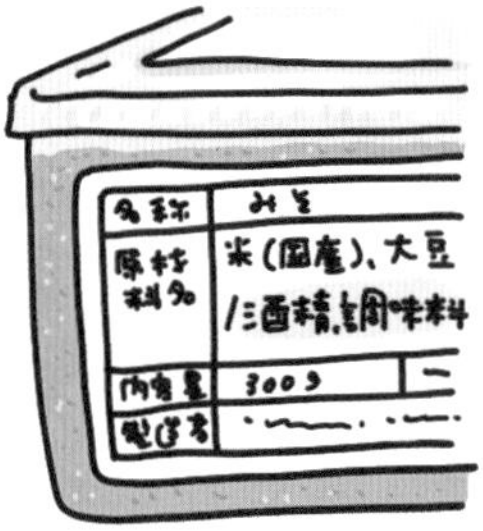
名称
みそ
原材料名
米(国産)、大豆
/酒精、調味料
内容量
300g
製造者
味噌でよく見る添加物

味噌の添加物でよく使用されるものは、「調味料（アミノ酸等）」「ビタミンＢ２」「保存料（ソルビン酸）」「酒精」です。

調味料（アミノ酸等）はうま味を加えるもの。

ビタミンＢ２は見た目を色鮮やかにするために使われるもの。

ソルビン酸は、保存のために用いられるものです。

特に「だし入り味噌」や「減塩味噌」によく使われていますね。

また、「酒精」はアルコールのことで、味噌の発酵を止めるために使われています。

そもそも味噌は発酵食品ですから、本来は商品としてパッケージに詰められたあとも毎日発酵をし、色や香り、風味が徐々に変化していくものです。

ただ、それだと品質が一定にならないので、アルコールを添加して麹菌の働きを止めるというわけです。また、酒精を添加することで、袋の膨張を防ぐ役割もあります。

味噌の発酵を止めるからといって栄養素が落ちるわけではありませんが、**本来、味噌とは酵母がたっぷり含まれた「生きている」食品です。**

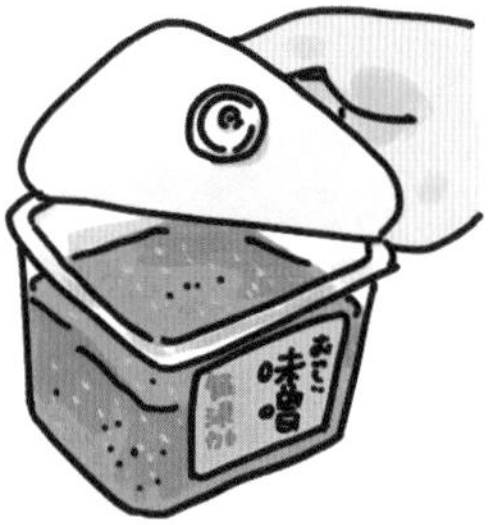

穴（バルブ）は味噌が
生きている証拠

味噌のパッケージや容器には「穴」が開いているものがありますが、これは、お店に並んでいる間も味噌が呼吸するためのもの。

酒精などを使っていない無添加の味噌は、容器に入れられたあとも熟成が続いているので、常に二酸化炭素が発生します。この二酸化炭素で容器がふくらんで破裂しないように、小さな穴がついているんですね。

つまり、この穴があるということは、味噌自体が発酵熟成し続けているという証拠。麹菌が生きている味噌なのです。

原料にこだわった味噌は間違いない

よりこだわるなら、「大豆・米・塩」の内容もチェックしてみてください。

具体的には、大豆は国産がおすすめです。国産大豆の生産量は非常にわずかなのですが、輸入大豆にはいくつかのリスクもあるのです。詳しくは178ページの「大豆の選び方」もぜひご参照ください。

また本当に希少なのですが、国産の有機栽培ならば、より安心感があると言えます。

この話をすると、**「外国産の有機大豆とふつうの国産大豆とではどちらがいいですか?」**といった質問をいただくのですが、私の考えとしては国産を応援したいところです。

実際、こだわりの味噌屋さんは国産大豆を使用していることが多い印象です。麹に使われる米も同様の理由で、やはり国産がおすすめですね。

そしてもう1つ。見落としがちなのが塩です。味噌は原料の10%以上を塩が占めている食品ですから、使われている塩がどんな内容なのかはとても重要です。

原材料の表示項目には「食塩」としか表示されていませんが、こだわりの塩を使っている場合はパッケージに表示されているでしょう。

「天然醸造」が昔ながらの味噌

最後に知っておきたいのが「熟成方法」の違いです。

味噌の発酵・熟成には２つの製法があり、「**天然醸造**《てんねんじょうぞう》」と「**速醸**《そくじょう》」があります。

前者の天然醸造が昔ながらの製法で、寒い時期に仕込んだ味噌を自然の環境の中で寝かせる製法です。冬から春にかけて低温でじっくりと分解が進み、さらに夏にかけて気温が上がるとともに発酵が進みます。そして秋から冬にかけてさらに熟成させます。時間をかけることで塩味の角が取れてよりマイルドに、味わい深くなっていくのです。

これに対して速醸とは、仕込んだ味噌を１～２ヶ月温めることで、短期間で分解発酵をさせる方法です。その後、１ヶ月ほど冷やして味噌に仕上げます。

速醸は短期間で大量に生産できるので生産コストは下がるのですが、どうしても風味や味わいは天然醸造にはかないません。

両者の見極め方は、パッケージを見てみましょう。**「天然醸造」「生味噌」「非加熱」**な

どの表記があるものが、天然醸造の味噌です。

無添加で原料にこだわった天然醸造の味噌というと、一般スーパーでは手に入りにくいかもしれませんが、ネットなどでは見つけやすいのでぜひ一度試してみてください。

味噌の選び方

―添加物の入った味噌は選ばない

―天然醸造の味噌を選ぶ

―大豆と麹は国産のものを。塩も天然塩だと最高

はまるとやみつき自家製味噌

いろいろと見てきましたが、こうしてお味噌にこだわっていくと、実は「自家製味噌」が一番なのでは？ と考える人も多いんです。自分でつくれば、大豆も、麹も、塩もこだわり放題。味の加減も自由自在です。

さらには自分の持つ常在菌がお味噌に混ざるので、味わいも自分好みになるとも言われていますね。

少し準備は必要ですが、つくり方自体はシンプルですので、ぜひチャレンジしてみてください。

家族と一緒にやれば、きっと楽しい行事になりますよ。

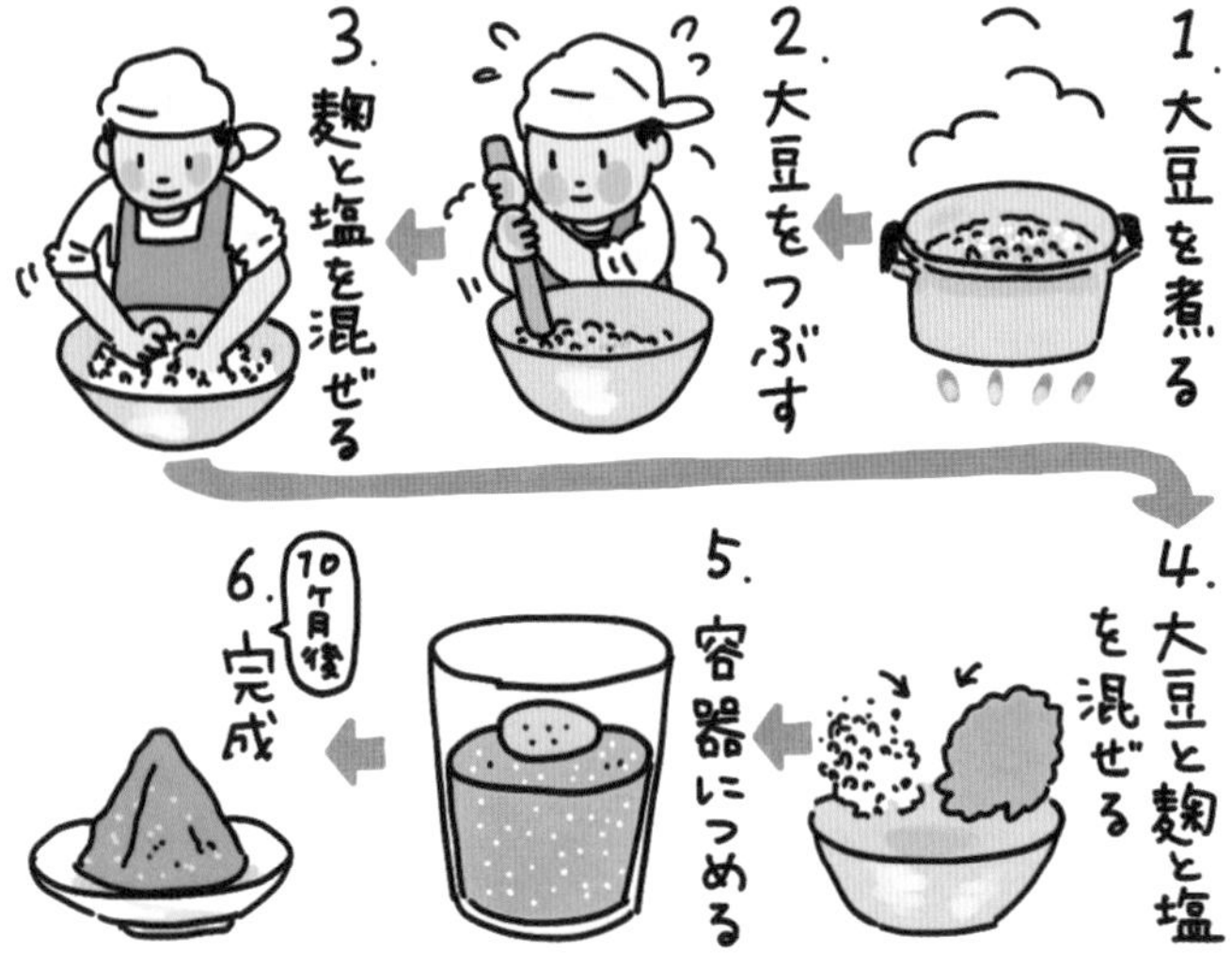

1.大豆を煮る
2.大豆をつぶす
3.麹と塩を混ぜる
4.大豆と麹と塩を混ぜる
5.容器につめる
6.完成
10ヶ月後

味噌のおすすめ３選

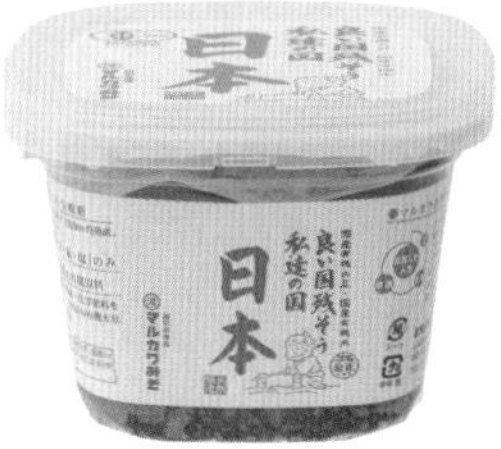

有機みそ日本

マルカワみそ

こだわりの原料（有機大豆、有機米、天日塩）を伝統製法で仕込んだ有機のお味噌。大豆のキリッとしたうま味が強く感じられる辛口タイプ。

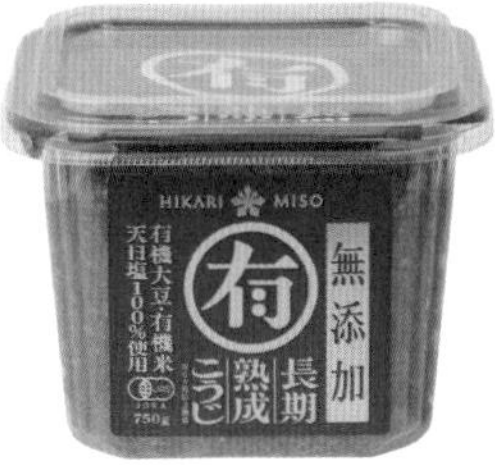

マル有　無添加有機味噌

ひかり味噌

添加物を使わず、じっくりと長期熟成されてつくられた味噌。大豆のうま味とお米の甘みがバランスよく調和されていて、使いやすいお味噌です。

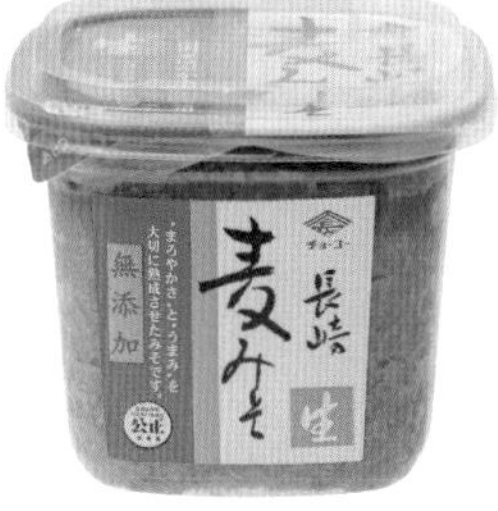

無添加長崎麦みそ

チョーコー醤油

国産のはだか麦を使用した、長崎の麦みそ。麦の香ばしい風味があり、あっさりとした甘口。お味噌汁はもちろん、味噌煮や味噌炒めにもおすすめです。

調味料

醤油

いい醤油はうま味がすごい

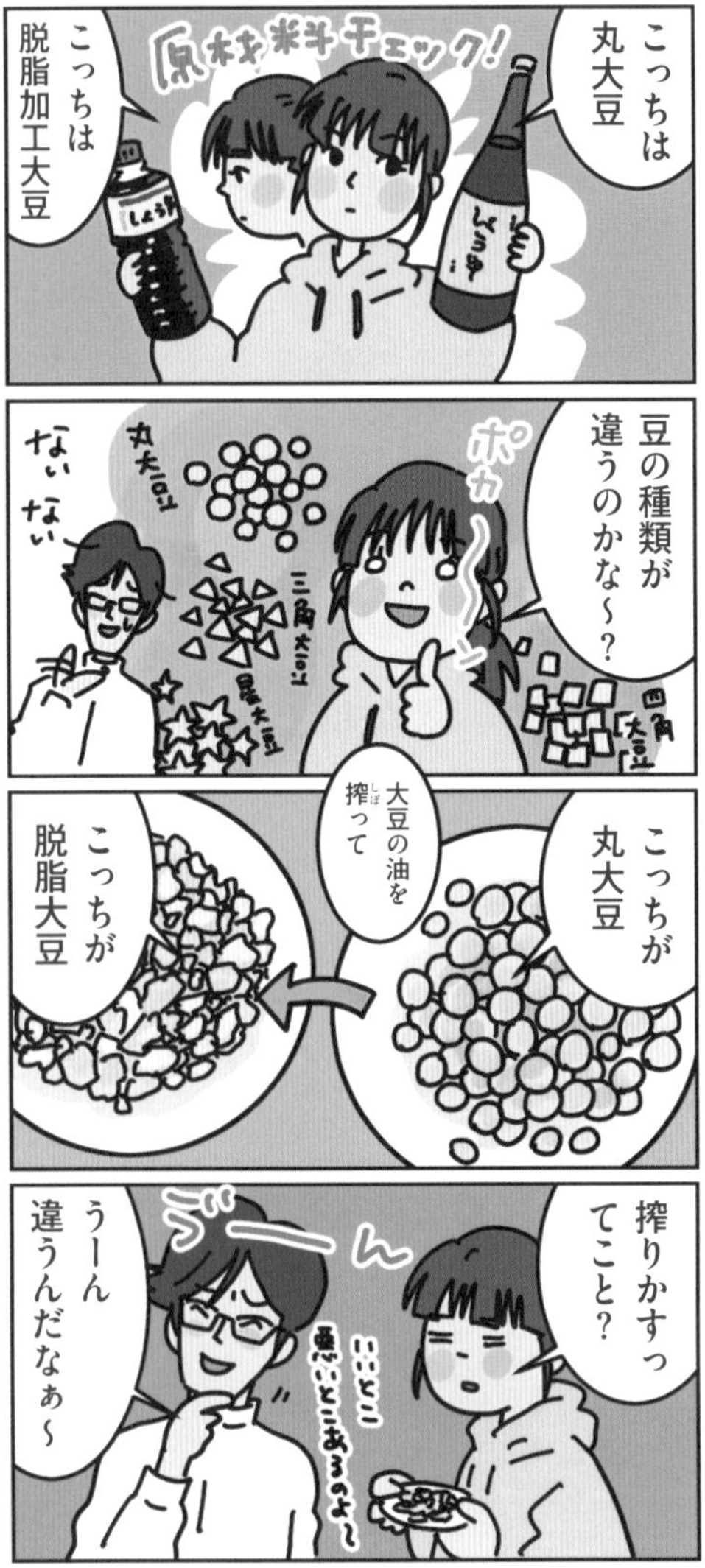

こっちは丸大豆
原材料チェック!
こっちは脱脂加工大豆
豆の種類が違うのかな〜?
ポカ〜〜ン
丸大豆
三角大豆
星大豆
四角大豆
ないない
こっちが丸大豆
大豆の油を搾《しぼ》って
こっちが脱脂大豆
搾りかすってこと?
ずーーん
いいとこ悪いとこあるのよ〜
うーん違うんだなぁ〜

醤油の基礎知識

醤油は食卓に欠かすことのできない調味料ですよね。

そのまま素材にかけるのはもちろんのこと、料理に使えばうま味や深みが出ますし、ドレッシングや保存食など、なんにでも使える万能調味料です。

そもそも、醤油とはどうやってつくられるものなのでしょうか？

醤油の原材料もシンプルで、「大豆・小麦・塩」のみです。

基本のつくり方は、まず大豆を蒸し、一方で小麦は炒《い》って割ります。この大豆と小麦に麹菌をかけることで醤油のもととなる「麹」をつくっていくのです。

そして、できた麹に塩水を加えて、「もろみ」というどろどろの液体をつくります。このもろみを平均1〜2年という期間をかけて熟成させることで、うま味のたっぷり含まれた醤油が完成するのです。

ですから醤油選びでも、まず見てほしいのは原材料です。

できるだけシンプルなのが一番。余計なものが入っていない醤油は品質が高く、味としても上質です。

あまりシンプルではない市販の醤油

しかし、いざ探してみると、一般的に売られている醤油は原材料が複雑です。低コスト・短時間でつくるために保存料や着色料などの食品添加物が使われている場合が多く、たとえば減塩醤油などでは、保存性を高めるためにアルコールを添加している場合もあります。

醤油は使う機会の多い基本の調味料だからこそ、原料にはできるだけこだわっていただきたいというのが私の考えです。

ポイントとしては、まず大豆と小麦が国産かどうかです。

大豆と小麦は、国産100%がおすすめです。

なぜなら、輸入した穀物には遺伝子組み換え作物が使われていたり、ポストハーベスト農薬の心配などがあるからです（このあたりは野菜や果物など農作物全般にかかわる話ですので、詳しくはパート2で解説します）。

また希少ですが、有機ＪＡＳ認証を受けたオーガニック醤油もあります。大豆や小麦が有機のものを使っているという証であり、生産者のこだわりがなければできない商品です。

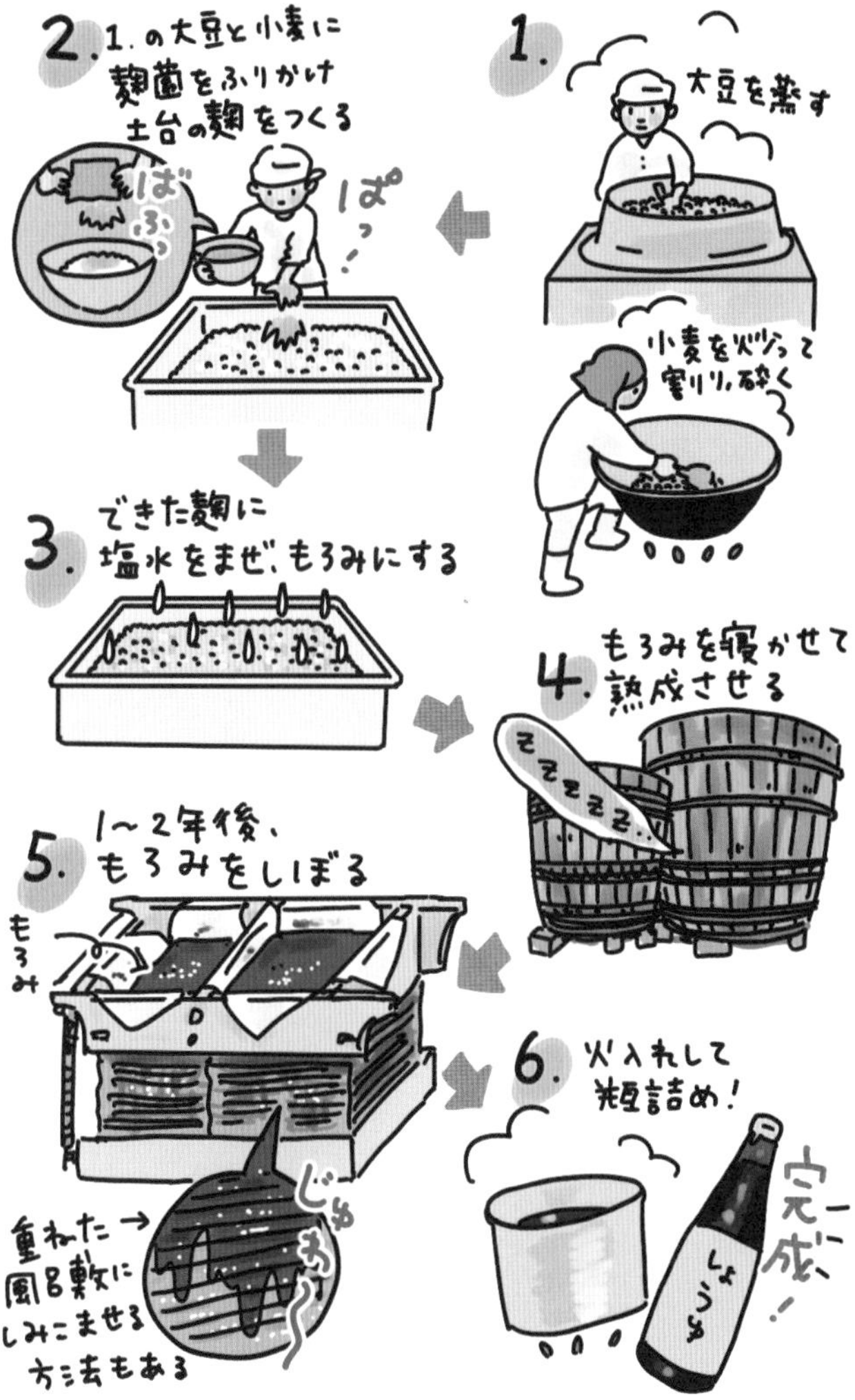
1. 大豆を蒸す
小麦を炒って割り砕く
2. 1.の大豆と小麦に麹菌をふりかけ土台の麹をつくる
ばふっ
ぱっ!
3. できた麹に塩水をまぜ、もろみにする
4. もろみを寝かせて熟成させる
そそそそそ…
5. 1〜2年後、もろみをしぼる
もろみ
重ねた→風呂敷にしみこませる方法もある
じゅわ
6. 火入れして瓶詰め!
完成!
しょうゆ

伝統的な醤油のつくり方

丸大豆の醤油を選ぼう

もう1つ。原料の大豆は「脱脂《だっし》加工大豆」でなく「丸大豆」を選ぶのがおすすめです。脱脂加工大豆とは、大豆油を採る際にできる搾《しぼ》りかすなのですが、実は醤油をつくるためにたんぱく質の量や粒度を特別に調整している専用品です。

その特徴は、①「窒素《ちっそ》分が多いこと」、②「フレーク状になっているので分解などが素早くできること」。何より、③「通常の丸大豆に比べて安価なこと」です。

これを使えば短時間で安く醤油をつくれるということで、**現在国内で製造されている約80％の醤油が脱脂加工大豆を採用しています。**

一方、こだわりの醤油をつくる蔵元は、脱脂加工大豆ではなく丸大豆を使っています。丸大豆と比較すると脱脂加工大豆は栄養価が低く、伝統的な醤油の味とは仕上がりが違ってきてしまうんですね。

また塩については、やはり天然塩がおすすめです。

塩に対してこだわりがある生産者は、その塩がどんな塩かも明記しています。塩にこだわるということは、品質や健康への意識が高いということのあらわれでもありますね。

天然醸造・木桶仕込みの醤油は、希少だが本物

さらに、醸造方法も生産者のこだわりが出てくるポイントです。

現在の醤油には大きく3つの製法があります。

本醸造…昔ながらの製法
混合醸造…もろみにアミノ酸液を加える製法
混合…醤油を搾ったあと、アミノ酸液を入れる製法

この中で選んでいただきたいのは、昔ながらの「本醸造」です。

さらに言うのであれば、本醸造の中でも**「天然醸造」でかつ「木桶《きおけ》仕込み」の醤油は間違いありません。**

天然醸造というのは、発酵を促進する酵素などを一切添加せず、ゆっくりと時間をかけて自然につくられる醤油が名乗れる製法です。

また、醤油は発酵食品ですから、どんな容器で熟成されるかも重要になります。

昔ながらの醤油メーカーでは、天然杉でつくった木桶を使って仕込んでいます。木桶は

四季の温度変化をそのまま中に伝えて、自然のままに発酵ができるという特徴があります。**木桶には菌が住みつくので、その蔵ごとの味が出てくるんですね。**

ただ、木桶を使う醤油屋はどんどん減っており、木桶仕込みの醤油は全体の1％ほどといわれています。

しかし、そんな中でも天然醸造・木桶仕込みでつくられた醤油には、素晴らしいうま味と風味があり、甘みも感じられます。

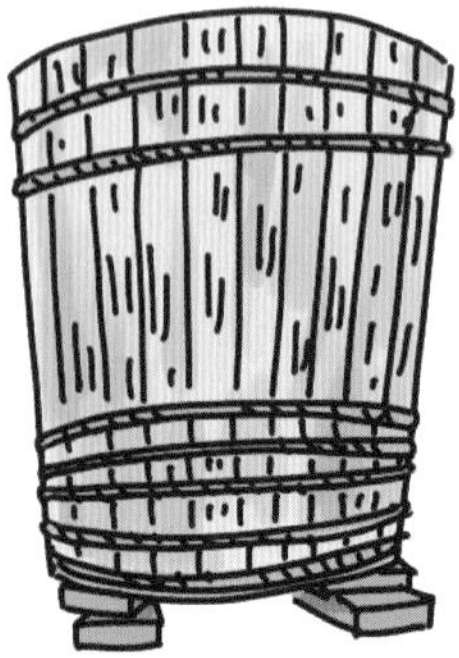

今ではとても貴重な木桶

お刺身につければお刺身の味のレベルが上がり、卵かけご飯や納豆がごちそうに。自家製ポン酢などをつくれば市販品にはない、得《え》も言われぬおいしさになります。

ぜひ一度、お試しいただきたいところです。

日本各地で愛されてきたさまざまな醤油

ところで、醤油にも「薄口（淡口）」「たまり」

「濃口」などの種類がありますよね。

歴史をたどると、醤油は中国から「醤《ひしお》」という調味料としてやってきて、奈良時代や平安時代には貴族たちの間で食べられていたようです。

現在のような製法が確立したのは室町時代に入ってからで、関西を中心に広まっていきました。その過程で醤油にもさまざまな種類が生まれてきたのです。

それぞれに向いた使い方がありますので、醤油選びの参考にしてみてください。

醤油の選び方

―原料が「大豆」「小麦」「塩」だけの醤油を選ぶ
―脱脂加工大豆ではなく、丸大豆使用のものがいい
―「天然醸造」「木桶仕込み」の醤油なら間違いない

いろんなお醤油

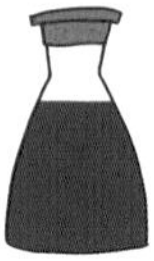

濃口醤油

一番オーソドックスで、よく使われている「醤油」。
原材料は大豆にほぼ同量の小麦を使う。

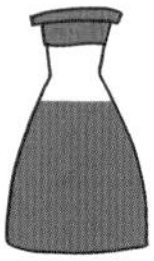

淡口（うすくち）醤油

関西発祥の薄い色の醤油。塩分が濃口に比べて1割ほど高く、その分、発酵が弱まるので薄い色になる。香りが弱いので、素材の持ち味を活かす炊き合わせや煮物などの調理に最適。原材料は大豆にほぼ同量の小麦、少量の米を使う。

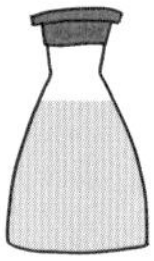

白醤油

ほぼ小麦だけを原料にした醤油。淡口よりもさらに薄い琥珀色《こはくいろ》をしている。あっさりとしているのが特徴で、お吸いものや茶碗蒸しなどに最適。愛知県の特産品である。

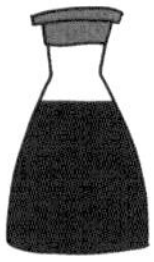

たまり醤油

基本的に大豆だけでつくられる醤油。とろみがあって色が濃く、うま味と風味も強い。刺身や漬《づ》け、照り焼きなど色つやをよく仕上げたいときにおすすめ。もともとは豆味噌をつくるときにできる液体がその始まりと言われている。豆味噌と同様に東海地方でよくつくられている。

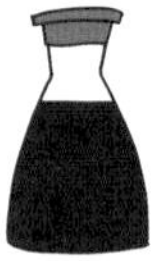

再仕込醤油

火入れする前の醤油（生揚《きあげ》醤油）に再び麹を加えて仕込んだ醤油。色、味、香りともに濃厚で甘みがある。寿司、刺身や隠し味として使われることが多い。

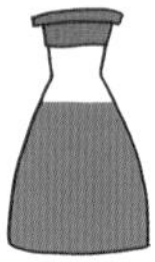

甘口醤油

九州や北陸などでおなじみの甘い醤油。濃口醤油に甘味料で味つけしている。現在は人工甘味料が使われている場合も多いので、気になる場合は表示をチェック。鹿児島などでは「さしみ醤油」と呼ばれている。

醤油のおすすめ３選

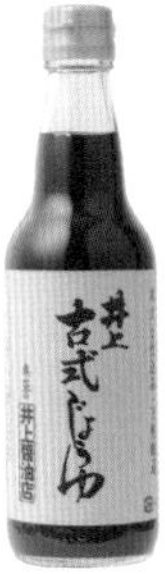

古式じょうゆ
井上醤油店

国産原料、天然醸造のおいしいお醤油。一般的な濃口醤油と比べて大豆の量が約２割増しでつくられているため、うま味成分が豊富で、コクと風味が強く感じられます。

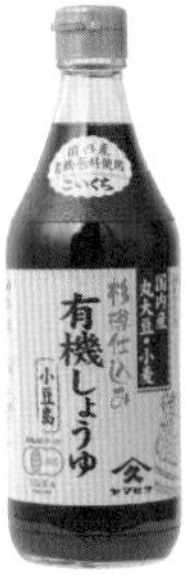

有機しょう油
ヤマヒサ

400 年の歴史を持つ小豆島《しょうどしま》伝統の有機醤油。有機栽培の国産大豆、国産小麦と天然塩を主原料にふた夏かけて仕込まれています。マンガ『美味しんぼ』に掲載されて注目されたお醤油です。

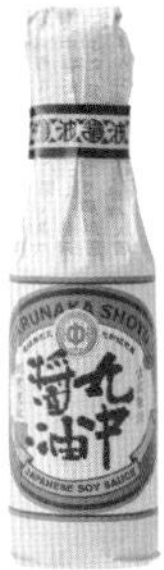

丸中醸造醤油
丸中醤油

江戸時代から 200 年以上つづく伝統製法のお醤油。その味は、世界中のミシュランの星つきレストランでも愛用されているほどで、ぜひ一度味わってもらいたいお醤油です。

酢

「何もしてない」お酢が一番

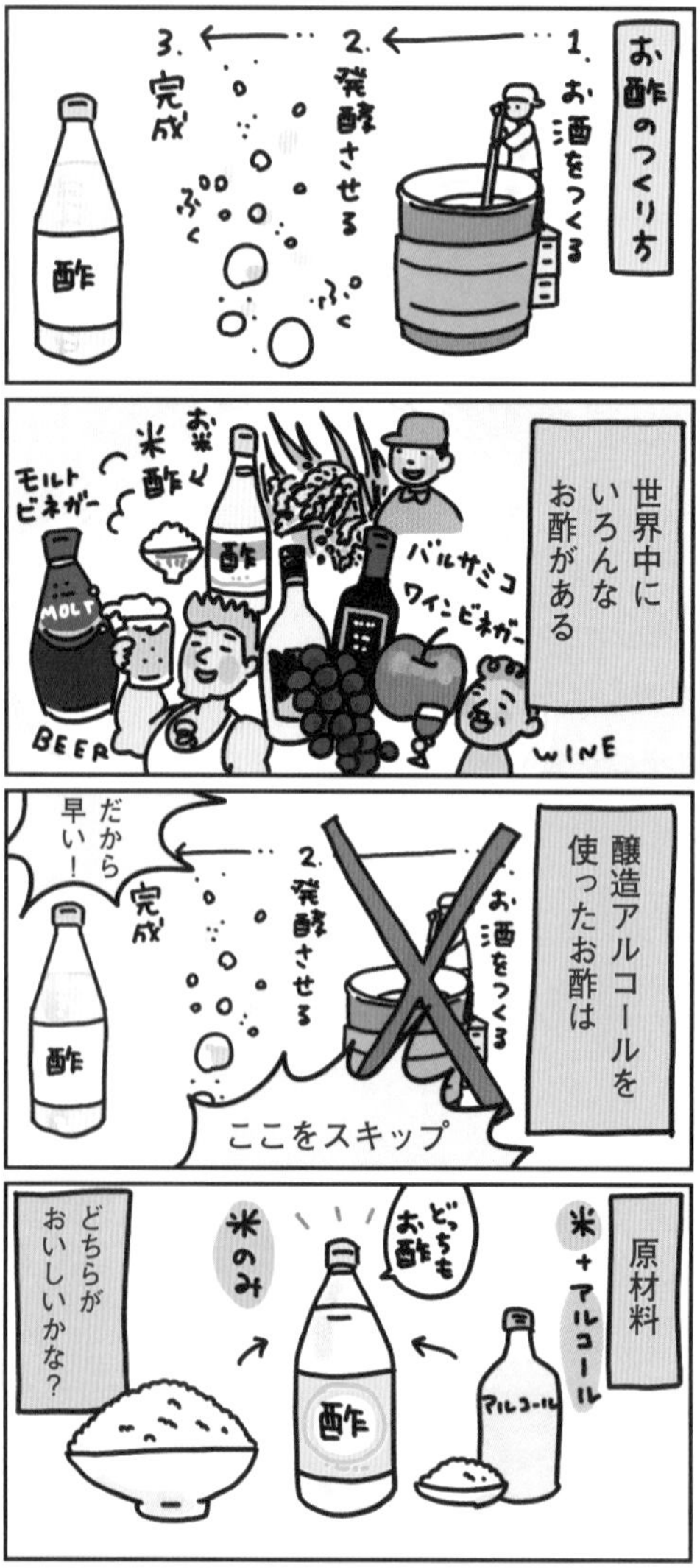
お酢のつくり方
1. お酒をつくる
2. 発酵させる
3. 完成
ぷく
ぷく
酢
世界中にいろんなお酢がある
お米
米酢
モルトビネガー
バルサミコ
ワインビネガー
MOLT
酢
BEER
WINE
醸造アルコールを使ったお酢は
お酒をつくる
2. 発酵させる
完成
だから早い！
酢
ここをスキップ
原材料
米+アルコール
どっちもお酢
米のみ
アルコール
酢
どちらがおいしいかな？

お酢のつくられ方の基本

さあ、次は「お酢」を見ていきましょう。

お酢は人間が手を加えてつくった最古の調味料と言われています。歴史が古い分、たくさんの種類があります。

そもそも、お酢は何からできているか知っているでしょうか？

正解は、「お酒」です。

お酢は英語で「ビネガー」といいますが、もとはフランス語の「vinaigre（ビネーグル）」が語源。vin（ワイン）＋aigre（酸っぱい）を合わせてできた言葉です。ワインが酸っぱくなってできたもの、という意味が込められているんですね。

その言葉どおり、お酒が発酵して変化したものがお酢なのです。

よく「お酒のフタを開けっ放しにしておくとお酢になる」というような話を聞きますが、これは、アルコールに酢酸菌《さくさんきん》が入ることで酢酸発酵が起き、アルコールが酢酸、すなわち「お酢」になる現象をいっているのです。

だから考え方としては、日本酒は米酢に、ワインだとワインビネガーに、ビールはモルトビネガー、リンゴワインはリンゴ酢になるわけです。

「お酒の数だけお酢がある」とも言われるように、世界には数千種類のお酢が存在します。

世界中のいろんなお酢

お酢にはたくさんの種類がありますが、大きく「醸造酢」と「合成酢」の2種類に分けられます。ただし、合成酢はほとんどつくられていないので、お酢といえば一般的に醸造酢のことを指します。

醸造酢は主原料によって「**穀物酢**」と「**果実酢**」に分けられます。

お米や麦など、穀物からつくられるのが穀物酢。りんごやぶどうなどの果物からつくられるのが果実酢です。

では、その中でどんなお酢を選んでいけばいいでしょうか？

いろんなお酢

穀物酢

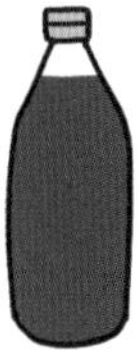

黒酢

玄米でつくったお酢。九州で伝統的につくられてきたもので、1年半〜2年熟成させるので色が濃く、甘みがある。

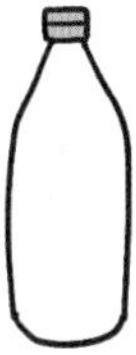

米酢

お米でつくった日本の伝統的なお酢。古くからあったが、江戸時代から生産が盛んになったという。

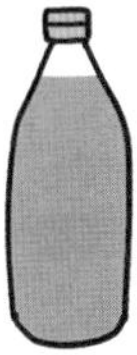

モルトビネガー

ビールの原料である麦芽（大麦を発芽させたもの）を原料にしたお酢。酸味が強く、イギリスではフィッシュ&チップスにばしゃばしゃかけるとか。

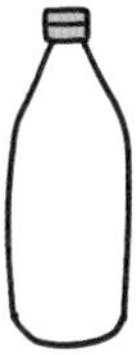

穀物酢

小麦、米、トウモロコシなどを混ぜてつくったお酢。酸味が弱く使いやすい。値段もお手頃なものが多いが、原料が外国産であることには注意が必要。

果実酢

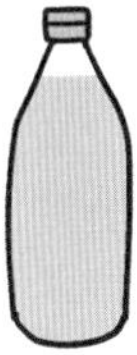

りんご酢

りんごでつくったお酢。フルーティーな酸味が特徴で、ドレッシングなどに最適。

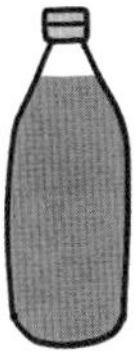

ワインビネガー

ワインからつくるお酢。白はさっぱりとして使いやすく、赤はコクと渋みが特徴で肉料理などに合う。

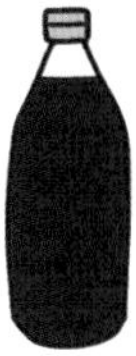

バルサミコ酢

イタリアのモデナ地方を中心につくられる高級酢。ワインではなくブドウ果汁を原料に、次々と樽を変えながら最低12年間熟成させる。お酢とは思えない甘みと深みがあり、料理好きの方にはおすすめ。

アルコールを使っていないお酢を選ぶ

お酢の選び方その1。まずは原料にアルコールが入っているかどうかを見てみてください。

そして、「アルコール添加なし」のものを選びましょう。

お酢に使われるアルコールとは、トウモロコシやサトウキビが原料の「醸造《じょうぞう》アルコール」です。香りにまったくクセのない焼酎だと考えるとわかりやすいでしょう。

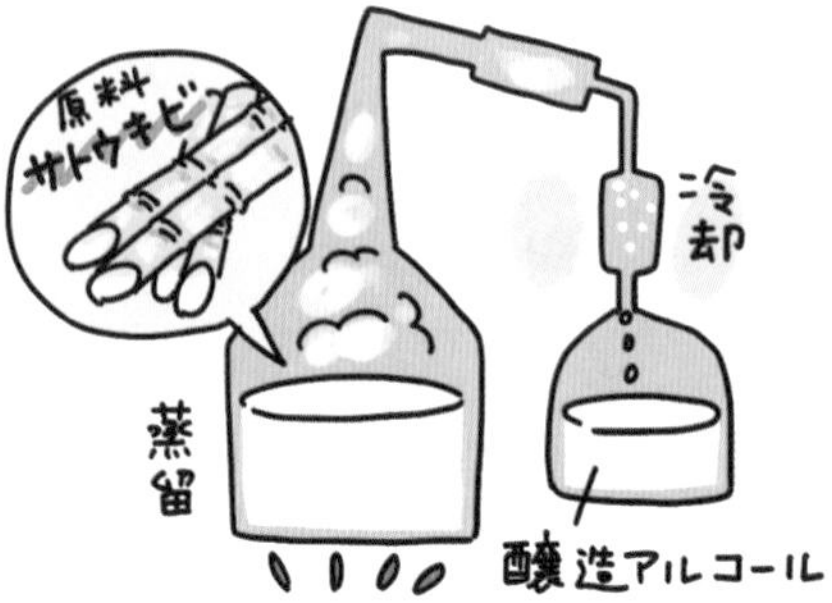

醸造アルコールとは

なぜ、アルコールをわざわざ加えるのでしょうか？

それは、**醸造アルコールを加えることで、お酢の前段階であるお酒をつくる工程をスキップできるから**です。つまり、製造を早めて、大量にお酢をつくることができるんですね。

ですから、比較的安価のお酢にはアルコールが使われていることが多くなります。

また、「醸造用アルコール」の原料になるトウモロコシは遺伝子組み換えの可能性もあるので、気になる方は避けたほうが無難でしょう（詳しくはパート2で解説します）。

一方、アルコールを添加していないお酢は「まずお酒をつくってから酢にする」ため、たくさんの原料が必要になります。

米酢の場合、「米酢」と表示するために使うお米の量は、1リットルにつき40グラム。

しかし、実際はそれだけではお酢がうまくつくれないといいます。

昔ながらの純米酢をつくられている飯尾《いいお》醸造《じょうぞう》さんによると、お米だけでお酢をつくる場合、最低1リットルにつき120グラムは必要とのこと。

お米をたくさん使ったお酢はお米のうま味がしっかりとあって、非常に丸みのあるおいしいお酢に仕上がります。

原料がお米だけでつくられたお酢は「純米酢」と表記されています。

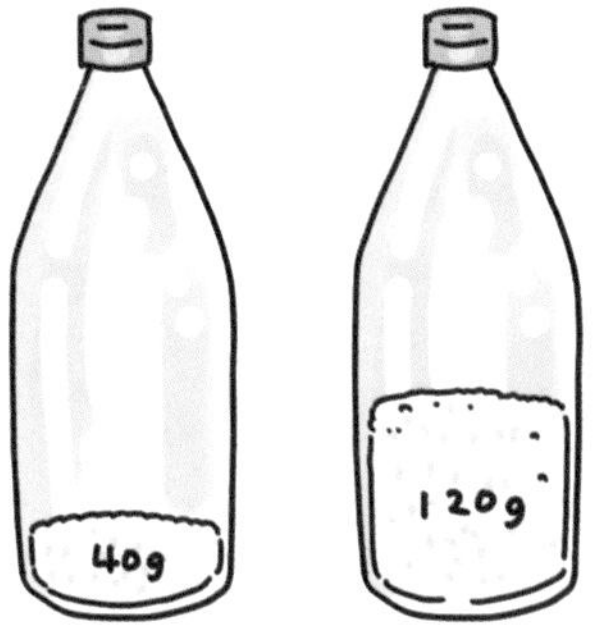

お米の量で味は変わる

静置発酵法のお酢を選ぶ

続いて見るポイントは、発酵法の違いです。

お酢をつくる過程では、「**静置発酵法**《せいち》」と「**速醸法**《そくじょうほう》」という2つの方法があるのですが、私は前者の静置発酵法のお酢をおすすめします。

静置発酵法とは、穀物や果実などからつくったお酒の液面に、酢酸菌膜《さくさんきんまく》を張らせる方法です。昔ながらの製法で、発酵に3～4ヶ月、さらに熟成期間は6ヶ月以上必要とされています。

手間暇がかかる分、まろやかでツンとこない、うま味の強いお酢ができあがります。価格は少し高めですが、料理に使うとワンランク上の味に仕上がりますよ。

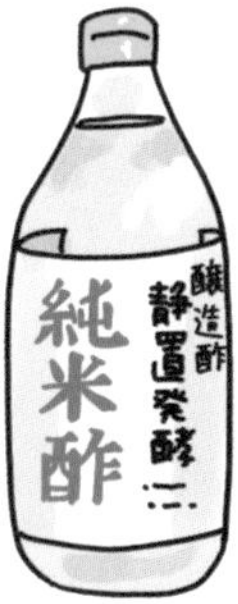

静置発酵はおいしいお酢

それに対して速醸法は、お酒に空気を送り込んで2～3日で発酵させる製法です。攪拌《かくはん》して発酵を進めることができ、効率的に大量生産ができるというわけです。

この速醸法でつくったお酢は、「キリッとした酸味」が特長で、酢っぱいのが好きな方には合っているかもしれませんね。安価なので、用途としては野菜のあく抜きやぬめり取り、殺菌目的で使うのもいいと思います。

静置発酵法のお酢を選ぶときは、「伝統製法」「昔ながらの製法」「古式」などの表記があるかチェックしてみてください。

一方、速醸法でつくられた場合は、静置発酵法やそれに似た言葉の表記はできませんですので、何も書かれていない場合は速醸法の可能性が高いです。

原料にこだわったお酢を選ぶ

3つ目のポイントは「どんな原料が使われているか」です。

お酢ももとは穀物や果実。となれば当然、原料の質によって完成品の味も変わります。探してみると、「有機栽培米」や「有機りんご」を原料にしたオーガニックのお酢もあるのです。

ただ、ネックになるのは価格。原料のコストがかかる分、値段も高くなりますので、ふだん使いに選ぶにはややハードルが高いかもしれませんが、間違いなくおすすめです。

ちなみに、近年多く流通しているのが「加工酢」。加工酢とは、醸造酢や合成酢に調味料を加えて味つけされたものです。

「ポン酢」「すし酢」「三杯酢」などがそれにあたるのですが、加工酢には特に規定がなく、食品添加物や化学調味料が使われているものがほとんどです。

探せば無添加の加工酢もあるのですが、一般的なスーパーではなかなか見かけません。

そこでおすすめなのが、「自分でつくること」。実はとっても簡単で、基本の調味料と柑《かん》橘《きっ》があればすぐにつくれます。

お酢の選び方

- アルコールを使っていないお酢を選ぶ
- 静置発酵でつくられたお酢を選ぶ
- さらにこだわる場合は原料もオーガニックに

即席自家製ポン酢のつくり方

即席ポン酢のつくり方はとても簡単。

材料は、

・しょうゆ
・お好みのお酢
・みりん
・ゆずやレモンなどお好みの柑橘類

です。

これらをすべて同量混ぜれば、即席のポン酢が完成。すぐにその場で使えますよ。

よりこだわる場合には、昆布や鰹節などを加えて何日か寝かせるという方法もあります。

市販品ではなかなか味わえない、柑橘のフレッシュな香りが最高です。

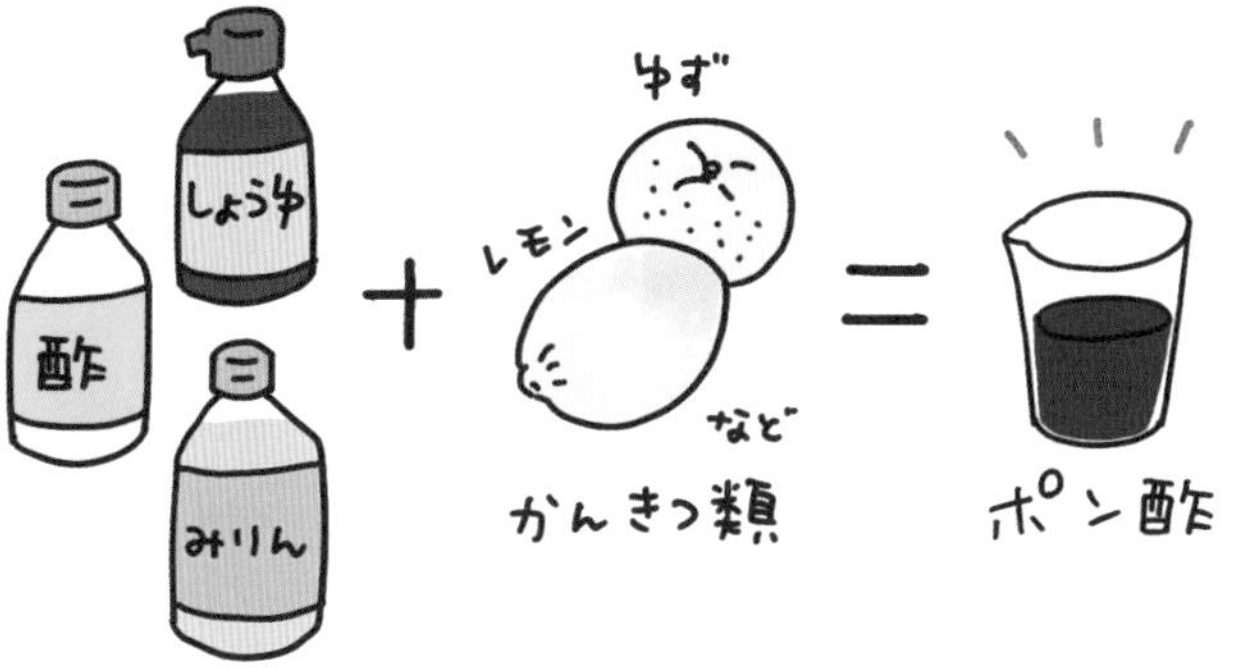

酢のおすすめ６選

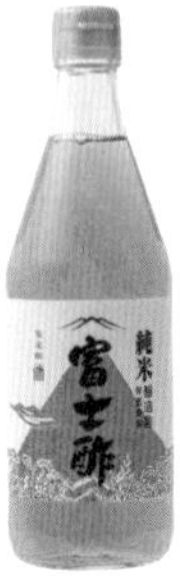

純米富士酢

飯尾醸造

無農薬栽培のお米と山から湧き出た伏流水を原料に、静置発酵・長期熟成でつくられた純米酢。１リットルあたり200g（純米酢の規定の５倍）ものお米を使用。まろやかでコクのある味に驚きます。

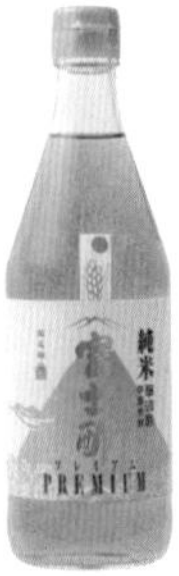

富士酢プレミアム

飯尾醸造

「純米富士酢」のさらに豪華版で、お米の量は規定の量の８倍。富士酢もおいしいですが、さらにすごいお酢です。これを使うと、格別な味に変わります。ぜひ一度お試しください。

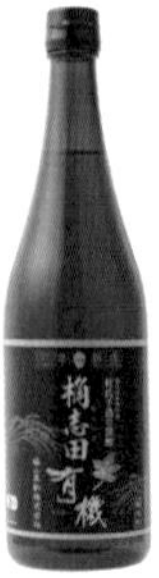

桷志田 有機 三年熟成

桷志田

鹿児島県・福山町に受け継がれる伝統製法「かめ壺仕込み」によりつくられる有機玄米黒酢。３年以上熟成させているので、アミノ酸が豊富で味が深い。はちみつと混ぜてつくる「黒酢ドリンク」は夏バテ予防におすすめです。

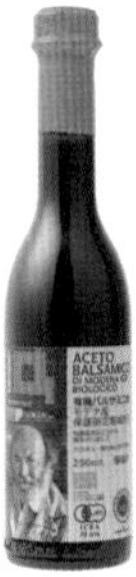

ジロロモーニ有機バルサミコ酢

創健社

良質な有機ぶどうを原料にした無添加のバルサミコ酢。熟成年数が５年の「アチェートバルサミコ酢」という若いタイプのバルサミコ酢で、ふだん使いにおすすめです。

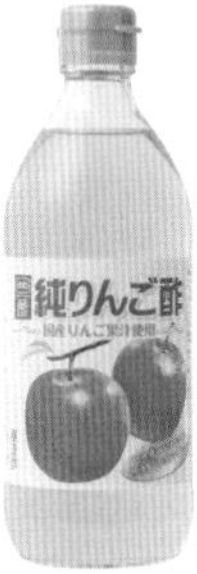

純りんご酢

内堀醸造

フルーティな香りとまろやかな酸味がおいしいりんご酢。サラダのドレッシングやマリネに、また水とはちみつを混ぜて「アップルビネガードリンク」としても楽しめます。

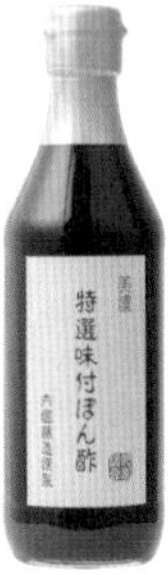

美濃特選味付ぽん酢

内堀醸造

利尻昆布と枕崎製造かつお節の一番だしなど、原料にこだわった上品な味わいの味つきポン酢です。鍋物、湯豆腐、焼き魚、サラダなど、何にかけてもおいしく食べられます。

みりん

みりんはお酒です

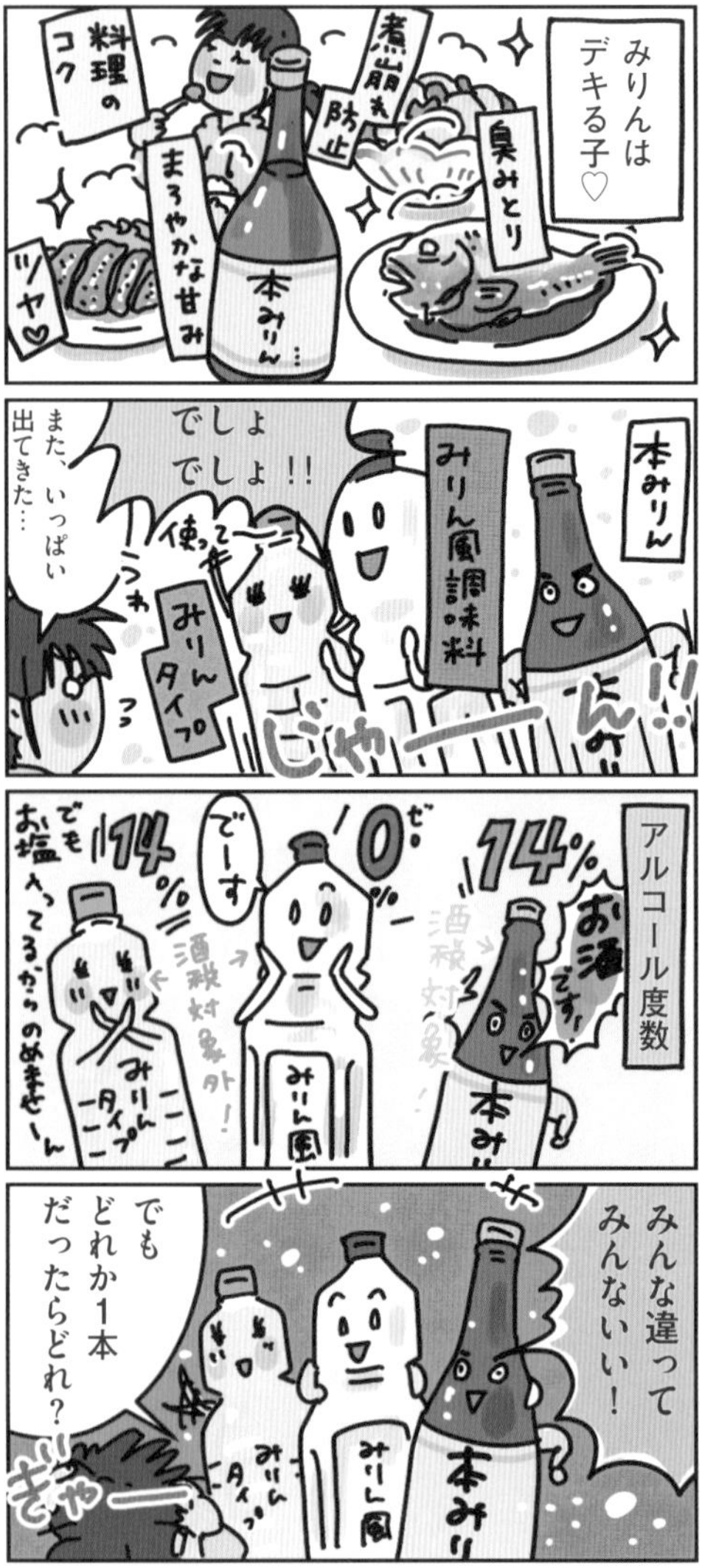

みりん、ふだん使っているでしょうか？

煮物など和食にはよく使うイメージがありますが、料理が苦手な人からしたら、そもそも使い方がわからない！　という場合もあるでしょう。

そもそも、みりんとはなんなのでしょうか？

みりんの正体とは

みりんの正体。正解は……お酒です。

みりんは調味料というイメージが強いですが、実は**焼酎にもち米と麹を加えてつくられる甘いお酒**なのです。アルコール度数は13～15度あり、酒税法上ではきちんと酒類として分類されます。

諸説ありますが、みりんは戦国時代に中国からやってきた「密淋《ミイリン》」という甘いお酒が由来だと言われています。

しばらくは日本でも高級酒として扱われていましたが、江戸時代になると庶民にも楽しまれるようになり、やがて現在のように料理のコクやうま味を引き出す調味料として使われるようになったんですね。

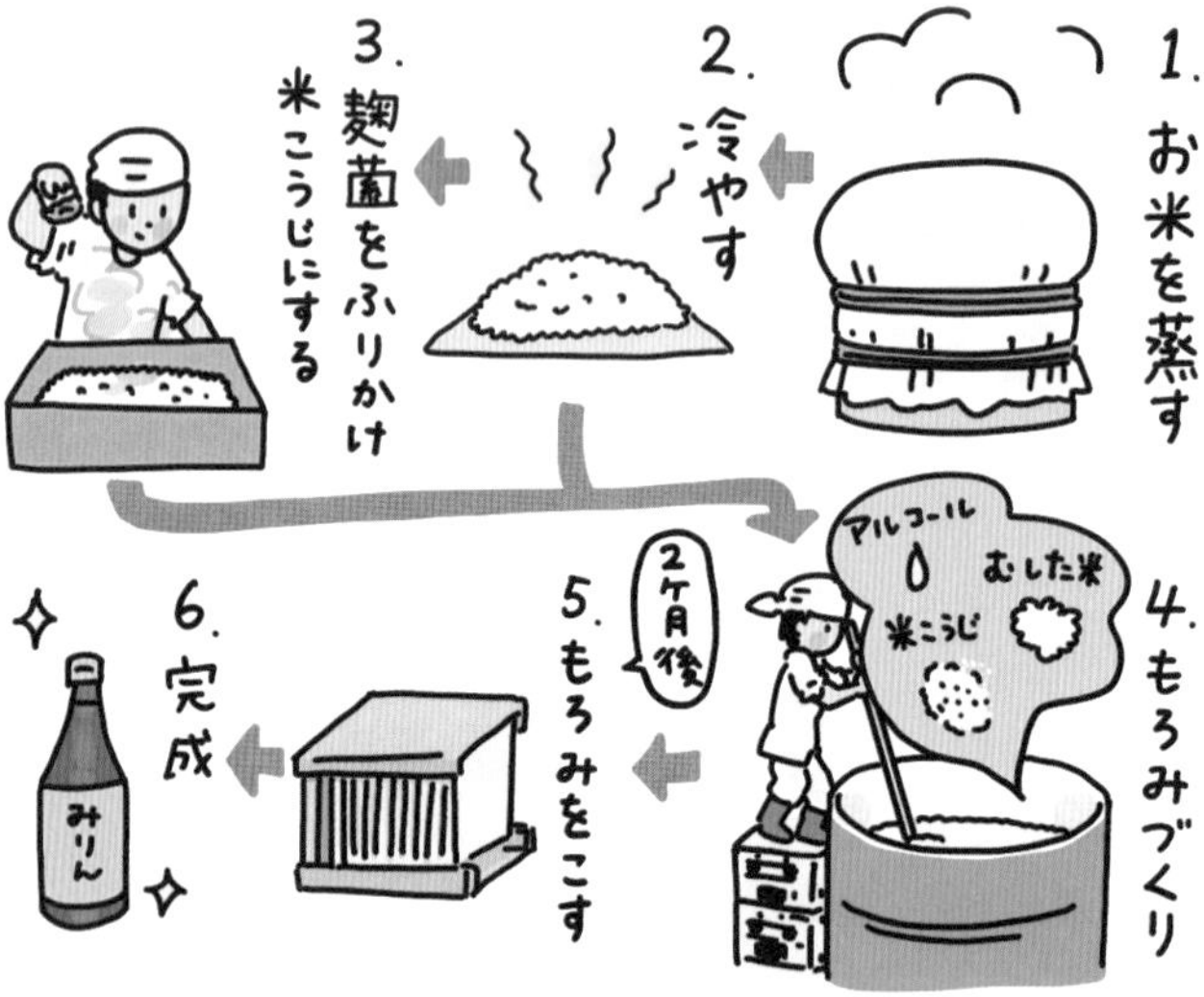
1.お米を蒸す
2.冷やす
3.麹菌をふりかけ
米こうじにする
4.もろみづくり
アルコール
むした米
米こうじ
2ケ月後
5.もろみをこす
6.完成
みりん
みりんのつくり方

みりんの甘さは麹の甘さ

みりんはその甘さが特徴ですが、砂糖を入れているから甘いのではありません。

みりんの原料は、「米」「米麹」「焼酎」だけ。

蒸したもち米と米麹、焼酎を仕込んで、40～60日間かけて熟成させていきます。

中には1年以上かけて熟成させたものも。

この熟成中に米麹の酵素が働き、もち米のでんぷんやたんぱく質が分解され、グルコースやオリゴ糖などの糖類、アミノ酸や有機酸などが生まれます。こうして、みりん特有の味・風味がつくられていくのです。

この伝統的な製法でつくられたみりんは「本みりん」と呼ばれ、料理に使うと「お肉やお魚の臭みがとれる」「食材の煮崩れを防げる」「まろやかな甘みがつく」「照りやツヤが出る」「深いコクが出る」といった効果が得られ、とても上品な味わいになります。上質な本みりんを料理に使うと、「あれ、料理上手になったのかな?」と思ってしまうくらい味がよくなりますよ。

煮物やお鍋など、煮込んで加熱する場合はそのまま使いますが、そうでない場合は基本的にアルコールを飛ばす「煮切り」をしてから使います。

似て非なる「みりん風調味料」と「みりんタイプ」

ただし、一般的に市販されているみりんは、このような製法ではつくられていません。ブドウ糖や水あめなどの糖類、米、米麹、うま味調味料、香料などをブレンドし、「みりん風調味料」という分類で販売されています。

短期間でつくれて、コストが低い、また酒税の対象にならないので、本みりんよりもずっと安く販売できるというわけです。

また、みりん風調味料とは違い、「みりんタイプ」という商品もあります。「発酵調味料」という分類です。

みりんタイプ（発酵調味料）は、お米や米麹などを発酵させて、アルコールや糖類、塩などを加えることで、本みりんに味を似せた調味料です。

アルコール度数は本みりんと同じ約14％。ただし、塩が加えられているので、飲むことができません。そのため、酒税の課税対象外になるという仕組みです。こちらも本みりんより手頃な価格で手に入ります。

本みりんを選ぼう

では、みりんの選び方について見ていきましょう。

まず、みりん風調味料やみりんタイプが悪いというわけではないのですが、どれか1つといわれたら私は迷わず「本みりん」を選びます。

なぜなら、みりん風調味料やみりんタイプは、あくまで本みりんに似せたもの。添加物や調味料など、本来であれば必要でないものが入っているのも気になるところです。

本みりんは砂糖の代わりにも使えますので、使い出すと活躍の幅が広い調味料です。

「醸造アルコール」と「糖類」の有無

そんな本みりんですが、原材料を見てみると、中には「醸造アルコール」や「糖類」が使われているものも実はあります。

醸造アルコールが使われるのは、醤油やお酢などと同じように製造期間を短縮できるというのが主な理由です。

伝統的な製法では、甘みが出てくるまで何ヶ月という時間がかかります。しかし、醸造アルコールを使うと、この熟成期間を短縮することができるんですね。

ただ、熟成期間が足りない分、甘みが少なくなるので、追加で「糖類」が入れられるというわけです。

みりん風調味料やみりんタイプと比べればかなり本物に近いと言えますが、じっくりとつくられた本みりんには劣ってしまいます。

よりこだわる場合には、原料である「もち米」「米麹」「焼酎」の内容もチェックしてみましょう。

実は、みりんに使われるもち米や米麹は外国産のものも多いのです。外国産の問題点などはパート2でお伝えしているのですが、農薬や化学肥料、ポストハーベスト農薬という収穫後に使われている農薬が残っている可能性などがあります。

よりこだわりたい場合は、国産と表記されたものを選ぶといいですね。

希少ですが、有機栽培の原料を使った本みりんもありますよ。

みりんの選び方

- 「みりん風」「みりんタイプ」ではなく「本みりん」を選ぶ
- 醸造アルコール、糖類の入っていないみりんを選ぶ
- 原料は外国産ではなく、国産のほうが安心感は高い

みりんのおすすめ３選

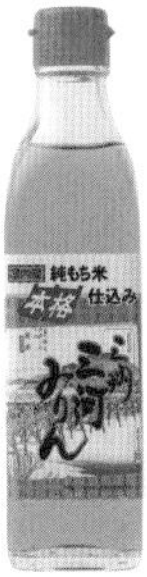

三州三河みりん

角谷文治郎商店

上質な国産もち米、米麹、米焼酎を使用して、1年以上の長期熟成でつくられる人気の本格みりん。香りがよく、コクが素材の味を引き出します。もちろん、そのまま飲んでもおいしいです。

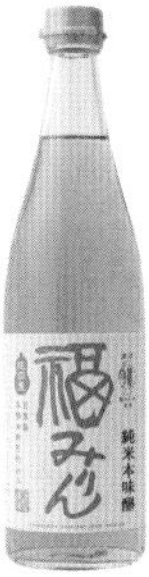

純米本味醂　福みりん

福光屋

地元石川県産の「フクノハナ」という品種のみを米麹の原料とし、自家蒸留の米焼酎を合わせて仕込まれた本みりんです。料理に加えるだけで素材の味が引き立ち、いつもの料理をワンランクアップさせてくれます。

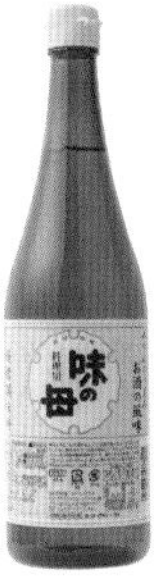

味の母

味の一醸造

お酒の風味とみりんのうま味をあわせもった発酵調味料。なので、料理に使う際にお酒と併用する必要はありません。着色料・香料などの添加物も不使用。あらゆる料理に使えます。

調味料

砂糖

茶色い砂糖はいい砂糖？

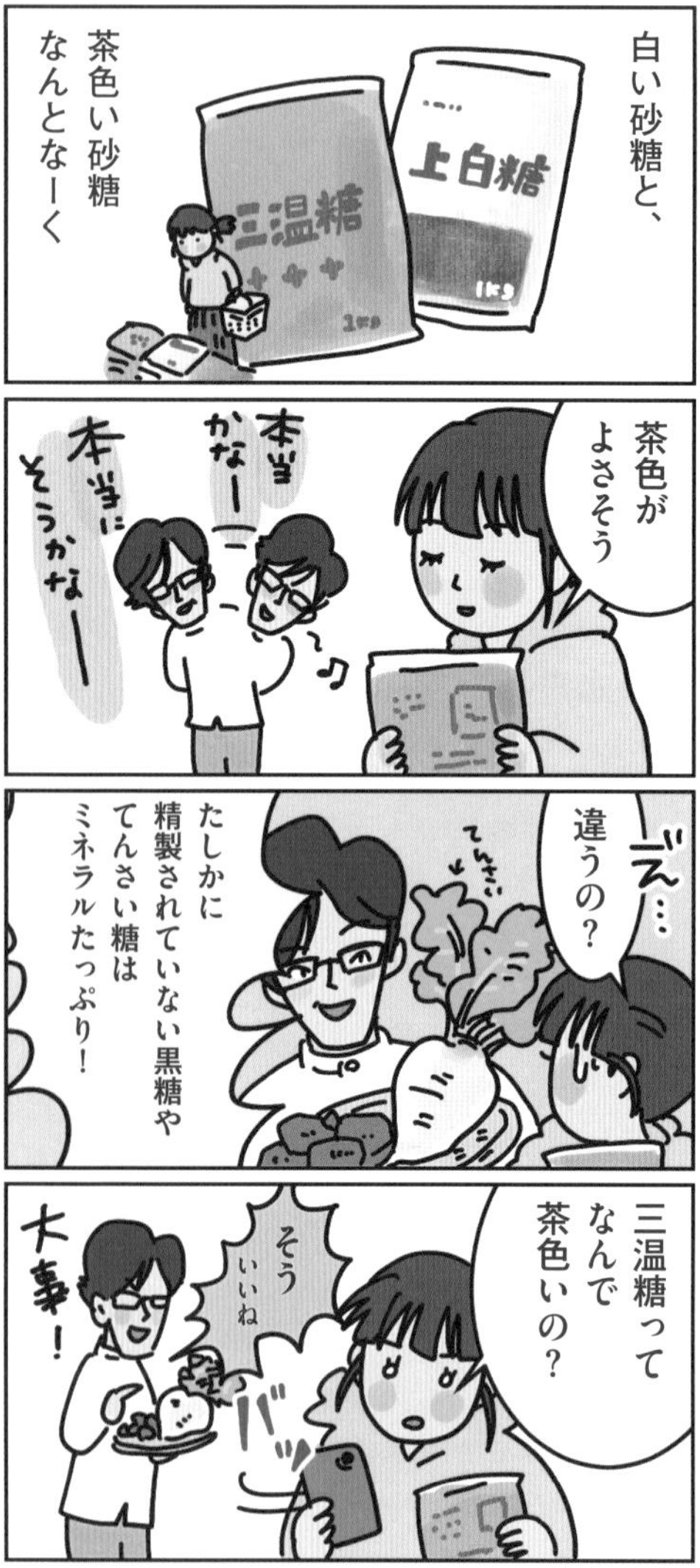
白い砂糖と、
上白糖
三温糖
茶色い砂糖
なんとなーく
茶色が
よさそう
本当
かなー
本当に
そうかなーー
ズ…
違うの？
てんさい
たしかに
精製されていない黒糖や
てんさい糖は
ミネラルたっぷり！
三温糖って
なんで
茶色いの？
そう
いいね
バッ
大事！

最近、「砂糖は身体によくない」「砂糖はやめるべき」という話をよく耳にしますね。

たしかに砂糖のとりすぎは身体に問題を起こしますし、中毒性のある食品です。

「じゃあ、砂糖をやめよう」となったとしたら……ちょっともったいない。

私は基本的に食べものに良し悪しはないと思っています。

それよりも重要なのは、「食べ方」。身体に合った砂糖を選んでいくことで、食べ方自体も変わってくるものだと思うのです。

砂糖の性質を分ける2つの種類

砂糖にはたくさんの種類がありますが、大きく分けて2種類です。

含蜜糖《がんみつとう》
分蜜糖《ぶんみつとう》

その違いは、字のごとく「蜜」を含んでいるかいないかです。この蜜とは「糖蜜」のことで、砂糖をつくる過程で生まれる成分なんですね。

この「糖蜜」を含んでいるものが「含蜜糖」で、糖蜜を分離させて除いたものを「分蜜糖」と呼びます。

結論から言うと、私がまずおすすめしたいのは「含蜜糖」です。

この「蜜」はミネラル分だと考えるとよりわかりやすいでしょう。たとえば上白糖に代表される分蜜糖にはミネラルがほとんどないのですが、**黒糖に代表される含蜜糖にはミネラルが含まれています。**

塩と同じ考え方で、自然由来のミネラルを含んでいたほうが身体にとってバランスのいい食品だと私は思います。

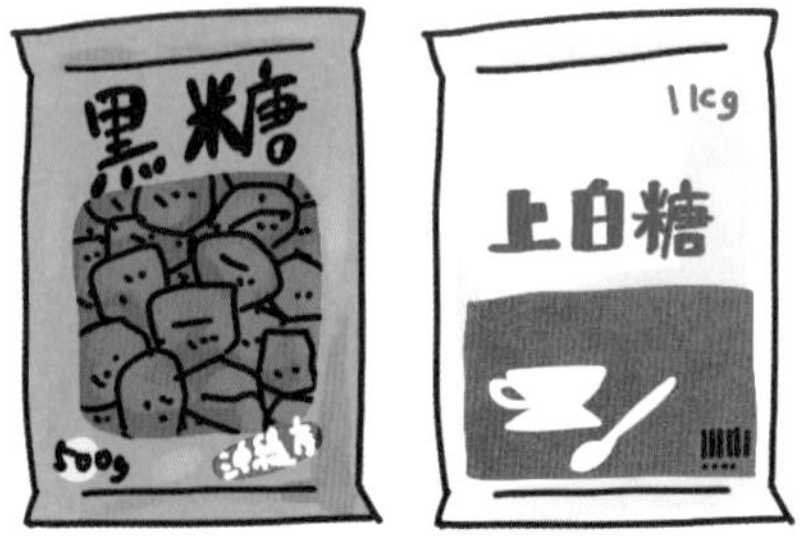

黒糖は含蜜糖、上白糖は分蜜糖

主な砂糖の種類

では、含蜜糖や分蜜糖とは具体的にどんな砂糖なのでしょうか？

代表的な含蜜糖には、「黒糖」「きび砂糖」「てんさい糖」「和三盆」「加工黒糖」「赤糖」などがあります。

一方、分蜜糖には「上白糖」「グラニュー糖」「三温糖」「角砂糖」などがあり、もちろん他にも原料や製法によってさまざまです。

代表的な砂糖を次ページの表にまとめましたので、ご覧になってみてください。

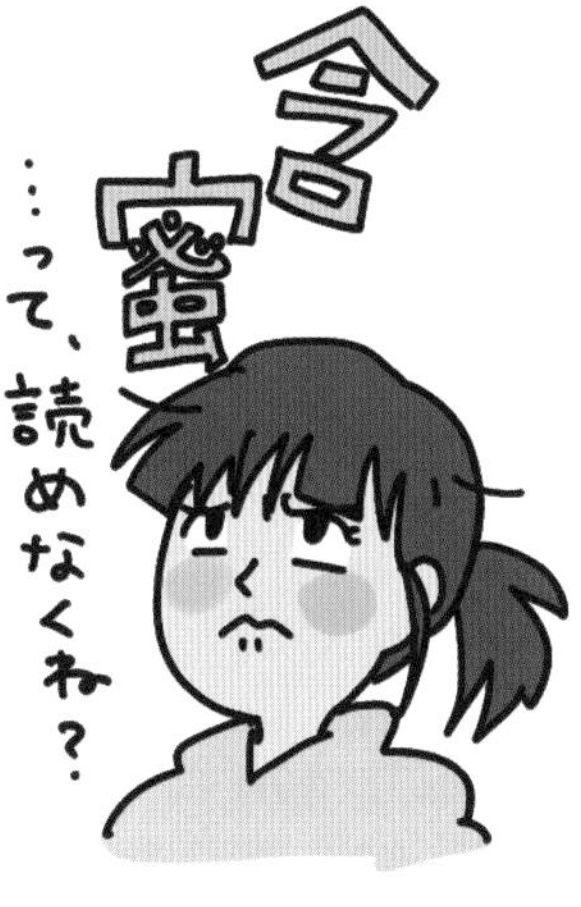

含蜜糖（ミネラルがある）

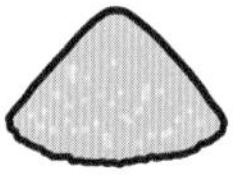

きび砂糖

サトウキビを原料に、夾雑物《きょうざつぶつ》と呼ばれる不純物を除いて粉末にした砂糖。栄養価の高さでは黒糖に劣るが、ミネラルなどの栄養分も含まれていて、クセや雑味がない。

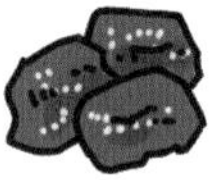

黒糖

サトウキビの搾り汁をそのまま煮詰めて冷やし固めてつくる砂糖。主に沖縄・奄美地方でつくられている。

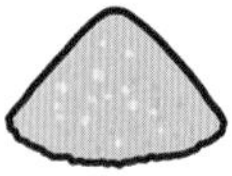

てんさい糖

「サトウ大根」と呼ばれる植物が原料のクセのない砂糖。オリゴ糖が多く含まれ、消化・吸収がおだやかなのも特徴。商品によってはミネラルが除かれた分蜜糖の場合もあるので要チェック。

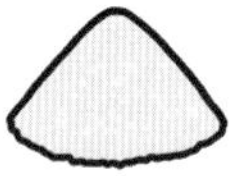

和三盆

「竹糖」という品種のサトウキビからつくる砂糖。「盆の上で砂糖を三度研ぐ」という特徴的な製造方法からその名前がつけられた。結晶が細かいので口あたりがよく、和菓子づくりに使われる。主に香川県・徳島県で生産されている砂糖。

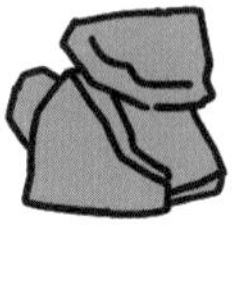

加工黒糖

原料糖と糖蜜、黒糖をブレンドし、不純物を除いて煮固める砂糖。数種類の砂糖をブレンドするため、色や風味を調整できるのが特徴。品質を一定に保つことができるので、加工食品によく使われる。同じ製法で黒糖抜きでつくると「赤糖」と呼ばれる砂糖になる。

分蜜糖（ミネラルがない）

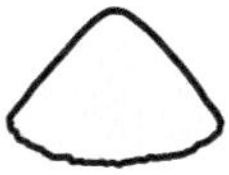

グラニュー糖

クセのない味わいが特徴の砂糖。使用量は世界でもっとも多く、海外で一般的に砂糖といえばグラニュー糖を指す。洋菓子・コーヒーや紅茶などに幅広く使われている。

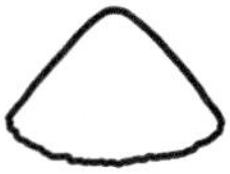

上白糖

日本でもっとも一般的な砂糖。生産量が多く、日本の砂糖の約半分を占めている。仕上げに「転化糖液」という液体の砂糖を霧吹きするので、しっとりとしている。

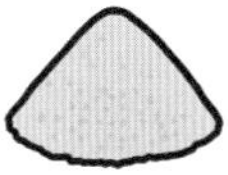

三温糖

砂糖の汁を三度煮詰めてつくることからその名がつけられた砂糖。茶色いのは黒糖を使っているからではなく、上白糖をつくった残りの液を取り出して煮詰めることで生まれる色。上白糖に比べてコクがあり、甘味が強く感じられる。

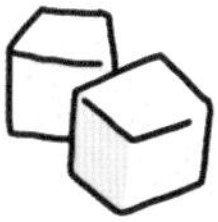

角砂糖

グラニュー糖に砂糖液を加えてかき混ぜたものを型に入れて押し固め、温風で乾燥させる砂糖。

その他に「ざらめ」や「氷砂糖」、
グラニュー糖を溶かして液体にした砂糖も分蜜糖です。

基本は含蜜糖から選ぶ

では、具体的な選び方を見ていきましょう。

まず、お伝えしたように天然ミネラルを含んだ「含蜜糖」から選ぶのがおすすめです。

たとえば黒糖と上白糖の栄養分を比べると、黒糖にはカリウムやカルシウム、マグネシウム、鉄分などが含まれています。


一方の上白糖は、甘味を感じるショ糖（スクロース）以外の成分を徹底的に取り除くまで精製されているため、ミネラルやビタミンなどの成分がほとんど含まれていません。

上白糖やグラニュー糖などの白砂糖は、一切の風味やクセがありません。いわば「ただの甘いもの」なんですね。だからこそ料理やスイーツには使いやすいというわけです。

その点、黒糖は独特の香りがありますから、苦手という人もいるでしょう。

そこでおすすめなのは、「きび砂糖」や「てんさい糖」です。この2つはクセがなく、上白糖のように使ってもまったく気にならない砂糖だと言えます。

「きび砂糖」と「てんさい糖」は使いやすい

きび砂糖は栄養価の高さでは黒糖に劣りますが、ミネラルなどの栄養分もきちんと含まれています。お伝えしているようにクセがなく、使いやすさも抜群の砂糖です。

また、「てんさい糖」はサトウ大根と呼ばれる植物が原料の砂糖です。大根といっても、私たちがふだん口にするアブラナ科の大根とは違う種類で、生で食品として扱われることはほとんどありません。

原産国はドイツで、ヨーロッパが産地の中心です。日本では北海道で生産されている大根です。こんな形ですね。

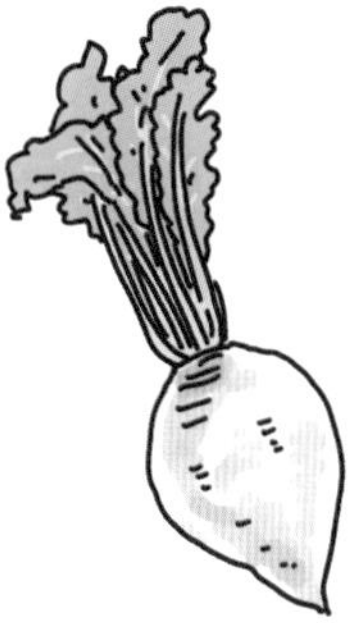

てんさい糖の特徴は「オリゴ糖」と「GI値の低さ」です。

オリゴ糖はビフィズス菌など腸内の善玉菌の栄養源になる成分で、腸内環境の改善に役立ちます。また、てんさい糖のGI値は65。砂糖の中ではかなり低い数字です。

そもそもGI値（グリセミック・インデックス）とは、食後血糖上昇値のことをいいます。ブドウ糖を100としたとき、70以上のものを高GI値食品、56〜69のものを中GI値食品、55以下のものが低GI値食品と定義されています。

砂糖の中では、グラニュー糖が100、上白糖が109、黒糖が99ですから、てんさい糖の低さがよくわかります。

血糖値が気になる方や、お菓子やジャムづくりなど、砂糖を多く使う料理のときにてんさい糖を選ぶのもいいと思います。

ただし、**てんさい糖にも精製されたものがありますので、「てんさい含蜜糖」を選んでください。**

ちなみに、「三温糖」は黒糖やきび砂糖に色が似ているのですが、この色は上白糖をつくるときにできる残りの液体を煮詰めることでできるものです。なので、ミネラルはほぼ含まれていない砂糖であることに注意しましょう。

オーガニックの砂糖

よりこだわるならば、オーガニックの砂糖を選ぶのもおすすめです。原料となるサトウキビの栽培で農薬や化学肥料などを使用せずにつくられた砂糖ですね。ろ過、脱色の工程にも人工的な物質は一切使用されていません。多少価格も高めですが、化学物質を好まない方や環境にやさしいものを使いたい方におすすめです。

砂糖の代用になる「天然甘味料」とは

なお、近年は砂糖の代わりにさまざまな甘味料が登場しています。一般的なのは人工甘味料ですが、中には植物由来の「天然甘味料」をよく見かけるようになりました。

その代表が「羅漢果《らかんか》」や「アガベシロップ」です。

羅漢果は中国原産のウリ科の植物で、果実には砂糖の300～400倍とも言われる甘みが含まれています。しかし、甘みのもととなっているのは小腸で吸収されない「テルペン配糖体」という成分なので、カロリーは0、GI値も0という果実です。

もう1つの「アガベシロップ」は、メキシコやアリゾナ州などの砂漠地帯で育つブルーアガベ（竜舌蘭《りゅうぜつらん》）から搾《しぼ》ったものを加工したものです。こちらもGI値は10～20と低いのが特徴。どちらも血糖値を上げないということで、糖尿病の予防やダイエットにおすすめされることがあります。

ただし、過剰にとれば肝臓や腸の負担になるのは変わらないので、無制限に使えるわけではない点には注意が必要ですね。

他にも砂糖の代用として、みりん、はちみつ、メープルシロップなどを使うのもおすすめです。

砂糖の選び方

―ミネラルの入った「含蜜糖」から選ぶ

―きび砂糖やてんさい糖はクセがなくおすすめ

―環境にやさしいオーガニック砂糖もあります

砂糖のおすすめ３選

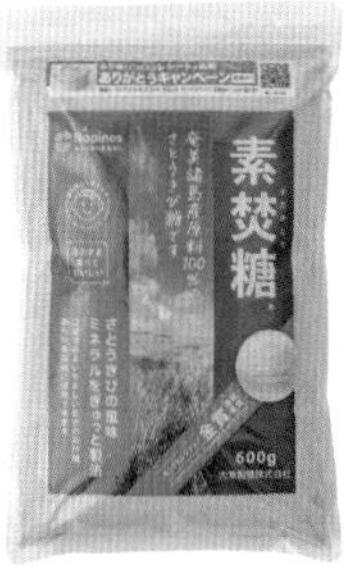

素焚糖《すだきとう》

大東製糖

奄美諸島産サトウキビを原料に、サトウキビのミネラルと風味をぎゅっと閉じ込めるように、じっくり炊き上げられた含蜜糖。黒糖ほどクセがなく、甘みもまろやかで使いやすい。煮物をおいしく仕上げてくれます。

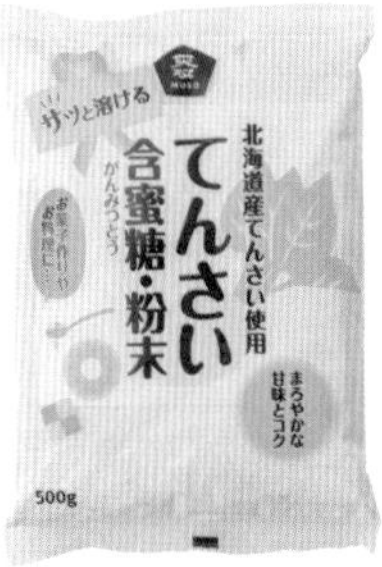

北海道産てんさい含蜜糖　粉末

ムソー

北海道産のてんさいからつくられたてんさい糖。クセがなく素材の味をじゃましないので、お菓子づくりやジャムづくりにもおすすめ。粉末タイプで使いやすいです。

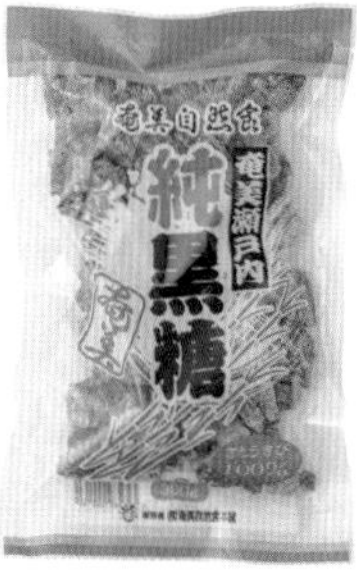

奄美瀬戸内　純黒糖

奄美自然食本舗

奄美大島産のサトウキビを厳選し、昔ながらの製法で作られた純黒糖。もちろん料理にも使えますが、黒糖は疲れたときや、お茶うけ、お子さんのおやつとして食べるのもおすすめです。

調味料

油

サラダ油ってなんの油？

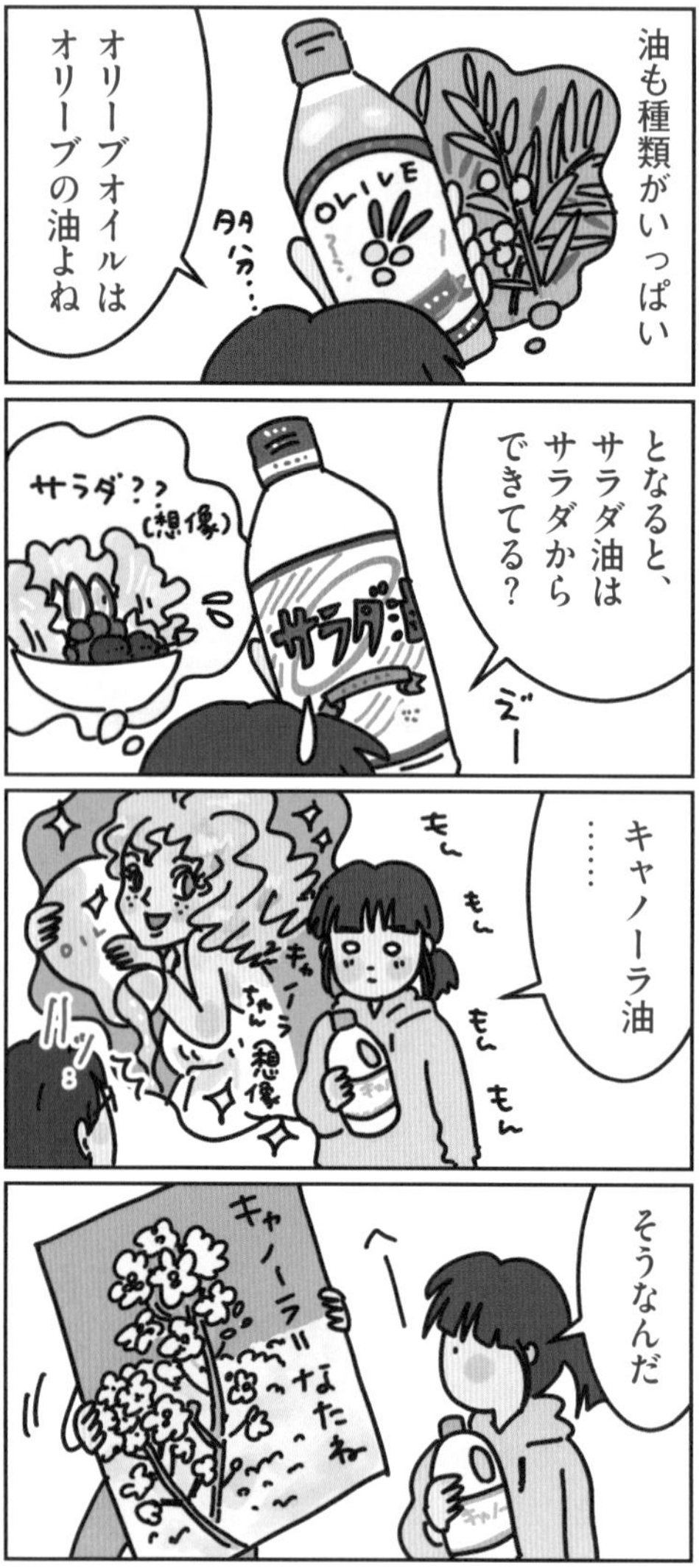
油も種類がいっぱい
オリーブオイルはオリーブの油よね
OLIVE
となると、サラダ油はサラダからできてる？
サラダ？？（想像）
サラダ油
ズー
キャノーラ油……
もん
もん
もん
もん
キャノーラちゃん想像
ハッ
そうなんだ
へー
キャノーラ＝なたね

油もまた、日々の生活に欠かせない食品です。油に関しては「油は健康にいい」という人もいれば、「健康に悪い」という人もいます。

実際のところ、油は健康にもよく、一方で悪い面も強くあります。その点、実はさまざまな食品の中で一番むずかしいのが油選びかもしれません。

意外と知らない油の種類

そもそも、油にはさまざまな種類がありますよね。

「サラダ油」「なたね油」「キャノーラ油」「紅花《べにばな》油」「米油」「大豆油」「ごま油」「オリーブオイル」「えごま油」「ココナッツオイル」「トウモロコシ油」「ひまわり油」……。

これらはいずれも植物からできた油なのですが、どんなものなのか意外と知らない、という方も多いのではないでしょうか。

たとえばなたね油とは、主にセイヨウアブラナという植物の種からつくる油です。今では少なくなってしまいましたが、日本では江戸時代から栽培されてきた伝統的な植物です。

そして、このアブラナを品種改良した「キャノーラ」という品種からとる油がキャノーラ油です。

紅花油は、紅花という花の種からできる油で、別名「サフラワー油」といいます。

米油は、お米からできた油……と思いきや、お米を精米したときに出る「米ぬか」からできた油です。米ぬかには実は油分が含まれているんですね。

またごま油は、香りの強い「焙煎《ばいせん》ごま油」が一般的ですが、ごまを焙煎していない状態で搾《しぼ》ると「太白ごま油」となります。こちらは色も透明でクセがまったくありません。

さらに、一般的によく使われる「サラダ油」とは、なたね、大豆、トウモロコシ、ひまわりなどの植物を原料としてつくられる油のことです。「サラダにそのまま使える油」ということで名づけられました。原料によって油の色や風味が異なるため、品質を保つためにブレンドしているものが多いですね。

ちなみに、動物性の油にはバター、豚からとったラード、鶏からとった鶏油《チーユ》、牛からとった牛脂《ぎゅうし》などがあります。もちろん、魚にも油は含まれています。

それぞれに味の個性もあり、油の性質も違います。種類だけを考えるとどれがいいのか悪いのか、ますますわからなくなってきてしまいますね。

油の種類いろいろ

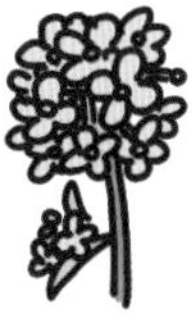

なたね油

セイヨウアブラナの種子でつくる。江戸時代には行灯《あんどん》用の油として使われていた。品種改良でつくられたキャノーラも見た目はほぼ同じ。

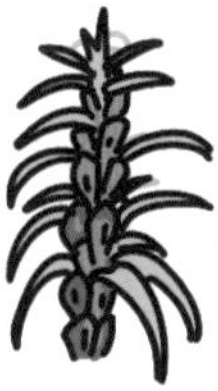

ごま油

ごまを焙煎してつくると、一般的に使われる焙煎ごま油に。焙煎前のごまでつくると太白ごま油になる。焙煎具合や温度によって香りも変わってくる。

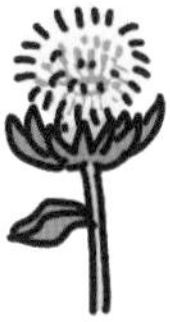

紅花油

キク科の紅花の種子からつくる。洋名は「サフラワー」で、サンフラワー（ひまわり）ではない。ちなみに、ひまわり油も一般的な油。

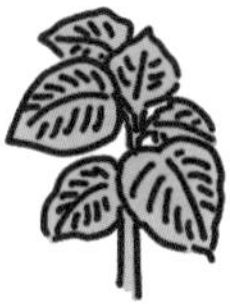

えごま油

シソ科のえごまの実からつくる油。クセはないが酸化に弱く、加熱もNGなど扱いは難しめ。

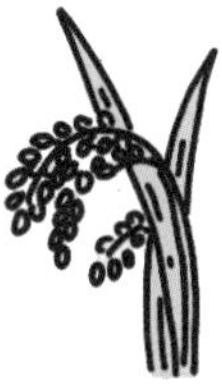

米油

米ぬかからつくる油。クセがなく、酸化しづらい。

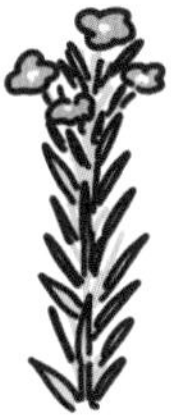

亜麻仁油

「アマ」という背の高い植物の種子（アマニ）からつくる油。酸化に弱く、熱を加えると生臭くなるので、やはり扱いは難しめ。

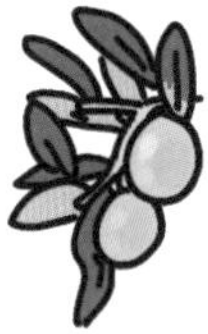

オリーブオイル

オリーブの実を油にしたもの。酸化しづらく使いやすい。

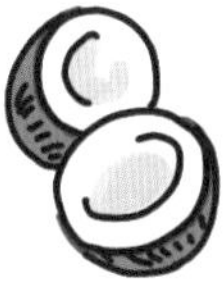

ココナッツオイル

ココヤシの実の「胚乳」と呼ばれる部分からつくる油。甘い香りが特徴的。

必須脂肪酸の「オメガ3」と「オメガ6」

油を考える上で知っておきたいのは、油には性質があるということです。

まず大きく「飽和脂肪酸」と「不飽和脂肪酸」という違いがあります。

この2つの違いは、油を構成する分子の違いなのですが、シンプルにこのように考えるとわかりやすいでしょう。

飽和脂肪酸…常温で固まるお肉やバター、ラードなどの動物性の脂
不飽和脂肪酸…常温で液体の植物や魚の油

この中で、特に考えたいのが不飽和脂肪酸です。

不飽和脂肪酸には、体内ではつくることのできない「オメガ3」と「オメガ6」という成分があり、これらは食べものから摂取する必要があるのです。「必須脂肪酸」とも呼ばれていますね。

オメガ3はえごま油や亜麻仁《あまに》油、青魚の油などに含まれる成分で、オメガ6はなたね油やごま油などに含まれています。

健康に敏感な方だと、「オメガ3は身体にいい」「オメガ6はとらないほうがいい」という話を聞いたことがあるかもしれません。

本来、オメガ3もオメガ6も身体に必要なものですから、どちらが良い・悪いの問題ではないのです。

しかしそう言われるようになったのは、**現代人はオメガ3系の油が不足していて、反対にオメガ6系の油をとり過ぎているから**です。

健康な身体を維持するためには、オメガ3と6の比率が「1：2」がちょうどいいとされているのですが、現代人は「1：10」。人によってはそれ以上の比率になっている場合も珍しくないといいます。

昔の日本人は、油を積極的にとらなくても大豆や魚などから必要な脂肪酸をとってバランスを整えていました。

ところが、今は安く簡単に油が生産できるようになり、油をとる機会が増えましたよね。たとえば一般的なサラダ油には、オメガ6が含まれる「大豆油」や「コーン油」が多く使われています。

こうした油は外食産業や加工品で多く使われているので、気をつけていないと簡単に過剰摂取になってしまうというわけです。

油選びで気をつけるべき3つのポイント

では、実際の油の選び方について考えていきましょう。

「結局、どの油が一番いいの？」と考えたくなりますが、どれも身体にいい面があり、とり過ぎたら身体に悪いという面があります。

オメガ3の油が身体にいいからといって、えごま油や亜麻仁油ばかり使うというのもバランスを崩すもとになりますし、生活の幅を狭めてしまいそうです。

そもそも、オメガ3やオメガ6は、昔の日本人がそうしていたように、他の食品からもとることができる成分なのです。

ですから結論からいえば、**どの種類というよりも、品質の高い油を選んで使うことが身体には一番**なのではないかなと思います。基本の調味料を変えていけば、日々の食事の仕方も必然的に変わってくるものです。

油の成分の違い

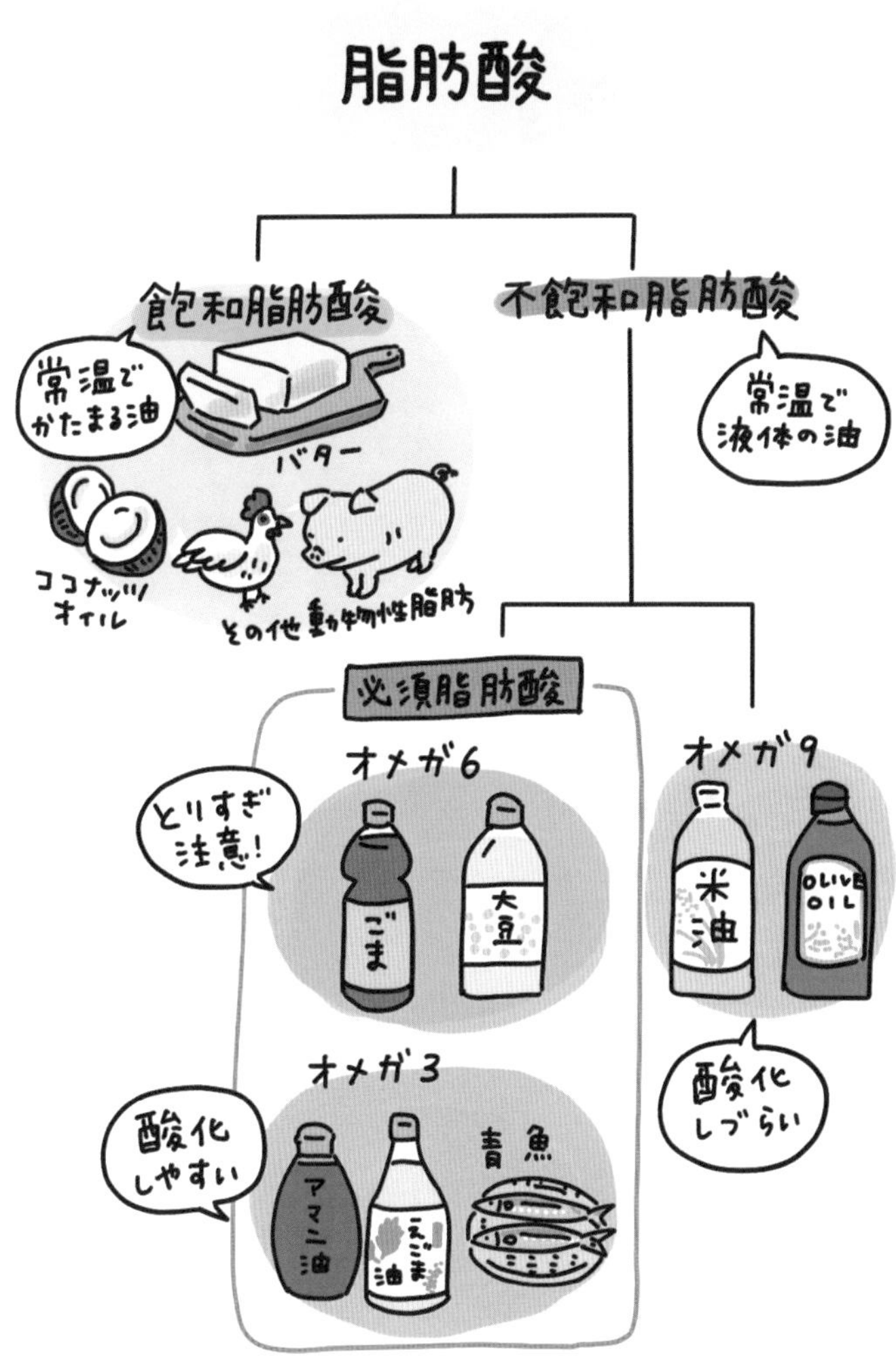
脂肪酸
飽和脂肪酸
常温でかたまる油
バター
ココナッツオイル
その他動物性脂肪
不飽和脂肪酸
常温で液体の油
必須脂肪酸
オメガ6
とりすぎ注意!
ごま
大豆
オメガ3
酸化しやすい
アマニ油
えごま油
青魚
オメガ9
米油
OLIVE OIL
酸化しづらい

酸化しにくい容器の油を選ぶ

その点、油選びでまず気をつけたいのは、「酸化」です。

油はもともと熱・光・酸素に弱い食品です。これらに触れることで油は酸化し、どんないい油でも有害なものになってしまいます。

そう考えると、かなり重要なのが油の容器なのです。

容器はペットボトルよりも瓶、さらに瓶も透明ではなく光を遮《さえぎ》ってくれる「遮光性《しゃこうせい》の瓶」がおすすめです。

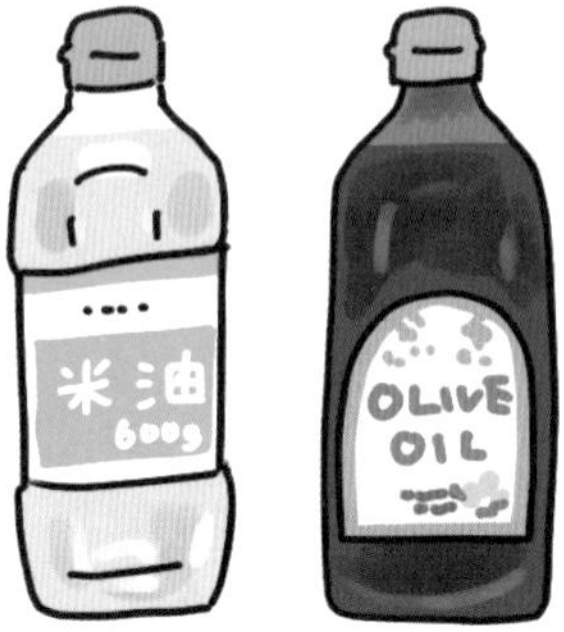

光の入らない瓶は酸化に強い

ペットボトルの油を買う場合は、大容量のものではなく、少ない量のものを選んで、なくなったらその都度買うようにする。瓶が透明な場合は、アルミホイルなどで覆って光が入らないようにするなど、酸化しづらい対策をしていきましょう。

特に「えごま油」などのオメガ3は酸化しやすい油なので、気をつける必要があります。

圧搾法の油を選ぶ

続いて、製法の違いについても知っておきたいところです。油の製法は主に次の3つ。

①　圧搾《あっさく》法（一番搾り）
②　抽出《ちゅうしゅつ》法（化学処理）
③　圧抽《あっちゅう》法（圧搾＋抽出）

この中で一番おすすめしたいのが①の「圧搾法」でつくられた油です。圧搾法は原料に圧力をかけて油を搾りとる方法で、「一番搾り」とも言います。

昔ながらの製法でもあり、油にビタミンなどの栄養素も豊富に残りますし、香り、風味ともにいい油が搾れるのが特徴です。他の方法と違って化学薬品を使わないのも安心です。

一方、②の「抽出法」は、原料に油を溶かす性質の薬剤を入れて、化学的に油を抽出する製法です。油を抽出したあとは蒸留して薬剤を分離させ、その後、脱色、脱臭、酸化防止のために薬剤が加えられます。

効率的に、かつ低コストで油を搾ることができるので、現在販売されている油のほとんどでこの製法がとられています。

ただ、薬剤としてよく使われる「ノルマルヘキサン」は強い毒性が疑われている薬剤です。心配な方は避けたほうが無難でしょう。

③の「圧抽法」は①の圧搾法で油を搾ったあと、その搾りかすに対して②の抽出法を使うあわせ技の製法です。圧搾法では原料の油が10～20％残ってしまうので、残りの油もムダなく抽出しようと生まれた製法ですね。

このように効率重視のメーカーが多い中、**あえて「圧搾《あっさく》法」を選ぶというのは生産者にこだわりがあるということです。**パッケージにはわかるように「圧搾法」と明記されている場合がほとんどでしょうから、見分けやすいかと思います。

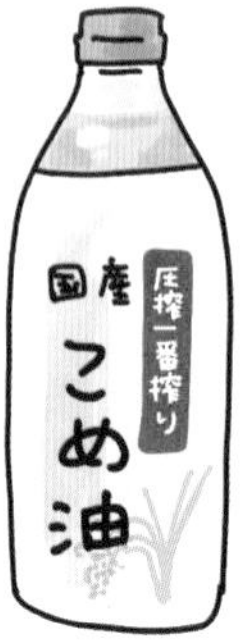

圧搾法はこだわりの証

原料にこだわった油を選ぶ

さらにこだわるならば、油の原料の品質・内容もチェックしてみましょう。

たとえば植物油の原料として使われることの多いなたねや大豆は外国産のものが多いです。

しかし、アメリカ・カナダなどのなたねや大豆は遺伝子組み換え作物の可能性もあり、「安いから」といって安易に選ばないほうがいいかもしれません。それらを原料にしていることの多いサラダ油も同じことが言えます。

醤油や味噌と同じように、国産原料のものを選ぶことができればいいですね。

また、かなり希少ではありますが、有機原料からつくられた油もあります。よりこだわる場合にはおすすめしたいです。

あえて1つ選ぶならば、酸化しづらいオリーブオイルを

では、日常でどの油を使えばいいでしょう？　理想は目的ごとで油を使い分けることですが、現実的にはそう何種類も使い分けるのはむずかしいですね。

あえてふだん使い用に1つ選ぶというのであれば、オリーブオイルか米油をおすすめし

ます。オリーブオイルや米油は、「オメガ9」という成分の油で、酸化しづらいのが特徴です。

より個人的に言うのであれば、オリーブオイルは和洋問わず料理に使えるので、我が家ではオリーブオイルを常備しています。

オリーブオイルは主に2種類が出回っています。

「エキストラバージンオリーブオイル」と「ピュア（精製）オリーブオイル」がありますが、おすすめはエキストラバージン。**エキストラバージンとは、つまり「圧搾法（一番搾り）」でつくられたオリーブオイル**だということです。

ただし、細かい話になりますが、実は日本と海外ではエキストラバージンの基準値が違うことにも注意が必要です。

ヨーロッパなどでは「ＩＯＣ」という国際基準で「酸度0・8％以下」などの条件をクリアしないとエキストラバージンと名乗れないのですが、日本では「酸価2ミリグラム（酸度約1％）以下」を満たせばエキストラバージンオリーブオイルと名乗ることができてしまいます。**この酸度は、低いほど品質のいい油という証**なので、こだわりたいところです。

加えて、オリーブオイルはオーガニックであればなおよいです。オリーブオイルは実《み》まで搾ってつくられる油なので、オーガニック認証（詳しくはパート2で解説します）のついたエキストラバージンオリーブオイルだと安心感は高くなりますね。もちろん、味も香りも素晴らしいです。

油の選び方

―油の成分ではなく、「質」にこだわる

―光の入らない瓶に入った油は酸化しづらくおすすめ

―「圧搾法（一番搾り）」で原料が「有機」だと一等品

油のおすすめ６選

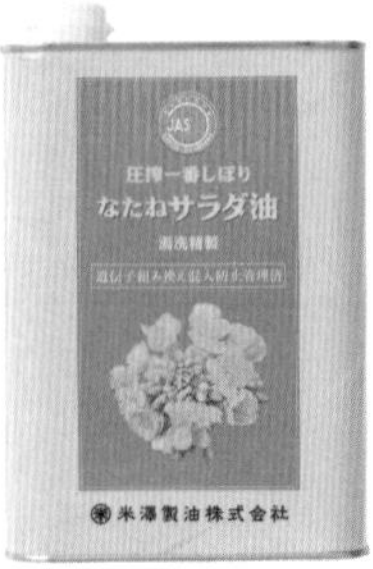

圧搾一番しぼりなたねサラダ油

米澤製油

原料は遺伝子組み換え混入防止済のなたねのみ。溶剤などは使わず圧力のみで搾油し、お湯で油を何度も洗う「湯洗い洗浄法」で精製されます。製油後の添加物使用も一切なし。安心安全にこだわった油です。

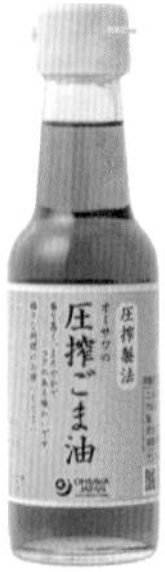

オーサワの圧搾ごま油

オーサワジャパン

良質の厳選されたごまを使用し、昔ながらの圧搾法で搾られたごま油。風味豊かなごまの香りとまろやかでコクがある深い味わいです。揚げものや炒めもの、ドレッシングにもおすすめです。

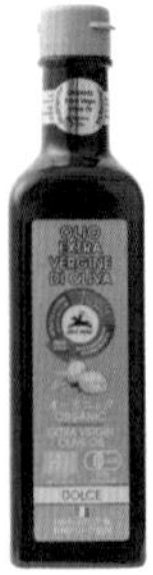

有機エキストラヴァージンオリーブオイル ドルチェ

アルチェネロ

南イタリア産有機オリーブを収穫後24時間以内に、コールドプレス（低温圧搾）製法でつくられるオリーブオイル。有機JAS認証、EUオーガニック認証取得、IOC規格準拠製品です。独特の辛みがあり、パンにつけてもおいしい。

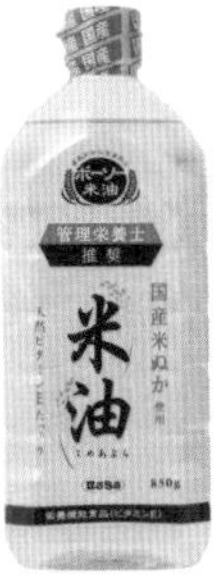

米油

ボーソー油脂

国産の米ぬかを原料につくられた米油。米油は酸化に強いので、あらゆる料理に使いやすいです。風味や香りにもクセがなく、素材のおいしさを活かしてくれます。

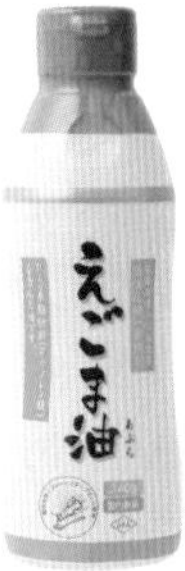

朝日えごま油

朝日

低温圧搾で搾った一番搾りだけを使用した無添加のえごま油。えぐみやくせのない味わいで、サラダやお味噌汁などにかけておいしくいただけます。

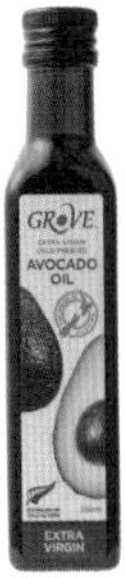

エキストラバージンアボカドオイル

GROVE

「森のバター」と呼ばれるほど栄養が豊富なアボカドを使用した低温圧搾のアボカドオイル。酸化に強い油なので、炒めものなどにも使えます。オリーブ油とはまた違った風味とおいしさが楽しめます。

Column

迷ったら基本の調味料から

ここまで、家庭でよく使う調味料について紹介をしてきました。私自身、自分の体質改善を行うときにまっさきに変えたのがこうした調味料でした。

このあと紹介していく野菜、お米、お肉、魚や加工品などについて考えるのももちろん大事なのですが、もしもこれから食品の選び方を変えていきたいと考えているならば、生活に欠かせない調味料から変えるのがおすすめです。

しかし、調味料は「高そう」というイメージがつきまとうのも事実……。

実際、値段だけで考えると一般的な商品の数倍することも珍しくありません。

ただ、調味料は他の食品と違い、一度買えばすぐになくなるわけではないですよね。だから、1日あたりで考えると実はそんなに高い買いものではないのかなとも思います。

変える場合、それぞれの生活スタイルにもよりますが、使用頻度の高い調味料からがおすすめです。

個人的に優先順位をつけるならば、「塩」と「味噌」です。

いつもの塩を天然塩に変え、しっかりと生きた味噌を使ってお味噌汁をつくるようにするだけで、栄養バランスはずいぶんと変わってきます。体質改善などには相当の効果を発揮するはずです。

食の選び方は、知れば知るほど奥が深いもののように感じますが、まずは日々の基礎となる食品を考える。迷ったら、ここに立ち戻っていくことが大事かなと思います。

PART 2

「野菜の知識」編

Food Selection Compendium

身体にいい野菜ってなんだろう？

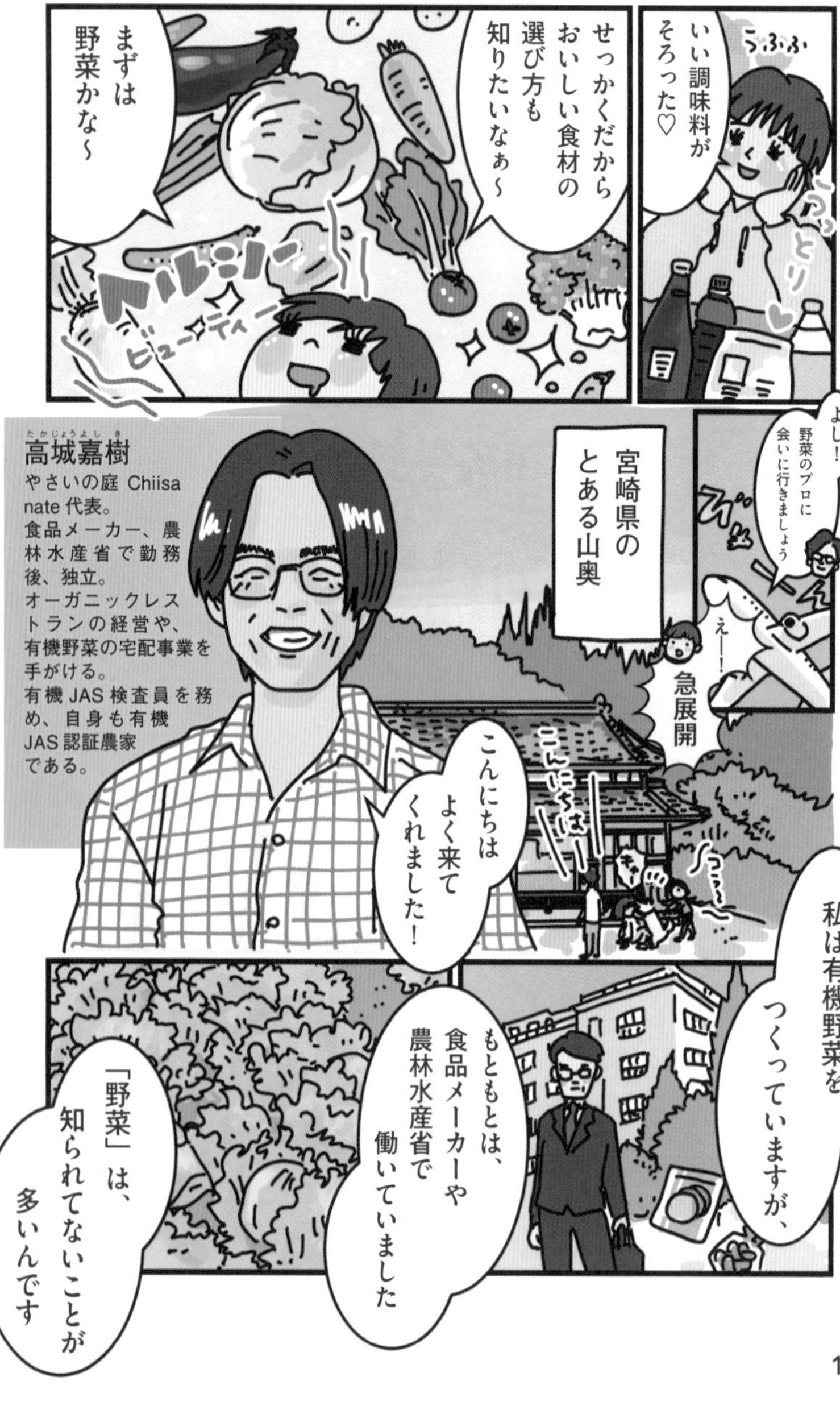

ふふふ
いい調味料がそろった♡
うっとり
せっかくだからおいしい食材の選び方も知りたいなぁ～
まずは野菜かな～
ヘルシー
ビューティー
よし！野菜のプロに会いに行きましょう
え——！
宮崎県のとある山奥
急展開
こんにちは——
こんにちはよく来てくれました！
高城《たかじょう》嘉樹《よしき》
やさいの庭 Chiisa nate 代表。
食品メーカー、農林水産省で勤務後、独立。
オーガニックレストランの経営や、有機野菜の宅配事業を手がける。
有機JAS検査員を務め、自身も有機JAS認証農家である。
私は有機野菜をつくっていますが、
もともとは、食品メーカーや農林水産省で働いていました
「野菜」は、知られてないことが多いんです

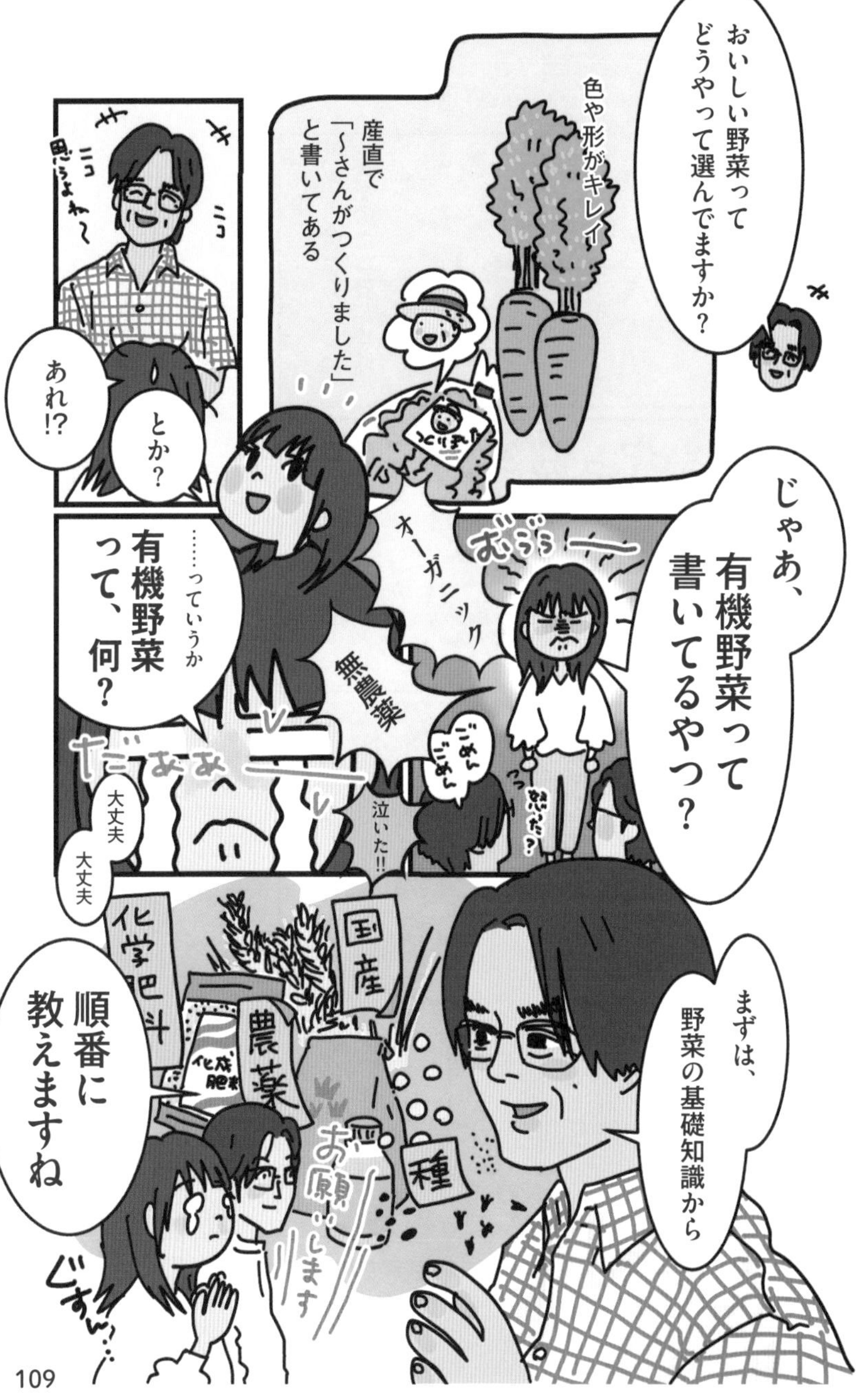
おいしい野菜ってどうやって選んでますか？
色や形がキレイ
産直で「〜さんがつくりました」と書いてある
ニコ
思うよね〜
ニコ
あれ!?
とか？
じゃあ、有機野菜って書いてるやつ？
オーガニック
無農薬
ごめんごめん
泣いた!!
……っていうか有機野菜って、何？
大丈夫
大丈夫
まずは、野菜の基礎知識から
順番に教えますね
国産
化学肥料
農薬
化成肥料
種
お願いします
ぐすん…

野菜の栽培方法

そもそもオーガニックとは？

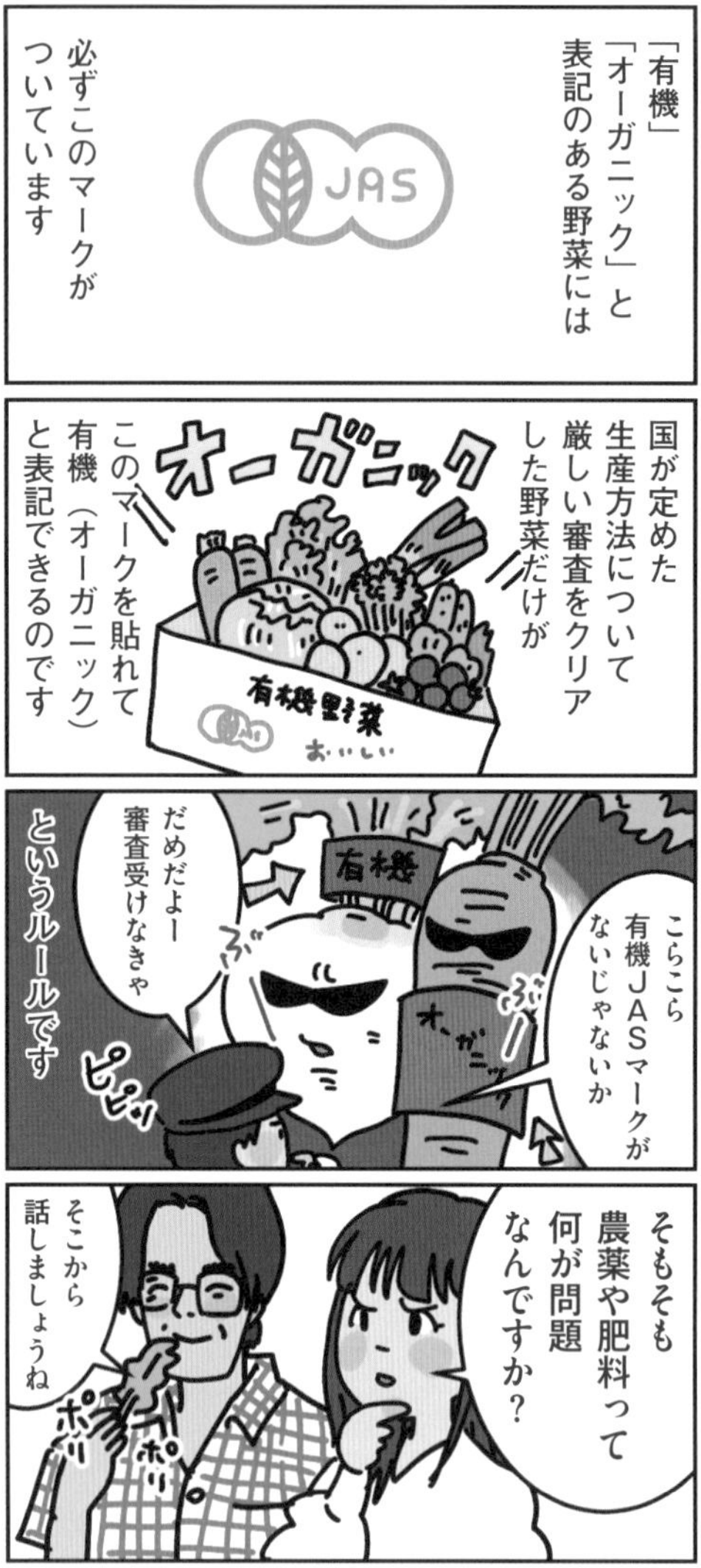

「有機」「オーガニック」と表記のある野菜には
JAS
必ずこのマークがついています
国が定めた生産方法について厳しい審査をクリアした野菜だけが
オーガニック
このマークを貼れて有機（オーガニック）と表記できるのです
有機野菜
おいしい
こらこら有機JASマークがないじゃないか
有機
オーガニック
だめだよー審査受けなきゃ
ピピッ
というルールです
そもそも農薬や肥料って何が問題なんですか？
そこから話しましょうね
ポリ
ポリ

「国産」「オーガニック」だからいいわけじゃない？

ここからは、野菜や果物についての選び方を見ていきたいと思います。

そもそも、「国産」「有機」「オーガニック」など、一口に野菜といってもさまざまな表記や表現がありますよね。

なんとなく「国産」は安全とか、「有機」や「オーガニック」の野菜は高級品といった漠然としたイメージがあるでしょう。

でももし、**「国産だから安全とは言い切れない」「オーガニック野菜にも問題はある」と言ったらどうでしょうか？**

野菜の選び方は、ふだん食べている農作物がどのようにつくられているかを知ることでわかりやすくなってきます。

そこで、まずは基本的な農作物の栽培方法について見ていきましょう。

3つの栽培法

日本の規格では、野菜の栽培法には大きく分けて「慣行栽培」「有機栽培」「特別栽培」という3つがあります。まずはこの3つの説明からしていきましょう。

慣行栽培

慣行栽培とは、化学肥料・化学農薬を使う一般的な栽培法のことです。スーパーなどで売られている野菜はこの慣行栽培のものであることがほとんどでしょう。

「慣行」という言葉は「以前からのならわしとして行われていること」という意味ですね。慣行栽培の特徴を端的に言うと、「定時」「定量」「定質」。つまり、いつも同じ時期に、同じ量で、同じ品質のものを収穫することができる、という意味です。

安定して野菜をつくることを優先した栽培方法だと言えます。

天災や災害などがあったとしても、あたりまえのように野菜が食べることができているのは、この慣行栽培によって安定した供給ができているからなんですね。

有機栽培

一方、有機栽培は農薬や化学肥料を使用しない栽培法です。

特に、農林水産省が決めた基準を満たした栽培方法で生産された野菜は「**有機JASマーク**」をつけ、「有機農産物」として販売されています。

こんなマークですね。

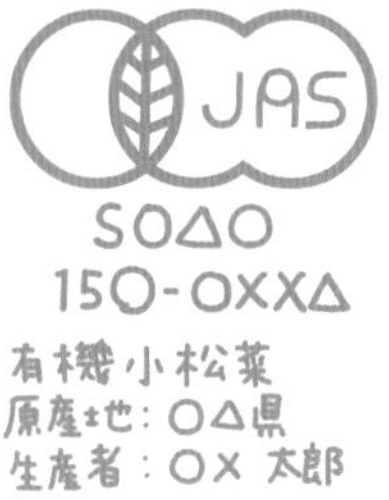

認証マーク

この有機ＪＡＳマークがあると、パッケージで「有機」や「オーガニック」の表記ができるのです。

有機ＪＡＳマークがない状態で「有機」などとパッケージに表記すると法律違反となってしまいます。それくらい厳格なルールが定められているんですね。

その根拠となる「有機農業」は、法律で次のように決められています。

1　化学的に合成された肥料及び農薬を使用しない

2　遺伝子組み換え技術を利用しない

3　農業生産に由来する環境への負荷をできる限り低減する

さらに有機ＪＡＳを具体的にいうと、

・禁止された農薬や化学肥料を2年以上使っていない畑で栽培すること（※お茶や果樹など多年生作物は3年以上、野菜や米など1年で収穫できるものは2年）

・施設、そこにある用具などにも農薬や化学肥料の飛散、または混入がないこと

など、細かく決められているのです。

しかも、**1回取得したらいいということではなくて、年に一度、第三者から検査を受ける必要があります。**

日々の生産記録や、使う肥料・機械・資材など厳しくチェックされたとても厳しい基準なのです。

ただし、「有機ＪＡＳ」だとしても、一部の農薬は例外的に使用できるなど、意外と知られていないことも多く、そもそもこのマークを取るには大変な手間や時間がかかる、といった問題もあります。このあたりは追々お伝えしていきましょう。

特別栽培

3つ目の特別栽培とは、わかりやすくいうと慣行栽培と有機栽培の間の栽培方法です。その地域で行われている一般的な慣行栽培に比べて、対象の農薬の使用回数が50％以下、化学肥料の窒素成分量が50％以下で栽培されると、この「特別栽培」になります。

以前は「減化学肥料」や「減農薬」という表現でしたが、生産者によって定義が異なるので、「消費者に誤解を与えないように」と農林水産省がガイドラインをつくり、生まれた区分です。

このように国によって栽培方法の基準が決められているので、生産者が勝手に「無農薬」「減農薬」「無化学肥料」「減化学肥料」とパッケージに表示することは原則できません（あくまでもガイドラインなので、できないわけではないのですが、「主観的な表記では誤解が生まれるので好ましくない」ということですね）。

では、ここからは農薬・化学肥料についてより詳しく解説していきましょう。

野菜

農薬と肥料

野菜の世界でも「メタボ」が流行中

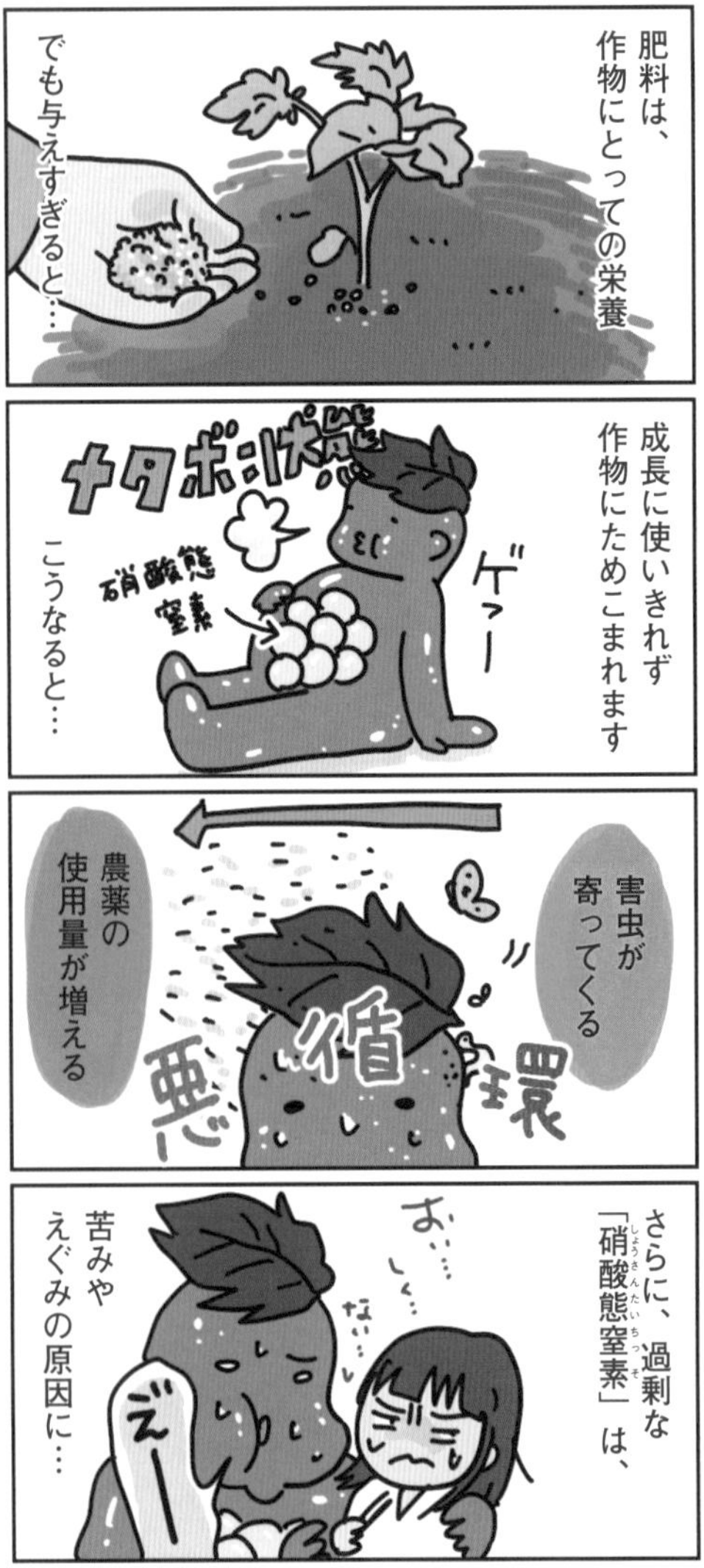

肥料は、作物にとっての栄養
でも与えすぎると…
成長に使いきれず作物にためこまれます
メタボ状態
硝酸態窒素
ゲフー
こうなると…
害虫が寄ってくる
悪循環
農薬の使用量が増える
さらに、過剰な「硝酸態窒素《しょうさんたいちっそ》」は、
おい…しく…ない…
えー
苦みやえぐみの原因に…

農薬を使う理由

素朴な疑問として、そもそもどうして農薬を使うのでしょうか。

昔は野菜をつくるのに農薬は使っていませんでした。それが、なぜ農薬を使う農業があたりまえになっているのでしょう？

農薬とは、農作物を害虫・病気・雑草・有害生物から守るために使われる薬剤のことです。

具体的には殺菌剤、殺虫剤、除草剤などがあります。その他にも成長調整剤、発芽抑制剤《はつがよくせいざい》などなど、種類も豊富です。さらに薬剤ではありませんが、害虫被害から守るために使う天敵生物も農薬に含まれます。

日本では昭和初期（１９２０年代）には除虫菊《じょちゅうぎく》を使った殺虫剤、銅や石灰硫黄などの殺菌剤が使用されていました。

ただしこれらは天然由来で、**現代のような化学農薬が主流になったのは、第二次世界大戦後（１９５０年代）からのことです。**

化学農薬を使うことで、作物の大量生産ができるようになりました。

つまり、なぜ化学農薬を使うのかといえば、「市場が求める農作物を安定して収穫する

戦前よく使われていた
除虫菊

ことができるから」というのが最大の理由でしょう。

スーパーなどで私たちが日常的に購入するのはもちろん、飲食店やメーカーなどが野菜を切らさず使うことができるのは、化学的な農法が一般的になったからだと言えます。

ちなみに、ヨーロッパやアメリカで化学農薬が使われるようになったのは１９３０年代からのこと。第二次世界大戦を目前にして、天然の除虫菊やデリス根など、当時の農薬の原料となっていた資源をアフリカやアジアから輸送することがむずかしくなり、生まれたと言われています。

農薬は身体に悪いのか？

では、農薬は身体に影響を与えないのか？　安全なのか？

この問題は、実は半世紀以上前から議論が続いています。

その先駆けとなったのは、１９６２年にアメリカの海洋生物学者レイチェル・カーソンが書いた『沈黙の春』という本でした。この本で、農薬による環境汚染問題が広く知られることになり、世界中で農薬の使い方について見直しが行われています。

今もインターネットなどで調べてみればさまざまな情報が見つかるでしょう。

たとえば、「発がん性がある」「化学物質過敏症（アレルギー）を引き起こす」「不妊になる」などなど。

それを裏づけるような調査や研究がある一方で、「いや、そんなことはない」という反対意見を裏づける研究もあるなど、議論は今後も続いていくことでしょう。

一応現時点では、それぞれの国が安全基準を設け、それに沿って農薬が使われている状況です。

日本にももちろん安全基準があり、農家さんもその基準に沿って農作物をつくっています。

この安全基準は、「仮に作物に農薬が残っていたとしても、一生涯食べ続けても身体には影響がない」と考えられている許容１日摂取量（ＡＤＩ）に基づいています。

実際問題、農薬が残っている野菜を食べたからといって、すぐにどうこうなるというわけではないでしょう。

しかし化学農薬についての私の個人的な考えとしては、一番の懸念は環境への影響です。

農薬は散布されたあと、すぐになくなるものではありません。散布された農薬は、地中、大気、河川などに流れ出ていきます。それによる環境の汚染や自然の生態系への影響が指摘されているのです。

たとえば、水田地帯の河川からは春から夏にかけて各種農薬が検出されています。水中に溶けた農薬が生態系に影響を与えているという研究があるなど、まわりまわって私たちの生活に影響が出ている可能性は十分にあるでしょう。

また近年、農薬の効かない害虫や病原菌が増えてきています。この現象は、「薬剤耐性」といわれ、日本だけでなく世界各国が直面している課題です。

そもそも今のように化学農薬が使われている背景には、**野菜を大量生産しなければ農家さんが経営していけない**など、社会や経済の仕組みの問題も関係しており、なかなか根の深い問題だと言えるでしょう。

植物の成長に必要な「窒素」「リン酸」「カリウム」

そんな農薬とともに、現代農業で欠かせない存在が肥料です。

肥料とはなんでしょう？　なぜ肥料が必要なのでしょうか？

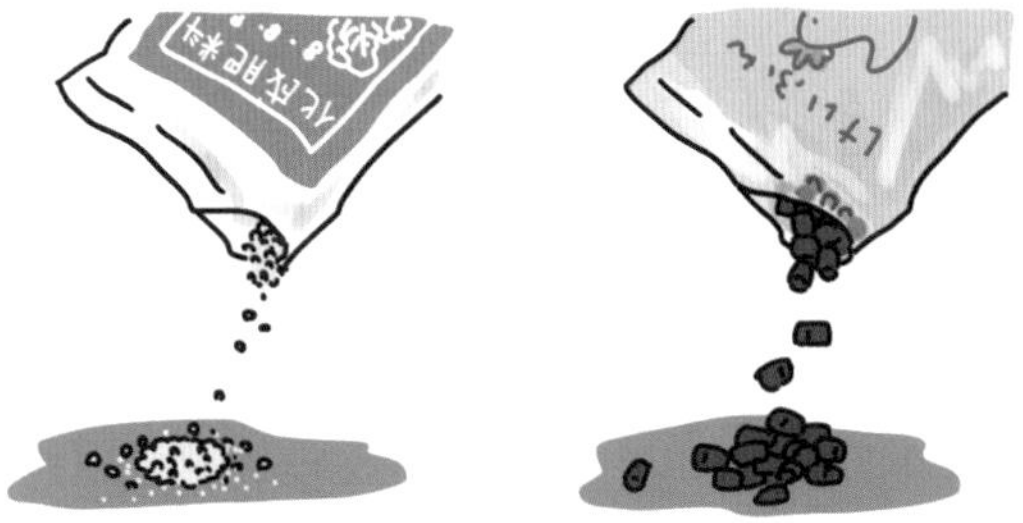

化学肥料（左）と有機肥料（右：けいふん）

作物というのは、土壌の栄養を吸って育っていきます。土の栄養は限られていますから、同じ作物を育て続けていくと、だんだんと土の栄養がなくなっていくのです。すると、その畑は痩《や》せた土になり、作物が育てられなくなってしまいます。

その栄養不足を補うのが肥料です。

特に植物に必須な栄養素が「窒素《ちっそ》」「リン酸」「カリウム」であり、これらを含んだ化学肥料が一般的によく使われる肥料になります。

一方、この化学肥料に対してあるのが「有機肥料」です。家畜の糞尿《ふんにょう》や腐葉土《ふようど》などからつくられたもので、「有機栽培」でも使われる肥料になります。

化学肥料は散布されると、すぐに植物に吸収されます。一方、有機肥料は微生物が分解してから植物に吸収されるので、効果が出るのに少し時間がかかるんですね。

肥料の使い過ぎで起きる問題

では、肥料が万能アイテムかと言えばそうとも言えません。

化学肥料は水に溶けやすく、すぐに土に栄養を与えることができるというメリットがあるのですが、これには反対の面もあります。

それは、土の中の生きものや微生物が減ってしまうことです。

土にはたくさんの生きものや微生物がいて、生態系のバランスを保っています。本来、枯れた植物や昆虫・動物の死骸を微生物が分解し、土に還すというのが自然の中で行われていることです。

ところが、ここに化学肥料が過剰に入ってくると、微生物が働かなくても土に栄養が行き渡るので、微生物は「分解する」という仕事ができなくなり、土からいなくなってしまうのです。

そうして生態系のバランスが崩れれば、土を耕すミミズなどもいられなくなるので、土は固くなり、活力のない土になってしまいます。

どんな栄養も、多すぎれば毒になってしまうというわけですね。

メタボ野菜と水質の関係

そんな肥料に関して近年問題にされているのが、「窒素の多すぎる野菜」です。肥料には化学肥料、有機肥料にかかわらず、窒素が多く含まれています。この窒素肥料を与えすぎたことで不健康な野菜が増えているのです。

野菜が窒素肥料を吸収し過ぎると、成長に使いきれず「硝酸態窒素《しょうさんたいちっそ》」という形で作物に溜め込まれます。

この硝酸態窒素が野菜や環境にとって問題になるのです。

過剰に溜まった「硝酸態窒素」は、人間でいうところのメタボ状態。

ぶくぶくに太った不健康な野菜は、虫に食べられやすくなります。つまり、害虫がどんどんとやってきてしまいます。

では、農家さんが対策に何をするかといえば、農薬を使うのです。過剰な肥料が、かえって農薬の量を増やしてしまうという悪循環を生んでしまいます。

加えて、硝酸態窒素は土から地下水に流れてしまうのも大問題です。

硝酸態窒素が地下水に流れると、その水は川や海に流れていきます。

この水は「窒素が過剰な水」ですから、海や川などで酸欠が起きたり、特定のプランクトンが増えて赤潮になったりなど、環境破壊の原因の1つになっているのです。

さらに最近では家庭の水道からも農薬の成分が検出される例が出てきています。

野菜に話を戻すと、そもそも硝酸態窒素が溜まったメタボ野菜は「おいしくない」という問題もあります。

過剰な硝酸態窒素は苦みやえぐみの原因になるのです。野菜嫌いの子どもは、この苦みやえぐみを嫌っている場合もあります。

つまり、肥料を与えればいい野菜ができるというわけでは決してないんですね。

さらに詳しくは、次の項目を見ていきましょう。

野菜

有機栽培・自然栽培

おいしい野菜は色が薄い

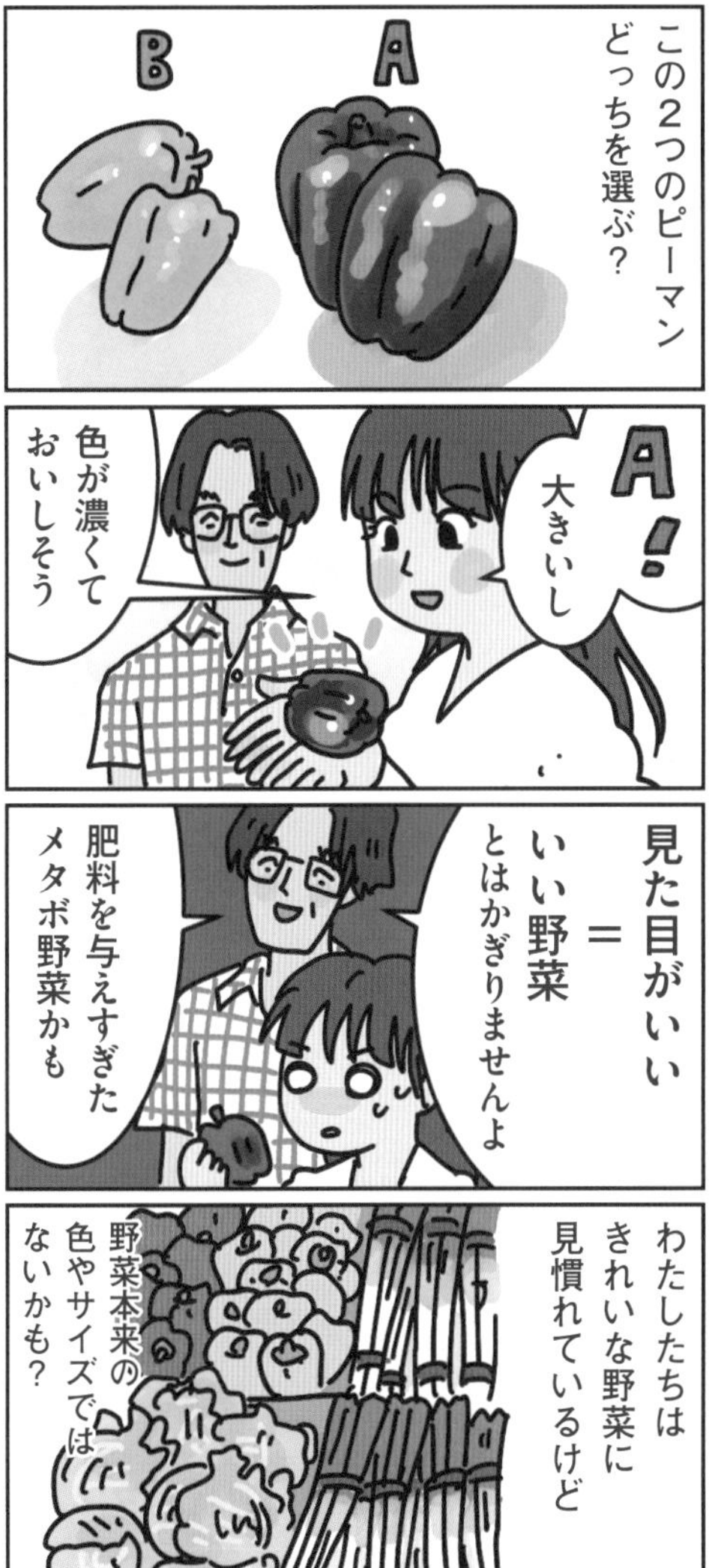
この2つのピーマン
どっちを選ぶ?
A
B
A!
大きいし
色が濃くて
おいしそう
見た目がいい
＝
いい野菜
とはかぎりませんよ
肥料を与えすぎた
メタボ野菜かも
わたしたちは
きれいな野菜に
見慣れているけど
野菜本来の
色やサイズでは
ないかも?

見た目のいい野菜にご用心？

「おいしい野菜」と考えると、どんなイメージをするでしょうか？

たとえば「おいしいピーマン」と考えると、色が濃くて、大きなもののほうがよさそう！と思わないでしょうか。

でも実は、そうではないのです。

野菜には本来の大きさがあり、本来の色があります。野菜の色というのは、そんなに濃いものではありません。

道端に生えている雑草をイメージしてみてください。濃い緑というよりは、薄い緑色をしていますよね。実はあの雑草の色こそが、植物本来の緑色なのです。

品種改良などで色が濃くなった野菜はありますが、それ以外の場合、**自然に近い状態で育てられた野菜は緑が濃くありません。**

また、大きさも同じです。

大きければおいしいというわけではなく、お伝えしたように肥料を与えすぎたメタボ野菜はえぐみや苦味が出てしまいます。

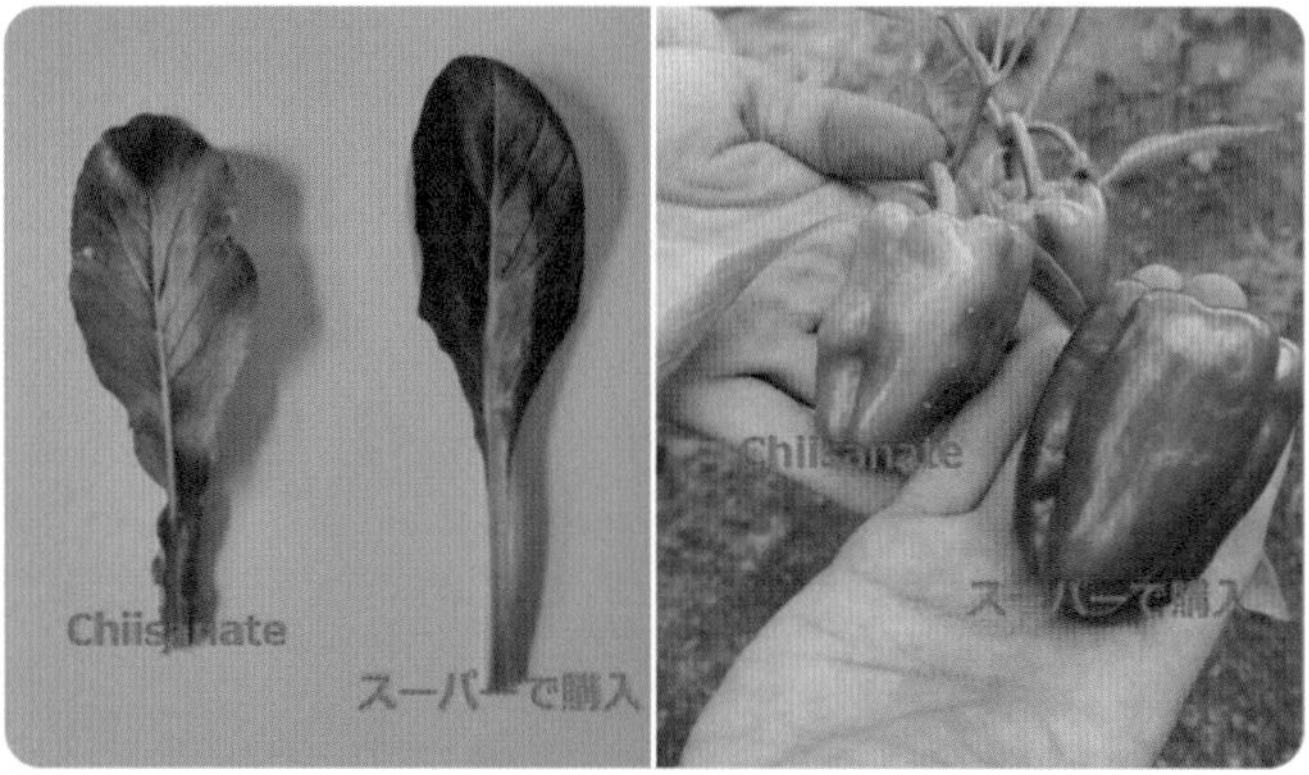

小さくて色の薄い野菜のほうが実は健康（監修者撮影）

こうした色が濃い、サイズの大きい野菜というのは、実は肥料の与えすぎである場合が多く、不健康な野菜なんですね。

ですから、野菜選びで大事なのは「野菜本来の形に近いもの」だと言えます。

有機栽培＝完全無農薬ではない

では、そんな野菜を選ぶにはどうしたらいいでしょうか？

「有機栽培なら間違いない」……と言いたいところですが、必ずしも「有機栽培だから完璧」というわけもないのです。

あまり知られていませんが、112ページで説明した「有機ＪＡＳ」ですら、実は完全な無農薬ではありません。

「天敵」などの生物農薬、天然物由来の農薬など、**約30種類の農薬は条件つきで使用してもよいことになっているのです。**

初めて聞くと、「えっ、そうなの⁉」と驚いてしまいます。

ただあくまでも、認められているのは「このままではどうしても農産物が収穫できない」という場合などの限定的なものとしてです（内情はさまざまのようですが……詳しくは161ページの高城《たかじょう》さんのコラムにてどうぞ）。

そのような例外はあるのですが、基本的には農薬を使わないで済むように、「①耕種的《こうしゅてき》防除《ぼうじょ》、②物理的防除《ぼうじょ》、③生物的防除《ぼうじょ》の3つの病害虫対策を行うこと」で農業を行いましょうという大原則があるのです。少し説明しますね。

まず①の耕種的防除は、「虫が多い時期に種をまかない」など、畑の環境条件などをしっかり選んで、病害虫が発生しにくい条件を整えることです。

他にも、キャベツばかりつくるキャベツ畑では、キャベツを好む害虫や土壌病原菌ばかりになってしまいます。そこで、キャベツの隣にレタスやにんじん、ねぎなどさまざまな野菜をつくることで被害が起きないようにするのです。

②の物理的防除は、農薬ではなく、資材などを使って病害虫からの攻撃を防ぎましょう、

という方法です。たとえば粘着テープや、種をお湯につけ、表面についた病原菌を熱で死滅させるなどです。

③の生物的防除とは、畑の中で病害虫の天敵を増やしたり、害虫が嫌う植物を植えたりして病害虫の密度を下げる方法。たとえば、土壌の中のセンチュウが嫌いなマリーゴールドを畑に植えるなどします。

有機栽培では基本的にこの3つの防除をうまく利用して、農薬を使用しないようにしているのです。

有機肥料でも、その原料が重要

そう考えると、有機栽培はやはりいいもののように感じますよね。

ですが、もう1つ知っておきたいこと。それが、冒頭にも出てきた肥料の話です。

有機栽培では、家畜の糞尿や腐葉土などからつくった有機肥料を使っての栽培が認められています。

有機肥料は、土の中の微生物が肥料を分解して初めて作物が吸収できる養分に変わるので、化学肥料のように即効性はありませんが、効果は長く続くという特徴があります。

環境にもいいイメージがしますが、問題はその原料です。

有機肥料の原料は、家畜の糞尿を発酵させてつくる「動物性肥料」、腐葉土・米ぬかなどからつくられる「植物性肥料」があります。比べると、動物性肥料のほうが効果は早く出てきます。

しかし、**いかに有機の動物性肥料といっても、その動物が何を食べて育ってきたのかが重要です。**

現在、国内で飼育されている家畜の飼料（エサ）は、そのほとんどが海外から輸入されたものです。そして、その飼料はほぼ遺伝子組み換え飼料ともいわれています。

また、家畜は病気の予防として抗生物質を混ぜた飼料を食べさせられます。家畜を太らせたり、肉を柔らかくするためにホルモン剤を投与される場合もあります。

そんな家畜の糞尿からつくられる肥料には、遺伝子組み換えの成分や、抗生物質の成分が混入し、畑を汚染する可能性があります。

またお伝えしたように、有機肥料は効果が長く続く特徴がありますが、裏を返せば、土の中に残る期間が長くなってしまうということでもあります。

つまり、過剰肥料になりやすいのです。

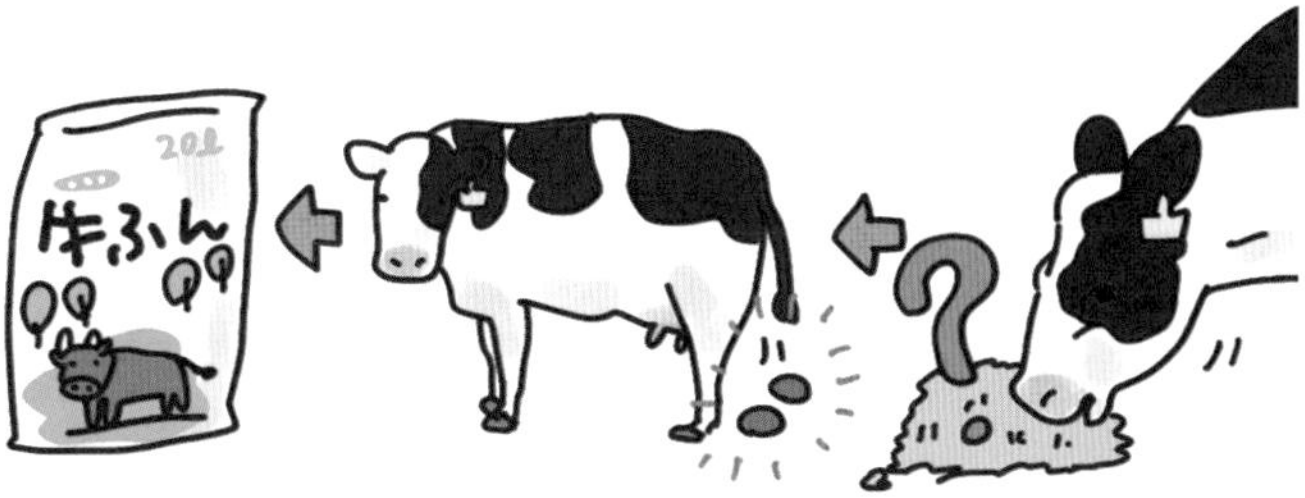

市販の肥料は内容がわかりづらい

加えて、もともと日本のＪＡＳ規格では作物に投入する肥料の量に基準がありません。

つまり、農家さん個々の判断になるので、農家さんによっては肥料をつい入れすぎてしまい、不健康な野菜になっていることもあるのです。

ただ、だから有機栽培が良い・悪いというふうには考えないようにしたいところです。

そもそも私たち消費者が色のいい野菜、大きい野菜をいい野菜だと考えてしまうと、農家さんも売れる商品としてそのような野菜をつくらざるを得なくなってしまいます。

大事なのは見た目ではないということを、私たちも知っておく必要があるのです。

自然栽培ならば完璧ですか？

ところで、「**自然栽培**」というワードを聞いたことがあるでしょうか？

自然食品店やこだわりをもつお店では「自然栽培の野菜です」と宣伝されていたりします。

自然栽培とは、有機栽培などと違って法律上の定義はありません。

ただ基本的には**一切の肥料・農薬を使用せず、植物と土の力だけで行われる栽培法**です。

一般には「有機栽培の中の1つ」として考えられていますね。

自然栽培は、作物そのもののおいしさ、安全性を単に求めているということだけでなく、自然の法則を学び、自然に沿った生き方をしていく、そんな大きなテーマをもって取り組んでいる生産者が多い印象です。

環境や人への影響も少なく、文字どおり自然本来のおいしさを味わえる栽培ですが、現時点ではとても希少で、収穫量が少なく、大量生産・大量消費向けではないため価格も高めです。

じゃあ、自然栽培が一番安全なのね？　と思われるかもしれませんが、それがなかなかむずかしいところ。

自然栽培の課題は、決まった仕組みがないことです。

というのも自然栽培は、有機JASのように第三者からの検査がありません。そのため、あくまでも「自称」の域を抜けきれないんですね。

たとえば、自分がこだわった自然栽培をしていたとしても、すぐ隣の畑が慣行栽培をしていれば、使っている農薬が飛んできたり、化学肥料が流れて入ってきてしまう可能性もあります。

その点、有機JASの場合は第三者の検査員が出向いて検査を行うので、そのようなリスクが防げます。

このように、どの栽培法にも一長一短があるので、重要なのは「その上で、何を選ぶか」を自分で決めていくということでしょう。

世界のオーガニック認証

ちなみに、有機栽培は世界中で行われており、国や地域によってさまざまな認証マークがあります。細かい内容は違うのですが、商品を選ぶ際にはとても参考になりますので、覚えておくといいでしょう。

世界のオーガニック認証マーク

USDA
アメリカの米国農務省が定める基準、「95% 以上の原料が有機栽培」であることなどが条件。日本の「有機 JAS」に相当する。

EU（ユーロリーフ）認証
EU の「有機農業」のルールで栽培された農産物であること、加工品の場合は原料の 95% 以上が有機栽培であることを証明するマーク。

Bio-Siegel
ドイツ政府による、有機栽培であることを認証するマーク。

AB
フランス農務省による有機栽培であることを認証するマーク。

COR
カナダのオーガニック認証機関のマーク。

ACO
オーストラリアで最大のオーガニック認証機関のマーク。

ECOCERT（エコサート）
フランスに本部のある国際的な有機認証機関のマーク。化粧品やお酒でよく見かける。

demeter（デメター）
シュタイナー提唱の「バイオダイナミック農法」を認証するマーク。

野菜

野菜の種

みんな優等生になってしまう不思議な種

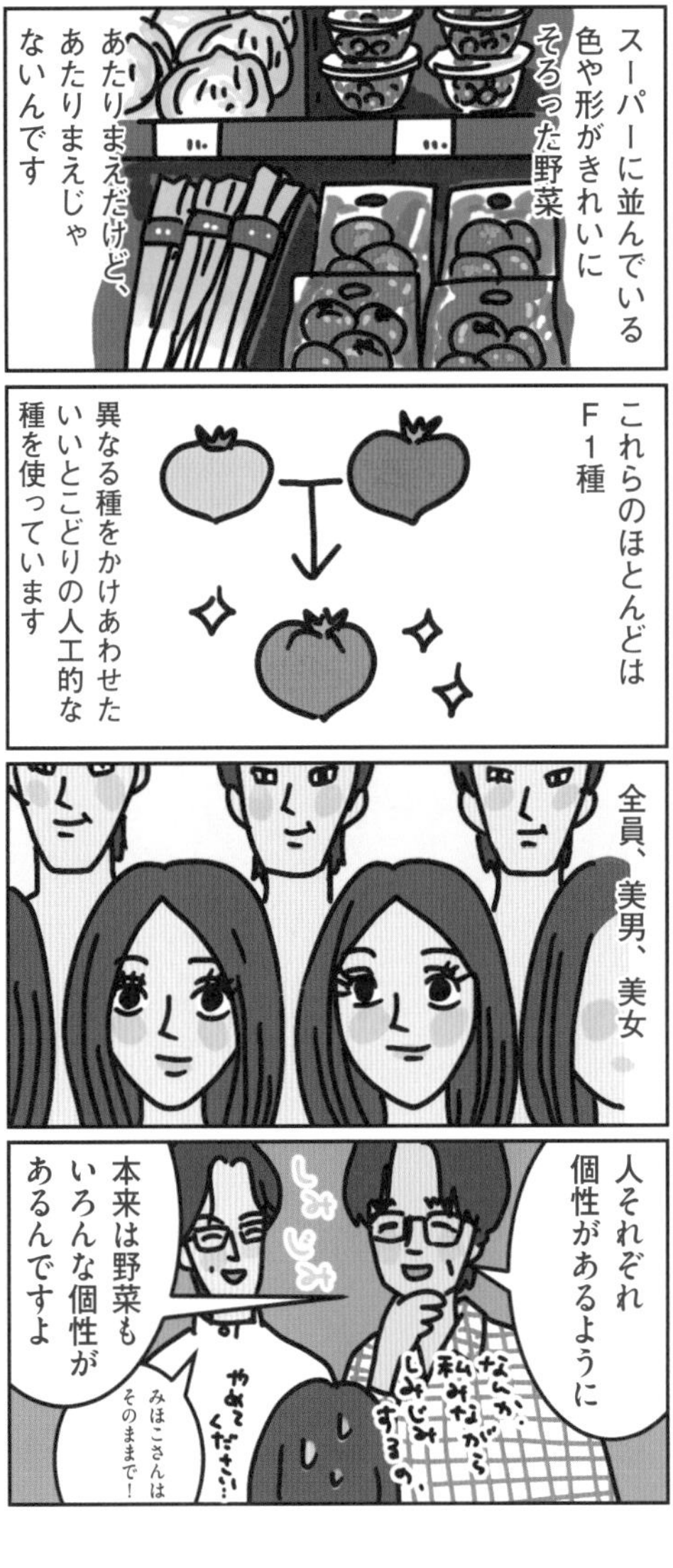
スーパーに並んでいる色や形がきれいにそろった野菜
あたりまえだけど、あたりまえじゃないんです
これらのほとんどはF1種
異なる種をかけあわせたいいとこどりの人工的な種を使っています
全員、美男、美女
人それぞれ個性があるように
本来は野菜もいろんな個性があるんですよ
しみじみ
なんか、私みながらしみじみするの、
やめてください…
みほこさんはそのままで！

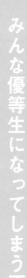

知っておきたい「種」の話

野菜は何からできているでしょうか？

というと、答えは「種」からですね。

この野菜の種について、気にしたことはあるでしょうか？

スーパーやホームセンターなどに行くと野菜や花の種が売られていますが、種にも種類があることを知っているでしょうか。

種には大きく分けて、「**固定種（在来種）**」と「**F1種**」と呼ばれる2つの種類があります。

固定種とは

固定種は、自家採取（できた野菜の種を取っておくこと）などによって、その野菜の性質や形が受け継がれた種です。

その地域で何代にもわたって植え続けられてきた野菜は、土地の気候や風土に合わせて独特の味わいになっていきます。

もともとは、この固定種が種の「あたりまえ」でした。

収穫した作物のうち、いい状態の野菜の種をとり、それを次のシーズンに向けて保管し、植えていたのです。

ただ、ここには1つ問題があります。

というのも、この方法で採取した種で野菜を育てると、生育や形状にばらつきが出ることがあるのです。すると、野菜が採れる時期や品質が安定しません。

そのため、**現代農業の大量生産や流通システムには向いていなかったのです。**そこで新たに生まれたのが、F1種です。

F1種とは

F1種は、「雑種第一代」や「ハイブリッド」とも呼ばれる種です。簡単にいうと、「かけあわせ」でつくられた作物の種になります。

たとえば、「形は悪いが病気に強いトマト」、「形はいいが病気には弱いトマト」という違う特徴を持った品種のトマトをかけあわせます。

すると、不思議なことに「形がよくて病気に強いトマト」という両方の特徴のいいとこ取りをしたトマトができるのです。

これは「メンデルの優性の法則」という遺伝子の仕組みを応用したものです。

品種の違うものを2つかけ合わせると、一代目（F1＝雑種第一代）はそれぞれの品種の優れた遺伝子が残るという法則があるのです。

このF1種を使うと品質の安定した作物をつくることができるということで、現代農業の多くはこの種を利用するようになりました。

しかし、このF1種は自家採取ができません。

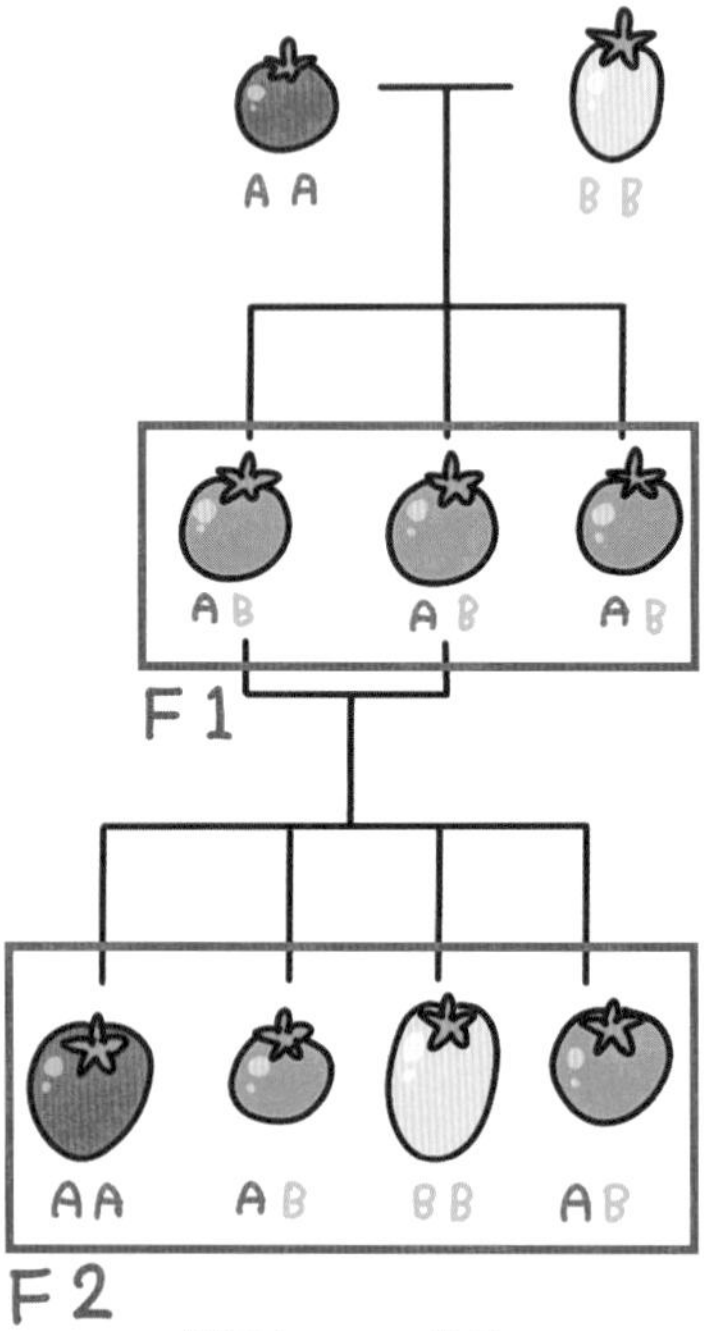

優秀なのは一代だけ

というのも、この種から生まれた野菜の種（第2世代）から新たに野菜を育てると、色や形、味などにバラつきが出てしまって商品にならないのです。

第3世代はさらにバラバラになります。

そのため、Ｆ１種を使って栽培している農家さんは、種苗《しゅびょう》会社から毎年種を購入して栽培をしているのです。

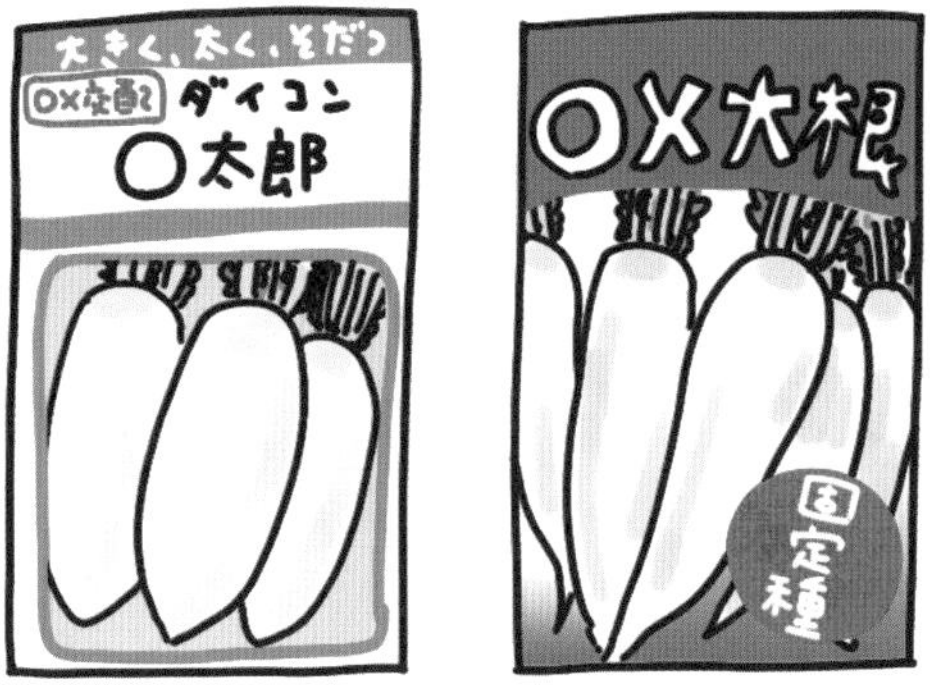

左はF1種、右は固定種（在来種）

　このＦ１種については、基本的に自然交配ではなく人工授粉でつくられます。

　だからこそ、通常の自然界では起こりえないような異なる品種をかけあわせることができるのですが、それを放射線や化学的な処理でつくりだしている場合もあり、違和感を持っている農家さんや消費者の方々も少なくありません。

　なお、家庭菜園をされる方で固定種（在来種）の種を栽培したい場合は、上のイラストのように、パッケージに「固定種」や「在来種」と書かれているものを選びましょう。

　一方、Ｆ１種の場合には、「○○交配」と書かれていることが多いです。

各地域の伝統野菜（固定種・在来種の野菜）

だだちゃ豆（山形）

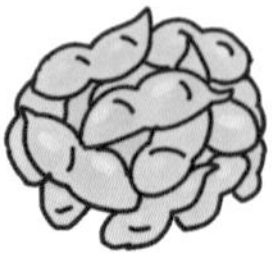

「枝豆の王様」と呼ばれる山形県鶴岡市の名産品。味が濃くておいしい。

加賀れんこん（石川）

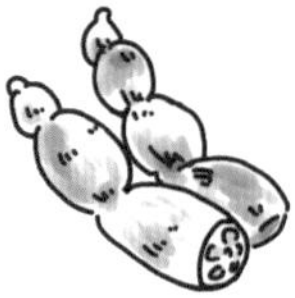

江戸時代から栽培されてきた品種で、粘り気の強さが特徴。かつては貴重な薬用だったという。

きくいも（岐阜）

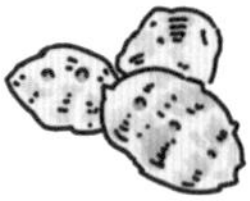

特有成分の「イヌリン」は血糖値の上昇をおさえると言われており、生で食べられる芋。

三浦大根（神奈川）

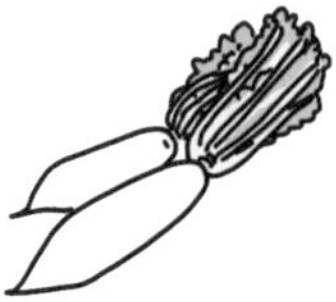

大正時代に生まれた品種で、真ん中が太い。全体が真っ白な「白首大根」である。

九条ネギ（京都）

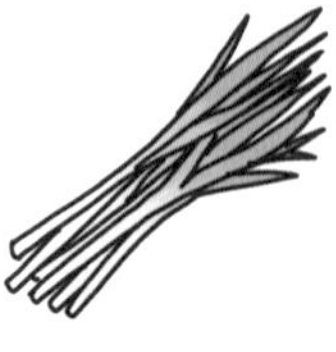

奈良時代から栽培されてきた京都の伝統野菜。ぬめりが多く、火を通すと甘くなる。

葉にんにく（高知）

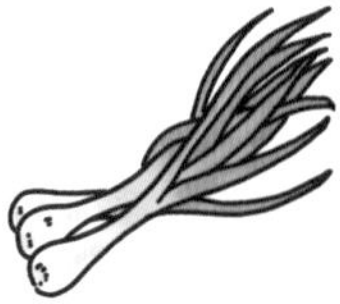

にんにくから伸びた葉を味わえる専用品種。麻婆豆腐などには欠かせない野菜。

安納芋（鹿児島）

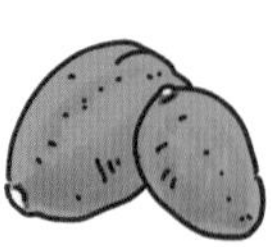

第二次世界大戦後にスマトラ島から持ち帰られたといわれる品種で、主に種子島で育てられている。

白レイシ（沖縄）

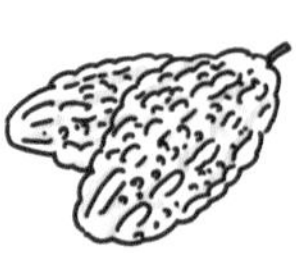

ゴーヤの一種で、「白ゴーヤ」とも呼ばれる。沖縄にはさまざまなゴーヤがある。

野菜

遺伝子組み換えとゲノム編集

気づかぬうちに食べている可能性大です

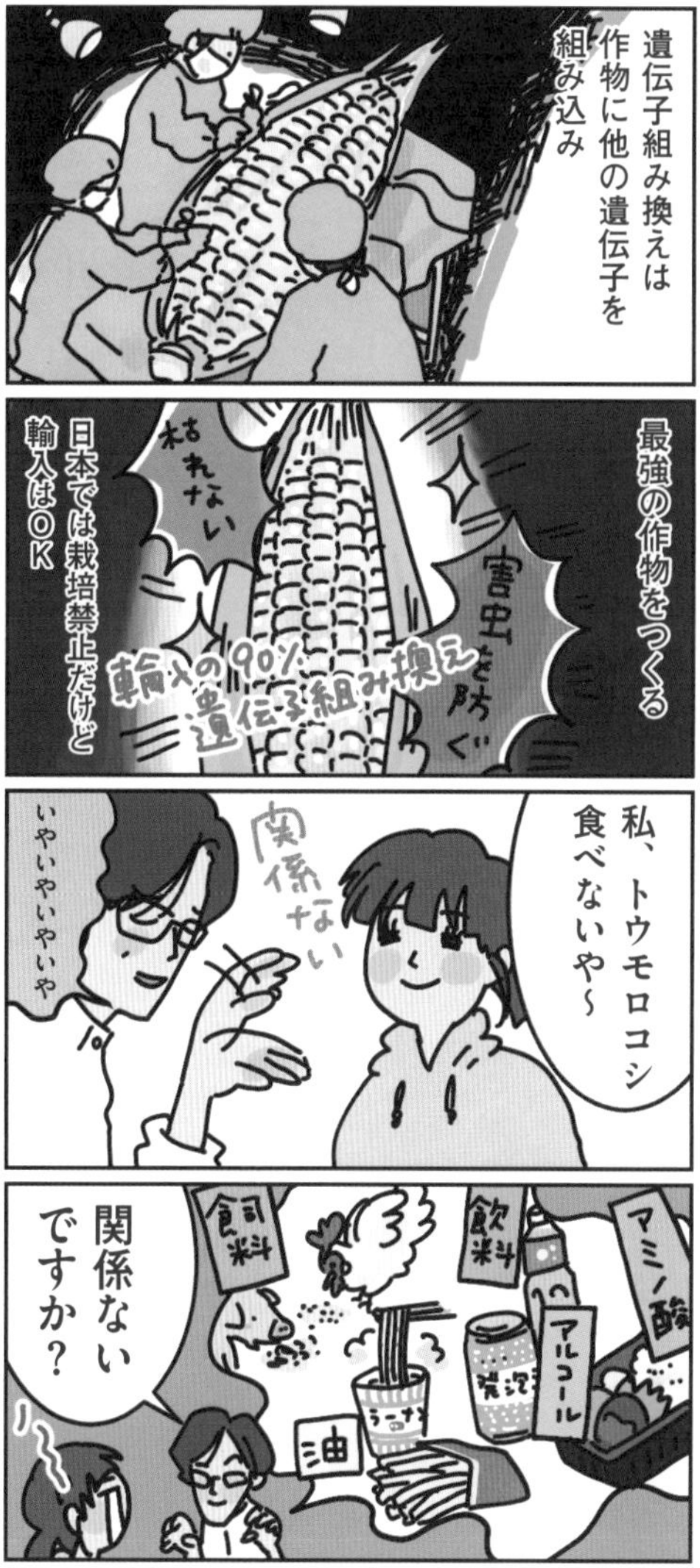
遺伝子組み換えは
作物に他の遺伝子を
組み込み
最強の作物をつくる
害虫を防ぐ
枯れない
輸入の90%
遺伝子組み換え
日本では栽培禁止だけど
輸入はOK
私、トウモロコシ
食べないや〜
関係ない
いやいやいやいやいや
関係ない
ですか？
飼料
飲料
アミノ酸
アルコール
油

遺伝子組み換えについて考える

現代の野菜を考える上で、知っておきたいのが遺伝子組み換え作物についてです。

遺伝子組み換え作物とは、その名のとおり野菜の遺伝子をいじってつくった作物のことです。具体的には、**もとの作物に他の生物の遺伝子を組み込んで、「新しい特徴」を持った作物をつくりだします。**

たとえば、「害虫に強い」「寒さに強い」といった特徴の作物を人為的につくることができるのです。この技術によって、食糧問題や環境問題の解決に大きな役割を果たすことが期待されています。

ただ一方で、遺伝子組み換え作物が50年先、100年先の自然界に与える影響については確かめられていません。たとえばその作物を食べた私たちやその子孫たちにどのような影響が出るかはわからないんですね。一例として、実験動物で遺伝子組み換え作物を与え続けたところ、健康への影響が出たという結果も出てきています。

他にも、遺伝子組み換え作物が自然界の植物と交配したら生態系のバランスが崩れてしまうのではないか？　といった問題も指摘されているところです。

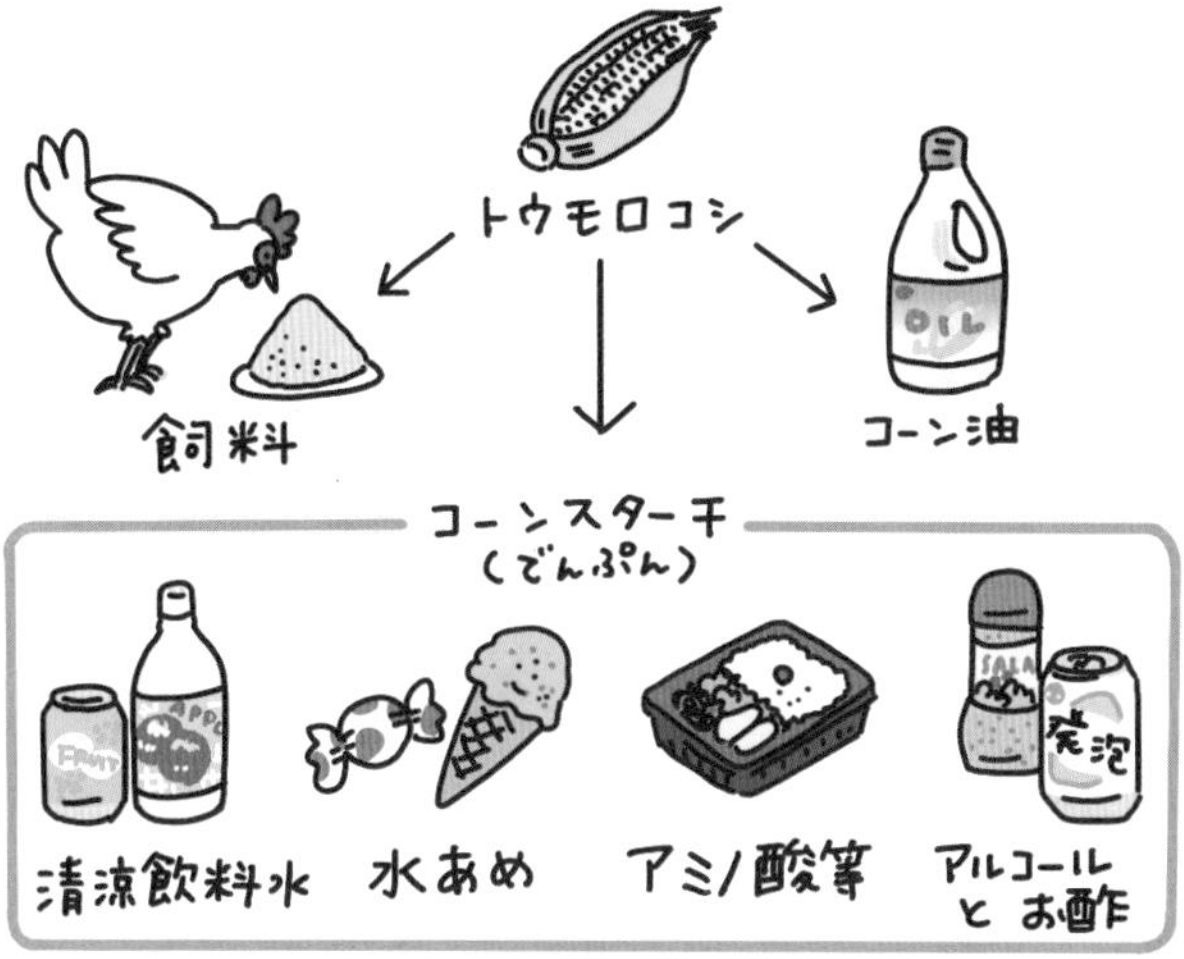
トウモロコシ
飼料
コーン油
コーンスターチ
(でんぷん)
清涼飲料水
水あめ
アミノ酸等
アルコールとお酢

トウモロコシの加工先の例

日本では「輸入だけ可」だけれど…

そんな遺伝子組み換え作物ですが、現時点ではここ日本で栽培が認められているのは観賞用の青いバラ及び青いファレノプシス(コチョウラン)のみで、食用の作物は栽培されていません。

しかし、輸入は認められています。**トウモロコシ、大豆、なたね、綿、てんさい、じゃがいも、アルファルファ、パパイヤの8種は日本に入ってきています。**

注意が必要なのは、食材そのものではなく、調味料や加工品の原料として気づかぬうちに私たちの食卓に並んでいる場合があるということです。

たとえばトウモロコシは醸造アルコール、果糖ブドウ糖液糖などの原料になりますし、油、スナック菓子や動物の飼料にも使われています。

日常のあらゆるところで使用されている可能性がありますので、「輸入トウモロコシは食べないから大丈夫」ということではないんですね。

国も安全性評価を行っていますが、簡単に結論は出ない問題でしょう。私たち消費者一人ひとりが考えていくべき事柄です。

ゲノム編集はすでに進んでいる

ところで、「**ゲノム編集**」という言葉を聞いたことがあるでしょうか。

ゲノム編集とは、DNA（遺伝情報）の一部を切り取って、遺伝子を書き換える技術のことです。

遺伝子組み換えと似ていますが、ゲノム編集はあくまでも「編集」。外部から別の遺伝子を組み込むのではなく、**都合の悪い部分を「カット」することで新しい農作物や海産物などをつくる**という方法です。

たとえば、病気の原因になりやすい遺伝子をカットすることで、病気に強い野菜をつく

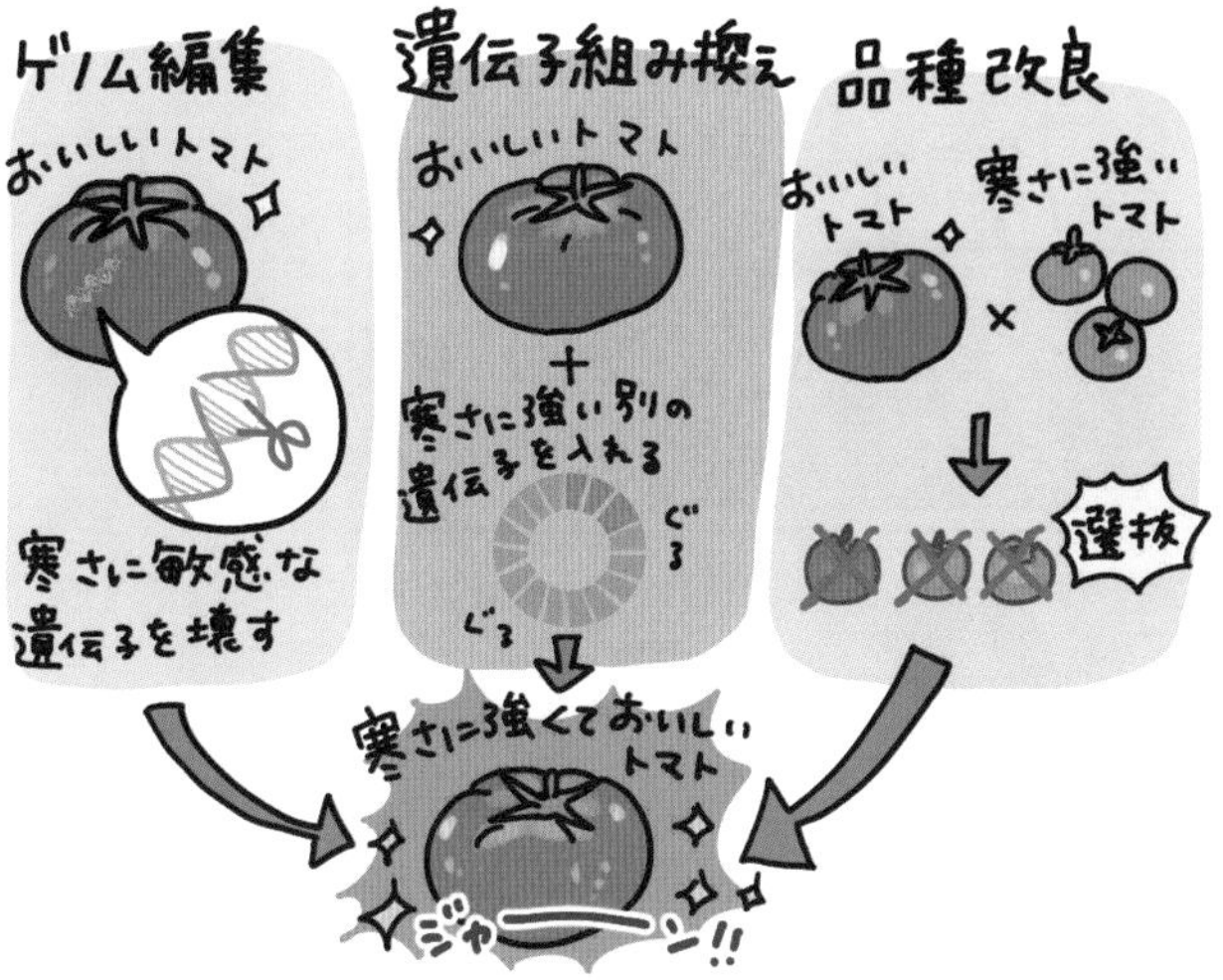

こうして品種改良されています

ることができるのです。

実は、このゲノム編集を使った作物は日本ですでに実用化されています。

遺伝子組み換え作物と比較すると、安全性の高い技術ということで２０２１年に「高ＧＡＢＡ《ギャバ》トマト」の苗２万本が配布され、ゲノム編集トマトの販売が始まりました。

こうした品種改良をめぐっては、さまざまな意見が飛び交っています。

情報に敏感になって「知る」ということと、「その上で、何を選ぶか」がますます重要になってくるでしょう。

野菜

選び方のコツ

「共感できる野菜」を選ぼう

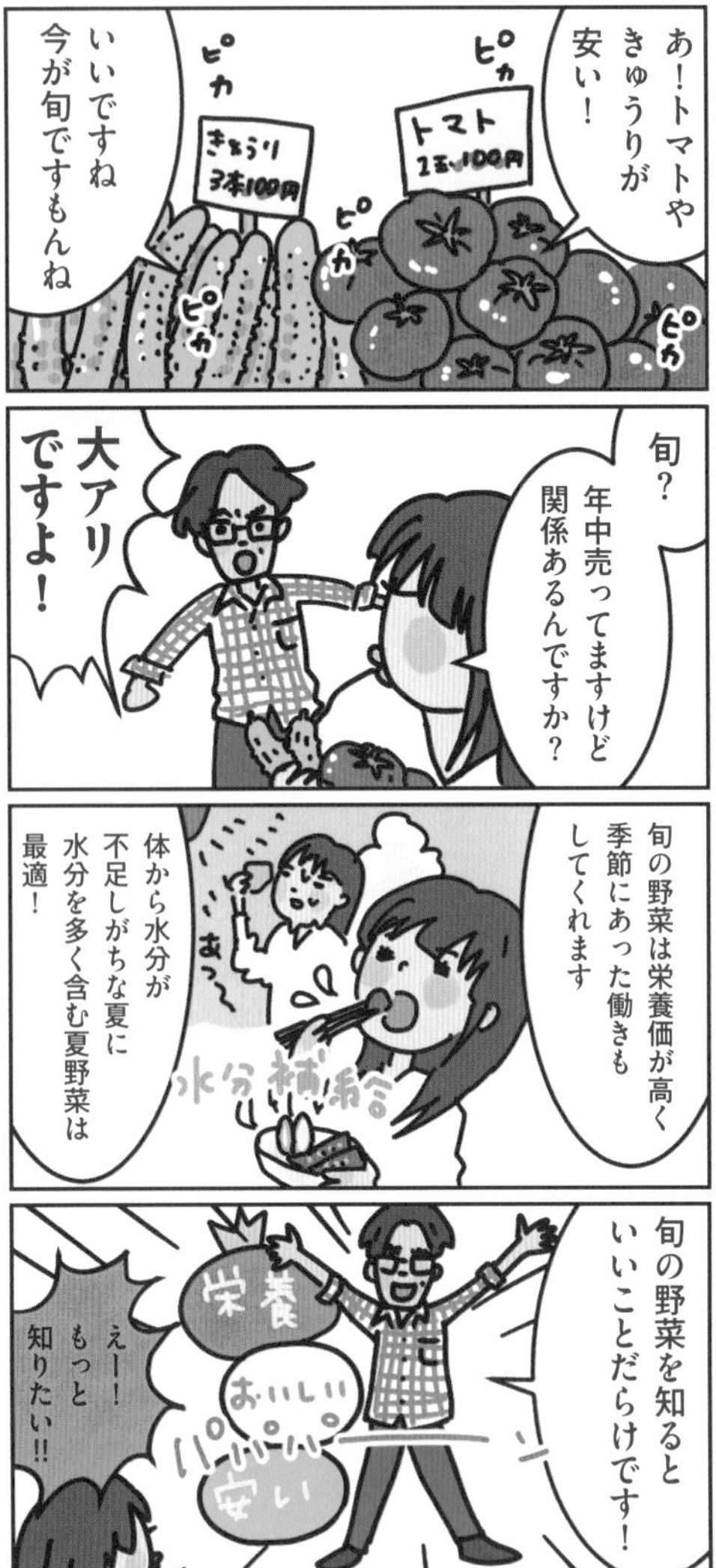

あ!トマトやきゅうりが安い!
ピカ
トマト
きゅうり 3本100円
ピカ
ピカ
ピカ
いいですね今が旬ですもんね
旬?
年中売ってますけど関係あるんですか?
大アリですよ!
旬の野菜は栄養価が高く季節にあった働きもしてくれます
体から水分が不足しがちな夏に水分を多く含む夏野菜は最適!
水分補給
旬の野菜を知るといいことだらけです!
栄養
おいしい
パパパーン
安い
えー!もっと知りたい!!

ここまで、野菜の栽培についていろいろとお伝えをしてきました。

では、どう選べばいいのでしょうか？

正直言って、「これ！」という絶対的な正解はありません。最後は自分が何を重視するかで決めるのが一番、というのが前提ではあるのですが、その考え方の指標となるポイントをここではお伝えしていきます。

旬の野菜を選ぶ

まず、大事な要素の1つが野菜の「旬」です。

スーパーではいつでも同じ野菜が売っているので感覚がわからなくなりますが、本来、野菜には旬があります。

自然というのは理にかなっていて、不思議と夏が旬の野菜には夏の気候に合った栄養素、冬野菜には冬の気候に合った食べ方ができるようになっているのです。

たとえば、夏野菜の代表であるトマトときゅうり。

トマトは、抗酸化作用のあるビタミンAとCを多く含んでいます。

夏場は紫外線や暑さで活性酸素が体内に多く発生する時期ですが、これらのビタミンを摂取すると細胞の酸化を防いでくれます。

また、きゅうりは水分とカリウムが豊富で、汗をかいた身体をうるおしてくれたり、ほてった身体を冷やしてくれる効果があります。

本来、日本人は季節に合ったものを食べ、自然とともに農業をしてきたんですね。

また、野菜に限らず旬のものは経済的です。収穫量が一番多い時期が一番おいしい時期でもあり、価格も安くなります。

反対に、**本来夏野菜であるきゅうりやトマトを冬に栽培するためには、いろいろとコストがかかります。**

ハウス栽培を行い、ハウス内ではストーブなどをたいて温度を調整しなくてはなりません。しかし、そうするとハウス内の風通しが悪くなって病気が発生しやすくなり、余計に農薬を使わないといけない……と、このようなコストがかかってしまうのです。

「いつでも食べられる」というのはありがたいことですが、旬を意識して野菜を選んでみると、今まで使ったことのない野菜に目が向いたり、同じ野菜でも調理の方法を工夫したり、保存食をつくってみたりなど、野菜へのありがたみや豊かさを感じられます。

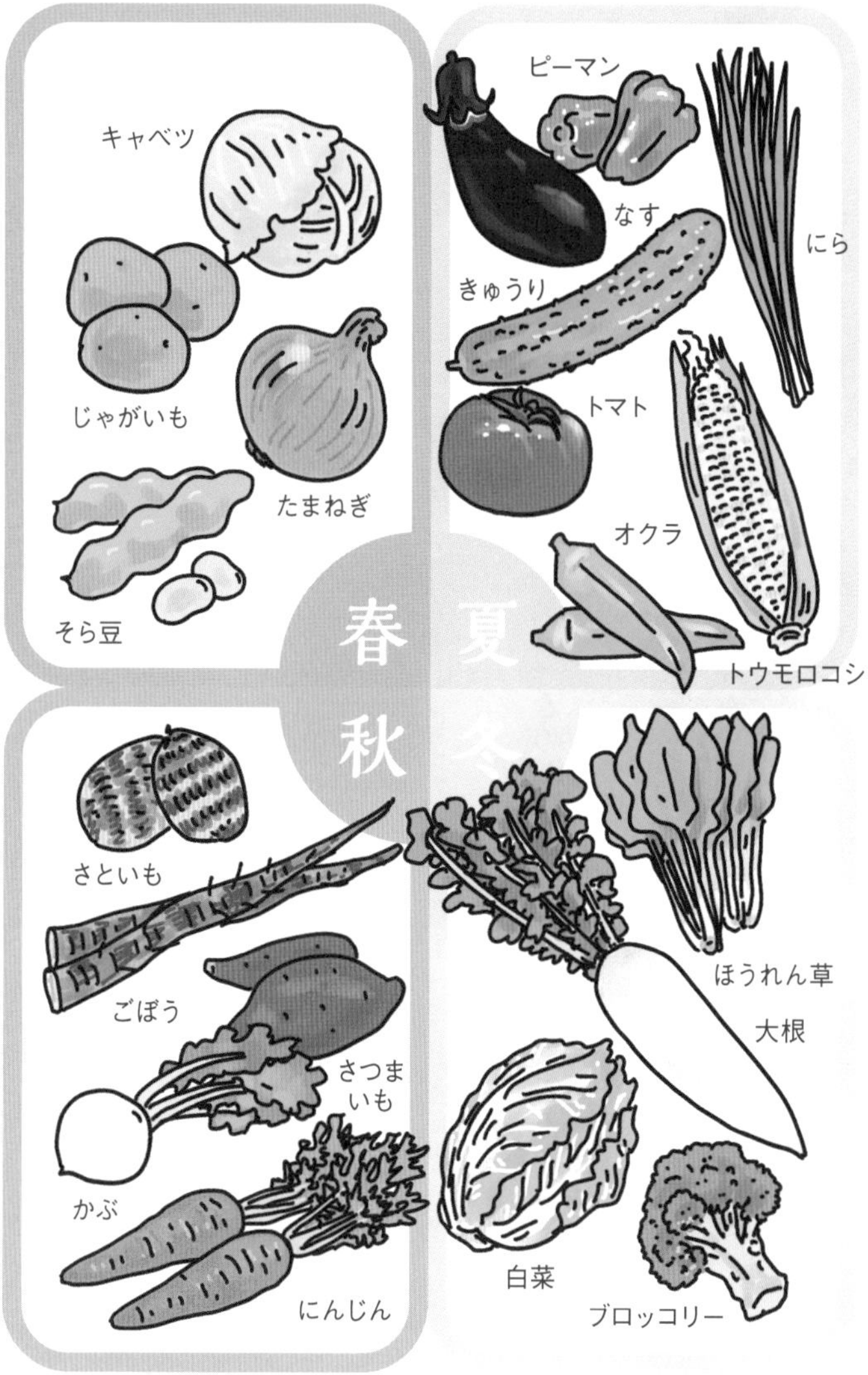
春
夏
秋
冬
キャベツ
じゃがいも
たまねぎ
そら豆
ピーマン
なす
にら
きゅうり
トマト
オクラ
トウモロコシ
さといも
ごぼう
さつまいも
かぶ
にんじん
ほうれん草
大根
白菜
ブロッコリー

なるべく住んでいる地域で収穫された野菜を選ぶ

2つ目は、なるべく家から近い場所でとれた野菜を選ぶということです。

古くから伝わる食養生《しょくようじょう》の世界では**「身土不二《しんどふに》」**という考え方があります。

身土不二とは、直訳すると「身体と土地（環境）は切り離せない」という意味です。その土地で暮らす人は、その土地に実ったものを食べることで健康を保つことができるという考え方になります。

たとえば、南国などの暑い国では果物がよくとれますが、それは、そこで暮らす人たちがほてった身体を調節し、健康を保つために必要だから自然にできていったという考え方にのっとっています。

つまり、日本人は日本で採れるものを食べるのがいい。アメリカ人はアメリカ産のものを食べるのが、本来はいいということです。

より厳密に言えば、単に「地元で栽培されている食材がいい」というのではなく、**「その土地に根づいた伝統的な食べものが身体には合っている」**という考え方になりますね。

日本はもともと農民たちの国だったはずですが、豆、小麦、野菜、果物など農産物の多くが輸入品に占められている現状です。

そんな逆境の中でがんばってくれている国内の農家さん、地元の農家さんを応援するという意味でも、なるべく住んでいる地域の近くで収穫された野菜を私はおすすめします。

自然に近い状態の野菜を選ぶ

3つ目は「自然に近い状態の野菜」です。
自然に近い状態の野菜とは、

・削られていない
・カットされていない
・薬品で洗われていない

状態です。カット野菜などの加工された野菜は使いやすくて便利かもしれませんが、野菜は生ものであり、加工されればとたんに鮮度が落ちます。

また、泥ひとつついていないきれいな野菜は、見た目はいいのですが、それは薬品を使って洗っている可能性もあります。

野菜はまるごと、なるべく自然に近い状態のほうがおいしいですし、長持ちします。葉や皮やひげ根、泥がついている状態のほうが自然本来のおいしい野菜が味わえます。

前述した食養生の世界にも「**一物全体食**《いちぶつぜんたいしょく》」という考え方があります。

これは、食べもの（命）をまるごといただくことで、身体の糧《かて》になる。バランスがとれる。というものです。

一番大切なのは生産者の考え方を知ること

最後に、よりこだわりたい人におすすめしたいのは、生産者の考え方や農業に対する姿勢を知ることです。

栽培方法へのこだわり、固定種で育てた野菜か否かなど、生産者の人の農業に対する考え方を知ると、その野菜がより身近に感じるでしょう。

もちろん、スーパーのＰＯＰ程度では生産者の考え方までは知ることはできませんが、現代はインターネットやＳＮＳで農家さんと直接つながることもできます。

その生産者の考え方に共鳴して、自分のお気に入りの農家さんとして買って応援するということも、現代ならではの野菜の買い方でしょう。

野菜の選び方

—旬の野菜を選ぶように心がける
—住んでいる場所、生まれた場所の地野菜を選ぶ
—自分がいいなと思う生産者を見つける

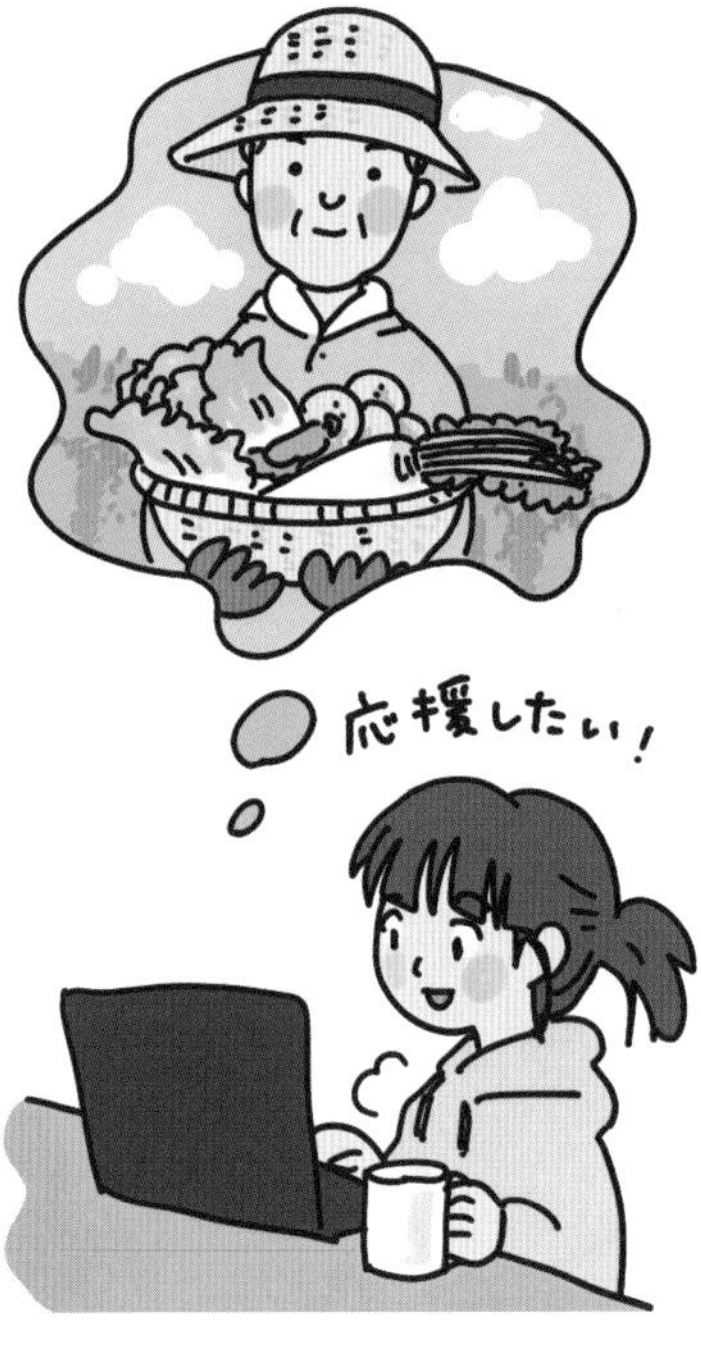

果物

外国産につきもののなポストハーベスト農薬とは

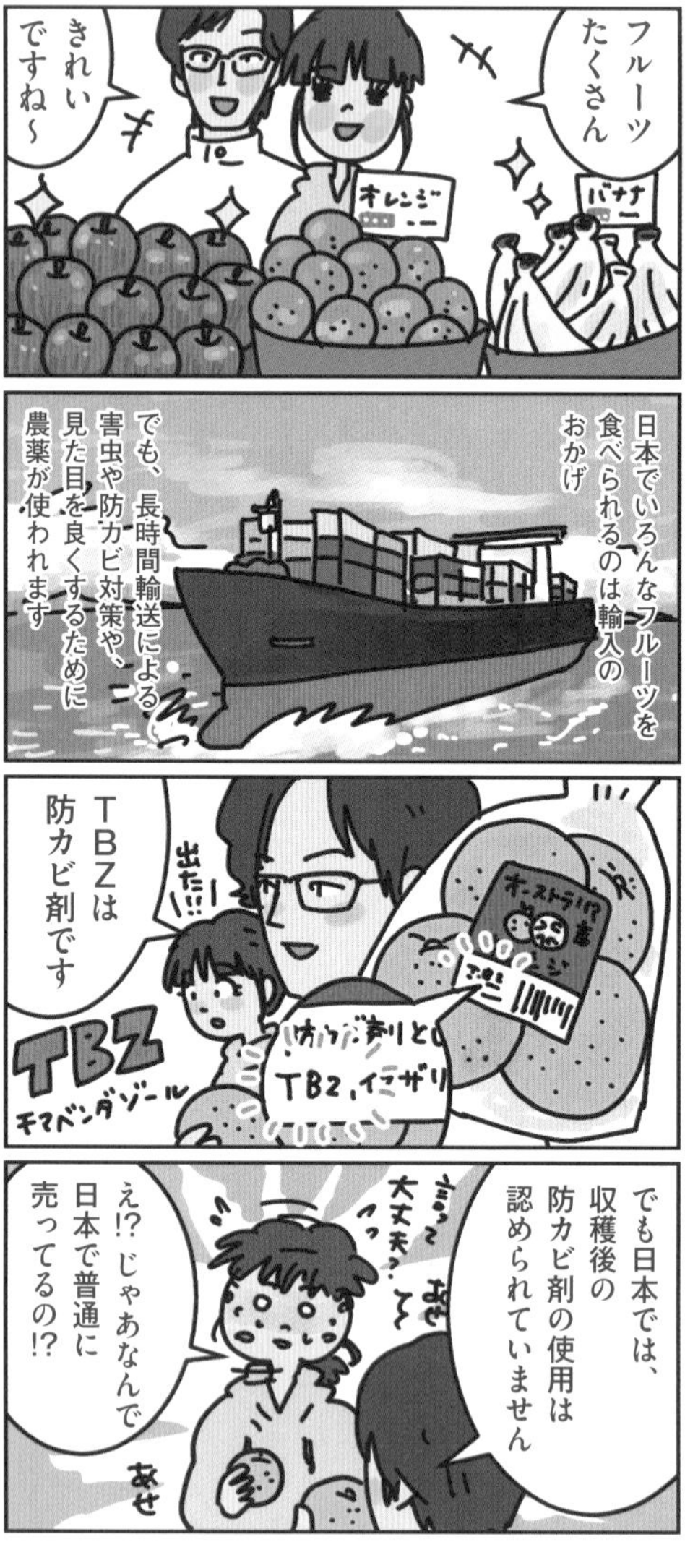
フルーツたくさん
きれいですね～
オレンジ
バナナ
日本でいろんなフルーツを食べられるのは輸入のおかげ
でも、長時間輸送による害虫や防カビ対策や、見た目を良くするために農薬が使われます
TBZは防カビ剤です
出た!!!
TBZ
チアベンダゾール
でも日本では、収穫後の防カビ剤の使用は認められていません
え!? じゃあなんで日本で普通に売ってるの!?
あせ

果物を毎日食べられるのは輸入のおかげ

ここまで野菜についてお話しをしてきました。

では、果物はどうでしょうか？

果物についても野菜と同じことが言えるのですが、注意する必要があるのは「果物はより輸入品が多い」ということです。

スーパーに行けば、常にたくさんの種類の果物が並んでいますよね。

りんごやみかん、いちごなどは季節感がありますが、バナナ、キウイ、オレンジ、グレープフルーツ、パイナップル、レモンなどはどうでしょうか。

これらの果物は、比較的いつでも手に入ります。

なぜいつも買うことができるかというと、それは「輸入果物が充実しているから」なのです。

日本の輸入果物は加工用も含めると全体の約60%。

野菜の輸入量は約20%ですので、比べると3倍にもなります。

総務省の調べによると、日本でもっとも消費されている果物は「バナナ」。健康のためにと、毎日食べている人も多くいますね。

このバナナは、なんと99・9％が輸入もの。2022年は約100万トンのバナナが輸入されていて、輸入果物の約6割を占めています。

輸入果物で気になるポストハーベスト農薬

このように、輸入があるからこそいつでもどこでも果物が手に入るようになっているのですが、しかし、食の安全を考える上で知っておきたいのが「**ポストハーベスト農薬**」です。

「ポスト」（＝後）、「ハーベスト」（＝収穫）という意味で、収穫後に使う農薬のことをいいます。

通常の農薬は作物を育てるときに使われますが、ポストハーベスト農薬は、**外国への長時間の輸送を考え、見た目をよくしたり、輸送中の害虫対策や、防カビ目的のために使用される農薬**です。

日本ではポストハーベスト農薬の使用は禁止されていますが、「食品添加物」として輸入果物などに限定的に使用が認められています。

たとえばスーパーで販売されている柑橘類のパッケージを見ると、OPP（オルトフェニルフェノール)、TBZ(チアベンダゾール)、イマザリルなどの「防カビ剤」が添加物として表示されています。

こうした添加物(農薬)に抵抗感のある人は、皮を厚めに切ったり、皮を使うときは国産のものを選ぶなどするといいでしょう。

果物栽培に農薬はつきもの

お伝えしたように、輸入品の果物にはポストハーベスト農薬の心配があります。

しかし、そもそも果物というのは農薬を使って育てることがほとんどです。

いざ有機の果物を探してみると、野菜以上に選択肢が少ないことに気づきます。

農薬を使わずに果物を栽培するのは想像以上にむずかしいことなのです。

完全無農薬・無肥料で栽培する「奇跡のりんご」で知られる木村秋則《あきのり》さんは、約10年間、無収穫で無収入の苦労をされたという話もあるように、国産であっても基本的には農薬が使われているというのが果物です。

ただ、レモンやみかん、柿など一部の果物は探せば無農薬のものが見つかります。

また自然栽培、有機栽培、とまではいかなくても、農薬や化学肥料の使用を少なくして努力している農家さんもいます。

やはり野菜と同じように、「いいな」と思える生産者の方を探すことが安心な果物を買う一番の近道かもしれませんね。

輸入作物に貼られている番号の意味

ところで、輸入果物でオーガニックのものはないのか？　というと、実はあります。

たとえば前述のバナナも、有機バナナであればポストハーベスト農薬も使われていないので安心感は高くなりますね。

果物が有機かどうかを確認する方法の1つに、「ＰＬＵコード」があります。

ＰＬＵとはPrice Look up／プライスルックアップの略で、ＩＦＰＳという組織が管理している商品識別コードです。４ケタまたは5ケタの番号からなり、野菜や果物にシールが貼られています。

この番号は世界共通で、ヨーロッパ、アメリカ、オーストラリア、ニュージーランド、南米などでよく使用されています。

３０００番台と４０００番台の番号は「農産物」という意味で、**「9」から始まる5桁**

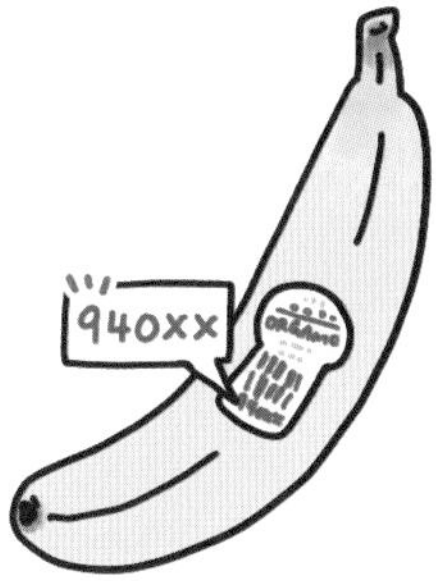

よく見ると書いてあるPLUコード

のＰＬＵコードは「有機栽培でつくられたもの」を意味しています。

ＰＬＵコードを使うかは任意なので、必ずしも番号が記載されているわけではありませんが、ＩＦＰＳの専用サイトでは、コードを入力すると品種やサイズなどの情報も確認することができます。

オーガニックを求めている人は覚えておくといいですね。

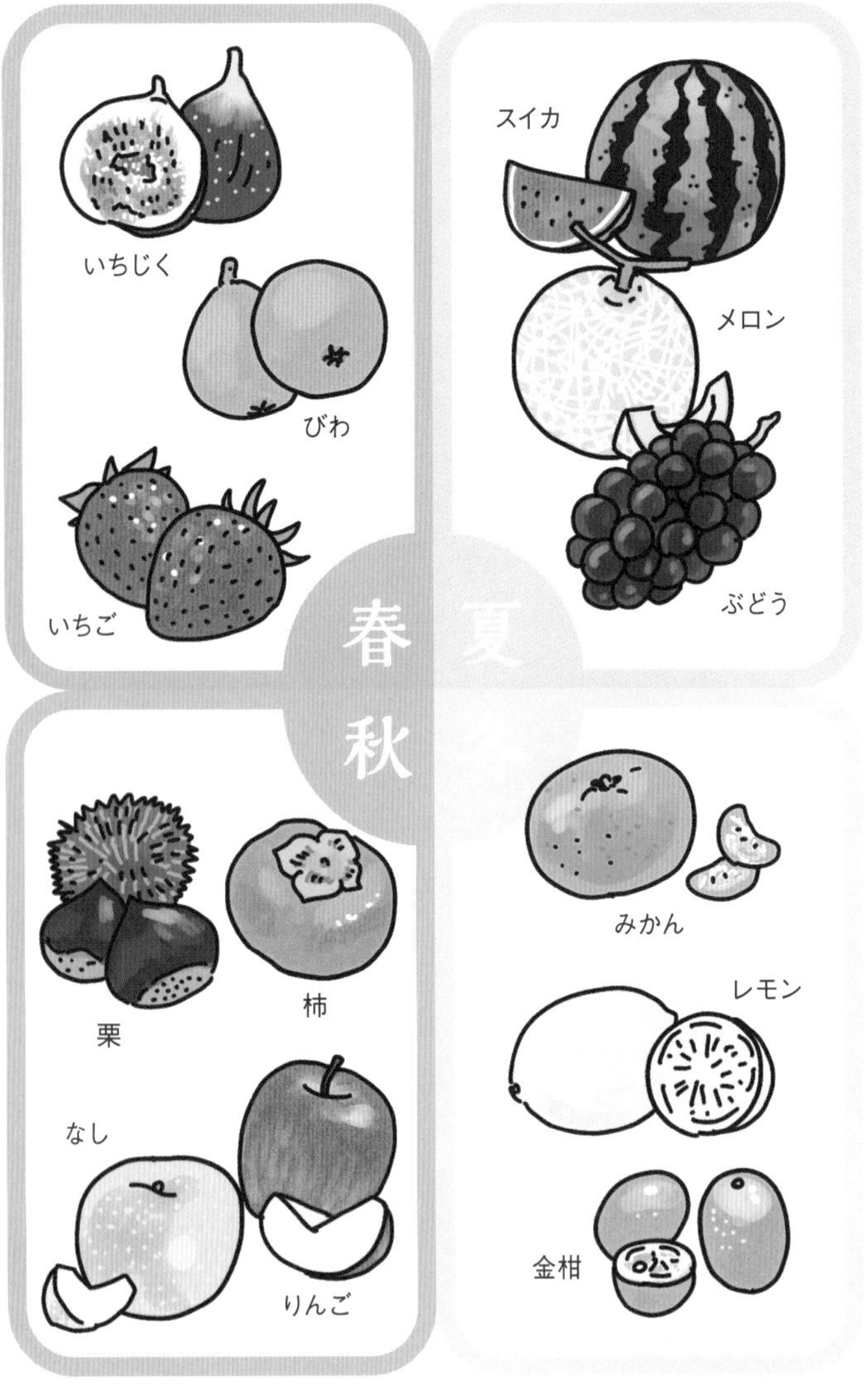
春
夏
秋
いちじく
びわ
いちご
スイカ
メロン
ぶどう
栗
柿
なし
りんご
みかん
レモン
金柑

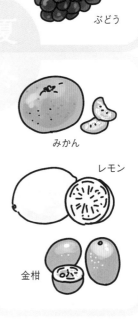

教えて高城さん！「安全な野菜はどこにある？」

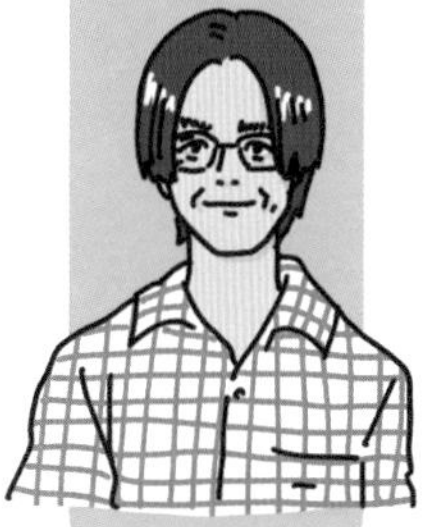

はじめまして。この本で野菜パートの監修を担当している高城と言います。私は現在、宮崎県で農薬不使用の農業をしています。

この本を手にとられた方は、きっと「身体にいいものを食べたい」と感じられているのではないでしょうか。実は、かつての私もそうでした。

息子が誕生し、今まで気にしてこなかった日々の食べもの。会社員の片手間で家庭菜園に挑戦し、農薬不使用で野菜をつくりはじめたのが今の私の原点です。

さまざまなことを調べ、知り、結論、「自分で農薬不使用の野菜をつくれば一番安全だ」と思いました。そこで仕事を辞め自分で野菜をつくり、家族以外のお客さまに送る有機野菜の宅配事業を始めました。

こう説明をすると、「高城という人は相当自信を持って安全な野菜をつくっているのだろう」と思われるかもしれません。

しかし、それは少し違います。私もいまだに「安全な野菜とは？」と自問自答しながら生きている人間なのです。

険しい「完全無農薬」への道

有機農業を始めたばかりの頃のこと。私は、農薬を使わず野菜を栽培していたのですが、しかし、なんとなく心に引っかかるものが芽生えはじめます。

それは、「本当に農薬が0とお客さまに誓えるか？」ということです。たしかに私は、栽培期間中、一切農薬を使いませんでした。

しかし調べてみると、購入してくる苗には農薬が使われていたのです。

また、まわりの自然栽培の知人を見ると、自然栽培をしているすぐ隣の畑では農薬を使った農業が行われていました。当然、知人は農薬を使っていないけれど、隣の畑から飛んでくる。そのリスクがあったのです。

そこで私は、ふわっとしたイメージだけの有機ではなく、国が定めたオーガニック基準（有機ＪＡＳ）を取得してより厳格に安全な野菜をつくろうと考えたのです。

その後苦労の末、なんとか有機ＪＡＳ認証を取得することができました。

これでようやく自分の納得できる農業ができるのではないかと、達成感がありました。

しかし、まだまだ農業というのは奥深いものだと知ることになります。

たしかに有機JAS認証制度は私が心配していた苗の購入も原則できないことや、隣の農場からの農薬汚染の対策など厳しい基準があり、信頼できる制度だと思いました。

しかし127ページにもあるとおり、有機JASでも条件つきですが、使用できる農薬が存在することを私は取得後に知ったのです。

私自身は、それらの農薬を使用したことがありません。しかし、厳格な国のオーガニック基準でさえ、使用できる農薬があることに正直、驚きを隠せませんでした。

検査員になってさらに驚き。有機JASでも…

「自分以外の他の有機JAS農家はこの農薬を使っているのだろうか？」

こんな疑問を抱いていたとき、たまたま有機JASの検査員の資格を取得する機会に恵まれます。

有機JAS認証農家は、1年に1回、必ず私たちのような利害関係のない外部の検査員から厳しい検査を受ける必要があります。検査員になれば、さまざまな有機JAS農家の栽培方法を知るよい機会になると思ったのです。

そして有機ＪＡＳ検査員となり、自分以外の有機認証農家に出向くようになったのですが、ここでさらに驚きました。多くの農家さんは、有機ＪＡＳ規格で認められる農薬を普通に使用していたのです。

私のように使用しない方もいらっしゃいます。しかし、**私の検査員体感として7割以上の有機ＪＡＳ認証農家さんはなんらかの農薬を使用しているのが現状でした。**

はっきりと言えば、「有機ＪＡＳ認証の野菜ですら完全に無農薬は少ない」のです。

建前としては国際基準の認証ではあるのですが、実際の国際基準と比べると「ゆるい」部分の目立つ制度だったのです。

そもそも、農薬を使うかどうかの判断は各農家さんに任されているものです。

私自身は、安全かどうかという前に、自分の畑で農薬を使って虫や病原菌を殺してしまう行為にとても嫌悪感がありますし、そのような野菜を家族やお客さまに食べてほしくないという心理的な抵抗を捨てきれず、試行錯誤しながら農業を行っています。

割に合うかと言えば、はっきり言って割に合いません（笑）。理想と現実を行き来しつつ、有機農業界に身を置いている日々なのです。

共感できる生産者を探す

そんな中、SNSやブログから問い合わせがきます。

・有機野菜は高いので買えませんが、農薬削減野菜なら問題ないですか?
・有機JASより自然農法のほうが安全ですか?

要約するとこんな質問が多いのですが、そんなとき、私は自分の経験から次のように答えます。

「農法や資格で安全性を決めることはできません。安全な野菜にたどり着くには、あなたの信頼できる生産者を探すことからはじめましょう」

たしかに有機JASは国家規格でかなり厳しく、取得できる農家は少ないです。
でも、お伝えしたように堆肥(肥料)を入れすぎたりして不健康な野菜をつくる農家もいれば、認められる農薬を使用する農家もいます。
じゃあ、自然栽培がいいかと言われれば、有機JASのように毎年農場を検査してくれるわけではないので、あくまでも自称になってしまいます。自分が自然栽培をしていたとしても、隣の畑が農薬を散布して、畑に農薬がかかっているかもしれません。

だから、農法を比較して安全な野菜を選ぶのはナンセンスだと思うのです。

そうではなく、自分自身が尊敬や信頼のできる農家さんを見つけるのがもっとも確実だと思うのです。

安全性について自分なりの哲学を持ち、プライドを持って生産活動をしている農家さんはたくさんいらっしゃいます。

しかし残念なことに、これら農家さんのお野菜は基本的に市場流通ではなく、お客さまとの直接取引になっているためスーパーでは買えません。

したがって時間はかかるかもしれませんが、ネットなどを活用し、まずは情報を入手し、連絡をとり、実際に会って話を聞いてみることからはじめてみるのはどうでしょうか?

「世界一安全な野菜は、あなたが見つけた信頼できる農家さんがつくる野菜」です。

本当に安全を求めていくと、最後は、ここに尽きるのではと私は思います。あなたが素敵な生産者に出会えることを切に願っています。

PART

2

「生鮮食品の選び方」編

Food Selection Compendium

生鮮食品

米

お米の品種は500以上！

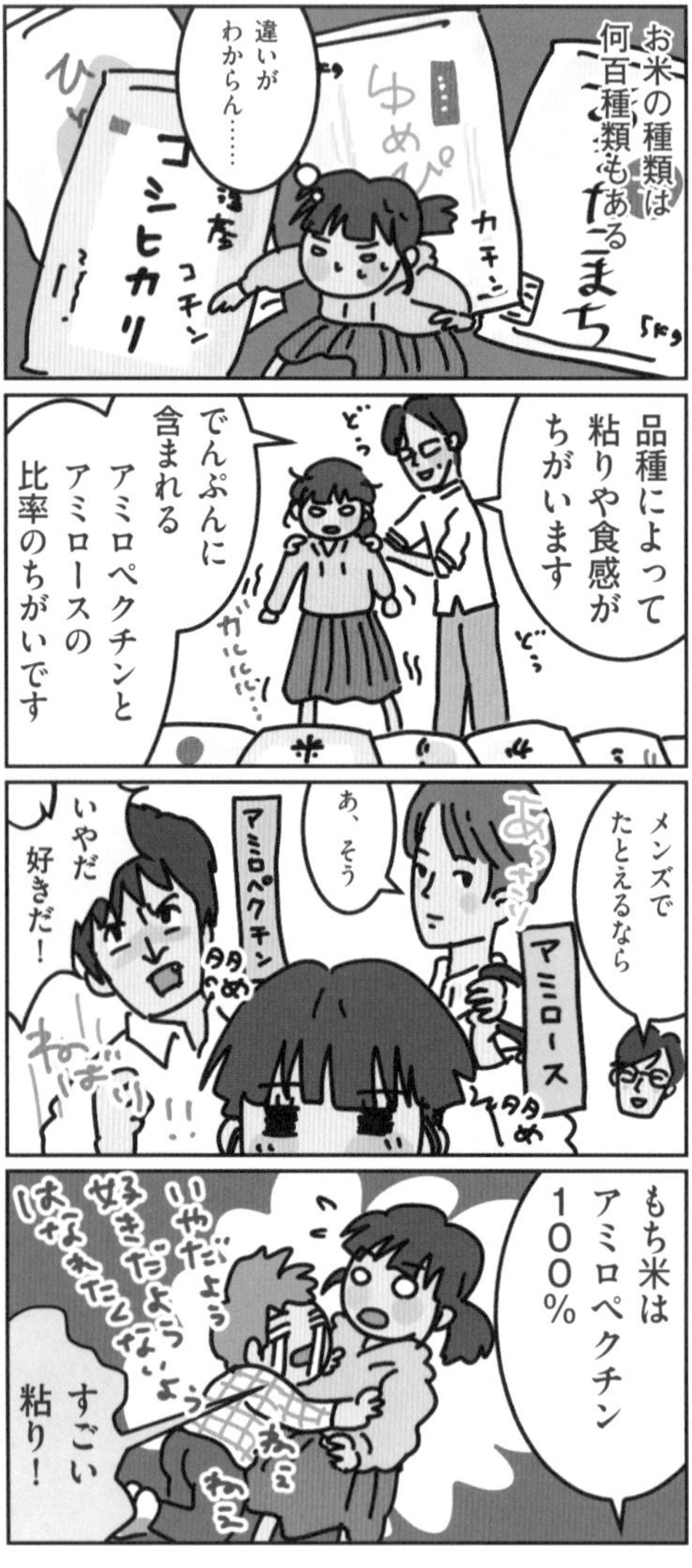

お米の種類は何百種類もある
違いがわからん……
こまち
コシヒカリ
カチーン
コチーン
品種によって粘りや食感がちがいます
でんぷんに含まれるアミロペクチンとアミロースの比率のちがいです
メンズでたとえるなら
あ、そう
アミロース
アミロペクチン
いやだ 好きだ！
もち米はアミロペクチン100％
いやだよう
好きだよう
はなれたくないよう
すごい粘り！

日本でつくられている3種類のお米

日本人の主食といえば「お米」。日本の農作物の代表でもあります。

あまり知られていませんが、お米には大きく分けて3種類、「うるち米」「もち米」「酒米《さかまい》」というカテゴリーがあります。

このうち、うるち米がふだん私たちがご飯として食べているお米で、「もち米」は赤飯やお餅に使われるお米。そして、「酒米」は日本酒をつくるときに使われるお米のことです。

その違いは何かというと、でんぷんやたんぱく質などの違いです。

たとえばうるち米ともち米を比べると、でんぷんの性質が違います。

お米のでんぷんには「アミロース」と「アミロペクチン」があり、**アミロースの割合が多いとお米はあっさりし、アミロペクチンの割合が多いほど食感はもちもちします。** もち米の場合は、アミロペクチンが100%です。

一方の酒米は、日本酒をおいしく、効率的につくるために栽培されているので、粒が大きく、たんぱく質や脂肪分が少ない、そして水に溶けやすいなどの特徴を持っています。

中心に心白《しんぱく》という芯があるのも特徴で、食用には向いていないんですね。

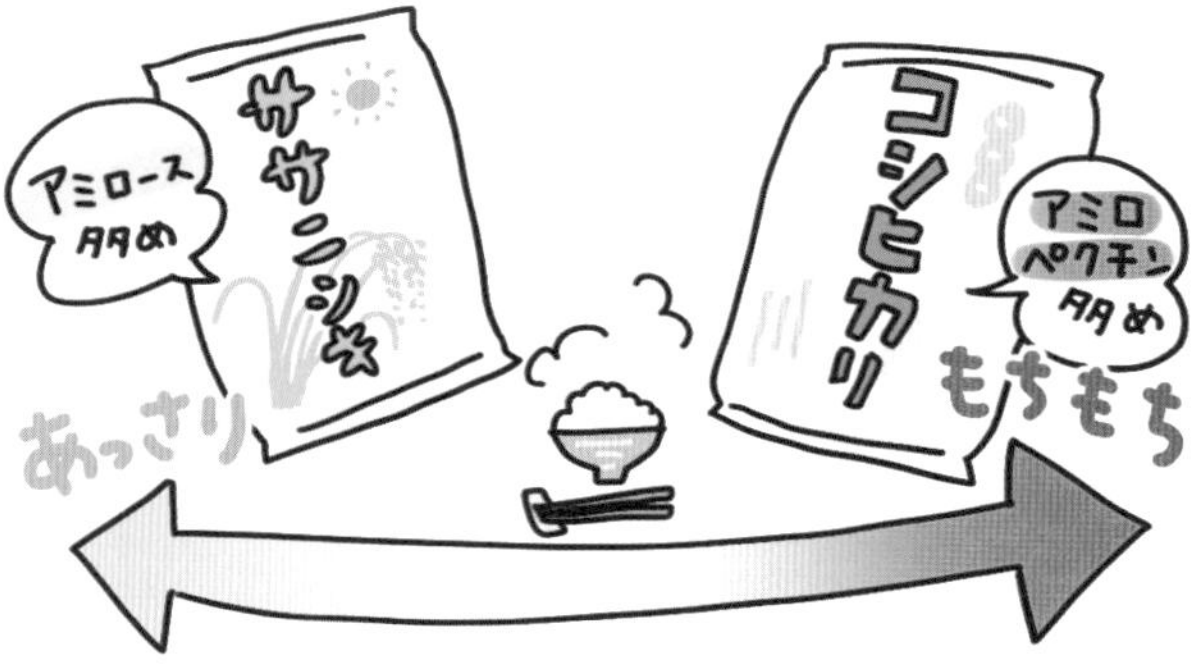

「アミロース」はあっさり、「アミロペクチン」はもちもち

ササニシキとコシヒカリの違い

大きく分けると今述べた3種類があるのですが、お米は品種としてはなんと500種類以上もあります。

そのうち、うるち米だけで約300種類。

そうした品種の違いは、先ほどお伝えしたでんぷんの種類、「アミロース」と「アミロペクチン」の比率の違いが主になります。

アミロースの割合が多い代表的な品種がササニシキで、ねばりが少なくさっぱりとした味わい。ゆっくり消化吸収される特徴があります。

昔の日本でつくられていたのは、このササニシキのようにアミロースの割合が多い、粘り気の少ないあっさり系のお米といわれています。

一方、アミロペクチンの割合が多い代表的な品種

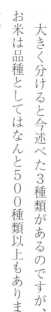

がコシヒカリです。粘り気と甘さが特徴で、冷めても硬くなりにくい性質を持っています。そのため加工品にも向いています。

あっさり系か、もちもち系か、自分の好みがわかっているとお米の選び方にも選択肢が出てきますね。

品種と銘柄の違い

お米の品種は500種類以上といいましたが、「銘柄数」でいえばさらに増え、約1300種類存在します。品種と銘柄の違いはいったいなんなのでしょうか？

銘柄とは、シンプルに「商品名」と置き換えて考えてみてください。

たとえば同じコシヒカリという品種でも、産地によって「新潟県産コシヒカリ」、「魚沼《うおぬま》産コシヒカリ」、「丹波篠山《たんばささやま》産コシヒカリ」といった名前で売られますよね。このように、生産者ごとに名づけたお米の商品名が銘柄です。

特に近年では、さまざまなブランド米が登場してきています。

お米の世界には、日本穀物検定協会が実施する「米の食味ランキング」という品評会が存在し、毎年多くの銘柄が出品されています。

基準となる米（基準米）よりも特に良好なものを「特A」、良好なものを「A」、やや劣るものを「B」、劣るものを「B'」として5段階評価を行い、「食味ランキング」として発表されています。これもお米を選ぶときの1つの指標になりますね。

玄米と白米、そして分づき米

そして、お米の違いでもう1つ知っておきたいのは「精米度合い」です。
精米とは、「削る」ということで、収穫したお米をどこまで削るかで、大きくは玄米と白米という違いになってきます。

玄米…稲のもみ殻（外皮）だけを取った状態
白米…ぬかと胚芽《はいが》が取り除かれた状態

玄米と白米では味わい、食感、栄養素も大きく違います。
比較すると、栄養が豊富なのは玄米です。
しかし、玄米は「消化しづらい」という特徴もあります。またあとで紹介するように、

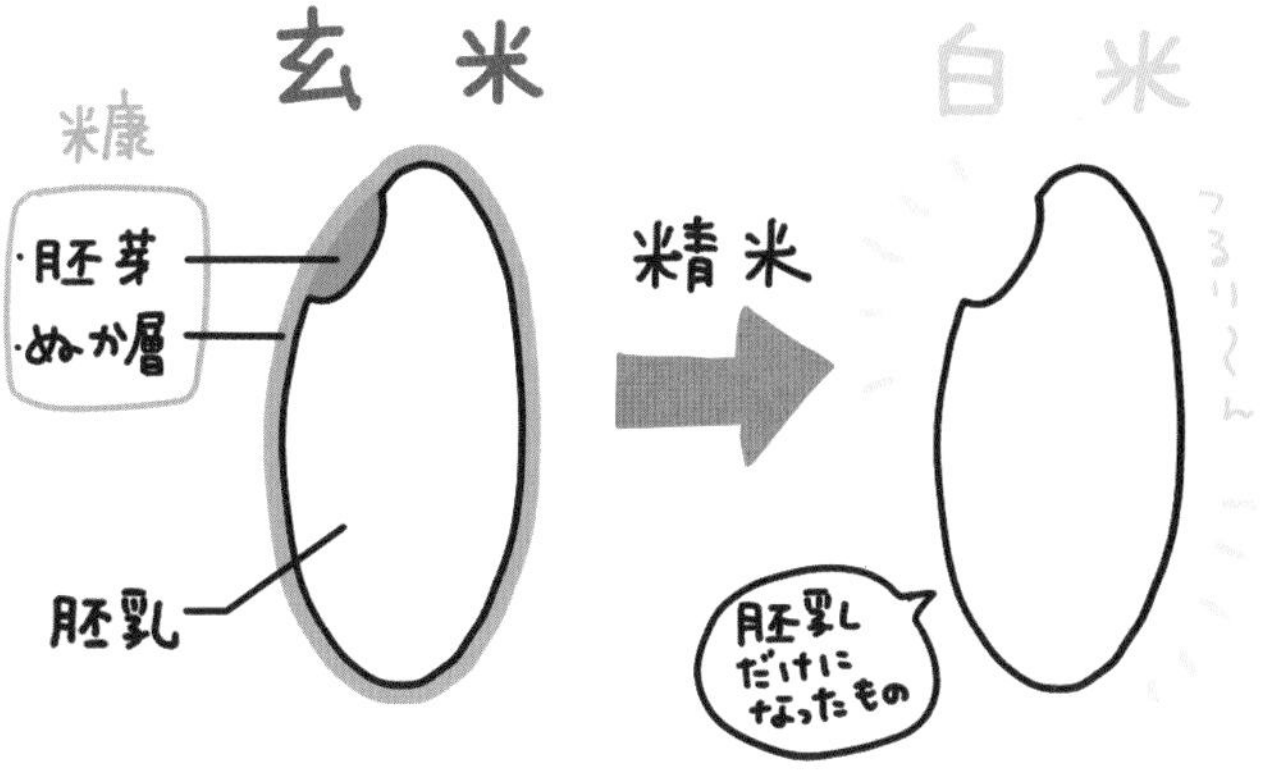

栄養たっぷりの玄米、甘くておいしい白米

一般的な方法で栽培されたお米は農薬や化学肥料が使われているので、外皮を削った白米のほうが安心という場合もあるでしょう。

つまり、一概に玄米を選んだほうがいいとは言えず、それぞれの好みや健康状態などにもよるのです。

なお、この玄米と白米の間にあるのが「**分《ぶ》づき米《まい》**」です。**「3分づき」「5分づき」「7分づき」など、精米度合いによって1〜9分に分けられ、この数字が大きくなるほど白米に近づきます。**

初めて玄米や分づき米を食べる、という方におすすめなのは「7分づき」です。

7分づきになると見た目も味もほとんど白

米と変わりません。

栄養を考えて玄米にしたいけど、家族に嫌がられる……という場合も、7分づきくらいから始めると抵抗なく受け入れてもらえるかと思います。

ちなみに、お米を洗う必要がない「**無洗米**」とは、「肌ぬか」という精米機では取りきれないぬかを落としたお米のことです。お米を研ぐときに水が白くにごるのは、この肌ぬかの成分なんですね。

肌ぬかを落とす方法としては、水洗いやタピオカ粉を使って吸着させる方法などが一般的です。ですから、無洗米という種類のお米があるわけではありません。

精米日から日が経っていないお米を選ぶ

では、より具体的な選び方について見ていきましょう。

まず、確認したいのが「精米日」です。

お米は、精米したてが一番おいしいと言われています。反対に、精米をした瞬間から劣化が始まり、時間が経つにつれて食味も落ちていきます。

ですから、なるべく精米年月日が近いものを選ぶようにするといいでしょう。

あくまでも目安ですが、精米してから夏場なら2週間、冬場なら1ヶ月程度で食べきることが理想です。

ただし、保存方法が悪いと劣化は早く進みますので、直射日光・高温多湿を避けて保管をするようにしましょう。

ちなみに我が家では、農家さんから直接玄米を買っています。

玄米の状態で購入して、ご飯を炊くたびに家庭用の精米機で好みの分づきに精米しています。

この家庭用精米機がかなり便利で、ふだんは7分づきにし、かぜ気味だったり消化の悪い夏は白米にする、など自由がきいてありがたい商品です。

コンパクトなものも多く、おすすめですよ。

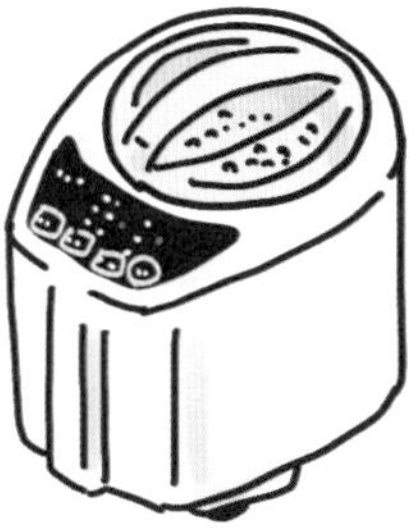

家庭用精米機の例

農薬や化学肥料をなるべく使用していないお米を選ぶ

続いて、栽培方法についてです。

お米も野菜や果物と同様に、一般的に流通しているものには農薬や化学肥料が使われています。

こだわりたい場合は、有機JASマークのついた有機栽培のお米、または農薬・化学肥料を通常の5割以下に減らして栽培されている「特別栽培米」を選ぶようにするといいでしょう。

さらにこだわる場合は、無農薬・無肥料の自然栽培のお米もおすすめです。近くにない場合も、ネットで探せばいろいろと出てきますよ。

最近では生産者の方々が積極的に情報発信をしている場合もあり、お米のブランドや品種だけではなく、「どの生産者のお米を買うか」という選び方もできます。

生産者の顔がわかり、さらには彼らの考え方、農業のやり方に共感できる、そんなお米を食べられるのは非常に安心で、幸せなことだと言えますね。

現在、ライフスタイルの変化でお米の消費量も減ってきてしまっているのですが、**「ご飯」と海藻、野菜、きのこなどの入った「味噌汁」。実はこれだけで栄養バランスの整った食事ができる**と言われています。

あれこれ考えなくても、身体にとって最適な食事を昔の日本人はしていたんですね。

また、お米を食べることは水田を増やすことにつながります。

水田とは元来、稲を育てるだけでなく、メダカやカエルなどさまざまな生きもののすみかとなってきた場所です。

水田は水をろ過し、地下水の量を一定に保つことで、地盤沈下や土砂崩れを予防するなど、環境を整える役割もあると言われています。

医食同源というように、健康を考えている人は一度、「昔ながらの和食」に立ち戻ってみるのもいいのではないでしょうか。

米の選び方

―精米日が近いお米を選ぶ

―特別栽培米や無農薬のお米は意外と選択肢がある

―玄米を買って自宅で精米するのがおすすめ

生鮮食品

大豆・ごま

伝統的な食品なのに9割が輸入！

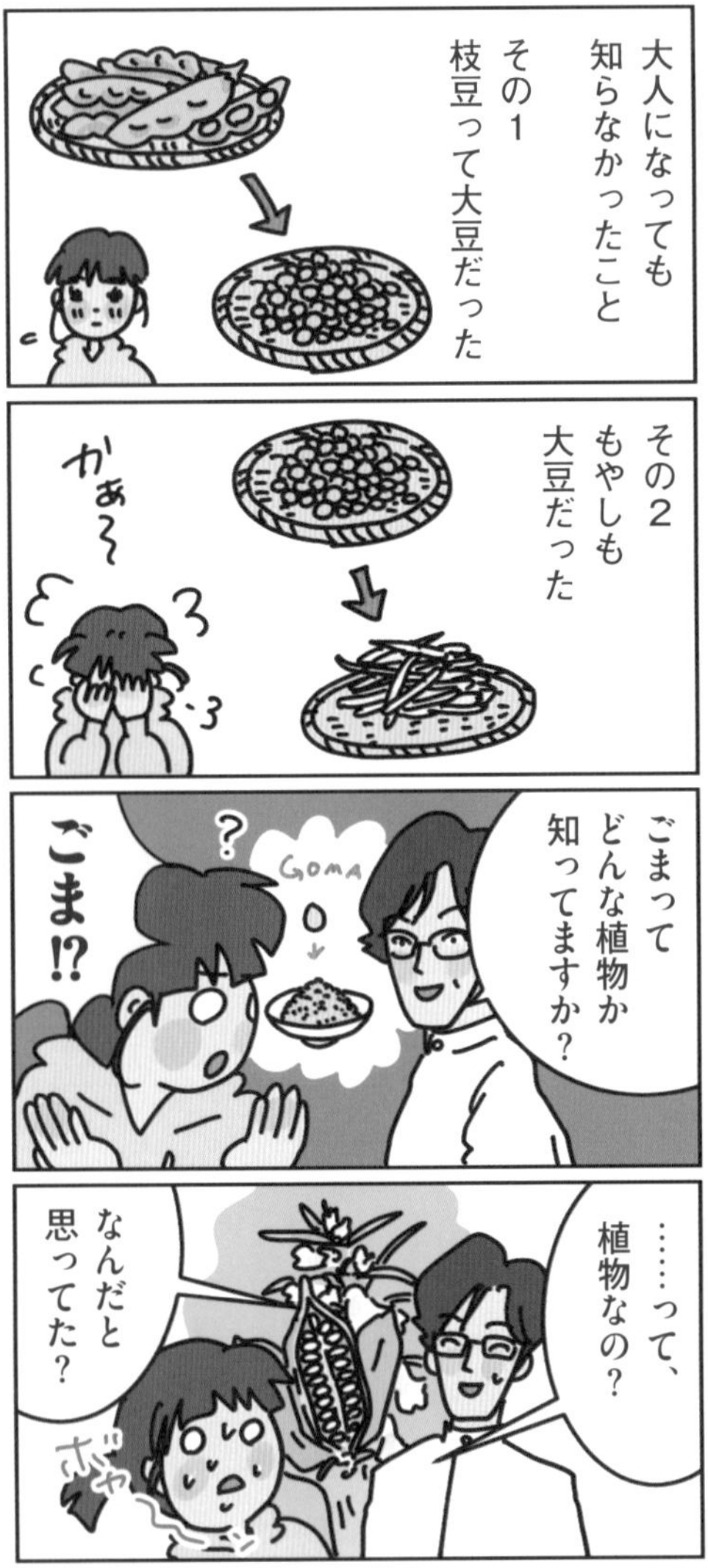

大人になっても知らなかったこと
その1
枝豆って大豆だった
その2
もやしも大豆だった
がぁ〜
ごまってどんな植物か知ってますか？
ごま⁉
？
GOMA
……って、植物なの？
なんだと思ってた？
ボヤ〜〜ン

日本を代表する農産物である「大豆」。大豆は醤油、味噌、豆腐、油揚げ、納豆、きなこ、大豆油や飼料用など、非常に多くの用途がある作物です。

もちろんそのまま食べる食品としてもおなじみで、「枝豆」は未成熟な大豆を収穫したものですし、成熟した大豆が発芽したら「もやし」になります。

おせち料理でおなじみの黒豆も大豆の一種です。大豆は黄色いので「黄大豆」、黒豆は「黒大豆」とも呼ばれていますが、味や栄養に大きな違いはありませんが、黒豆は大豆に比べてアントシアニン（ポリフェノール）が含まれています。

ちなみに「小豆《あずき》」は同じマメ科ではありますが、大豆とは違う属性です。文字どおり小豆のほうがサイズが小さいですね。

逆境の中にある国産大豆

しかしこの大豆、自給率が非常に低いという大きな課題を抱えています。**かつてはほとんどの大豆を国内で賄《まかな》っていましたが、現在の自給率は約6％にまで低下しています**（製油用や種子用、飼料用などを除いた食品用のみの自給率では約20％）。

というのも、大豆は収穫が不安定な作物です。天候にも左右されやすく、農家さんが生

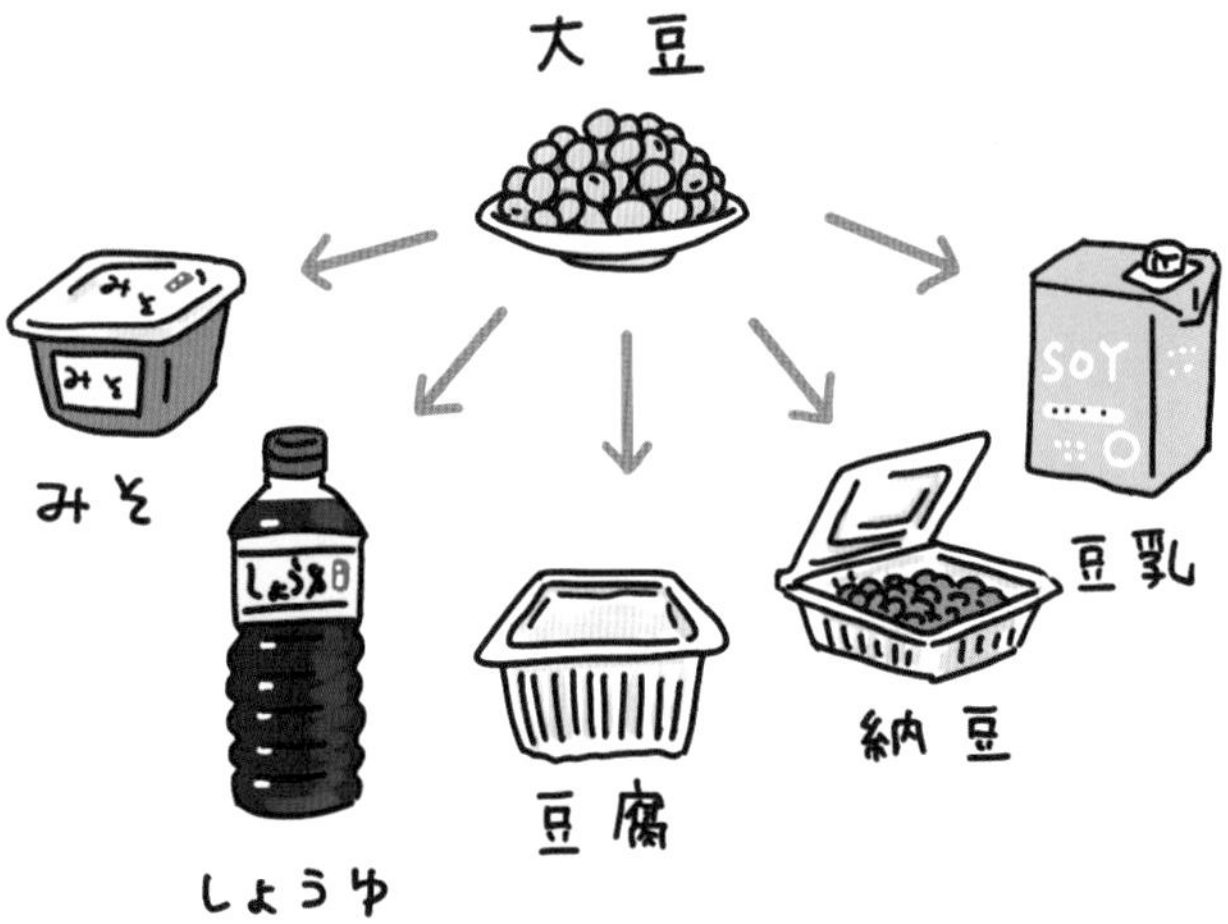

あらゆる食品に変身する大豆

計を立てていくにはむずかしい作物なんですね。

そのため農家さんは大豆の栽培をやめ、一方で企業は加工用に安価な輸入大豆を使うようになっていったという背景があります。

だからこそ、大豆を選ぶならば国産をおすすめしたいところです。

こだわるのであれば、有機栽培や自然栽培（無農薬無肥料）で育てられた大豆もありますので、ぜひ探してみてください。

特に手づくり味噌をつくってみたいという方は、塩や麹にもこだわってみるのも非常におすすめです（塩は22ページ、麹は266ページで紹介しています）。

国産ごまはもはや「天然記念物」

ちなみに、ごまも大豆以上に自給率の低い農産物です。

その自給率はなんと0・1％未満。

日本のごま消費量は年間約15万トン。そのうち、国産ごまの収穫量はわずか約40トンです（2021年）。割合にすると0・026％。つまり、**市場に出回っているごまの99・97％以上が外国産です。**「国産ごま」は天然記念物並みに希少なのです。

そもそも、私たちはごまがどのようにつくられているのかをあまり知りませんよね。

ごまは花が咲いたあと、花の下の「さや」の中に種ができます。その種が、私たちがいただいているごまです。

収穫されたごまは、茎や砂などの異物を取り除いて、水で洗い流します。

この濡れたごまの粒を乾燥させたものは「洗いごま」と呼ばれています。

そして、この洗いごまを炒ったものが「いりごま」。いりごまをすったら「すりごま」。

いりごまをすり潰してペーストにすると「練りごま」になります。

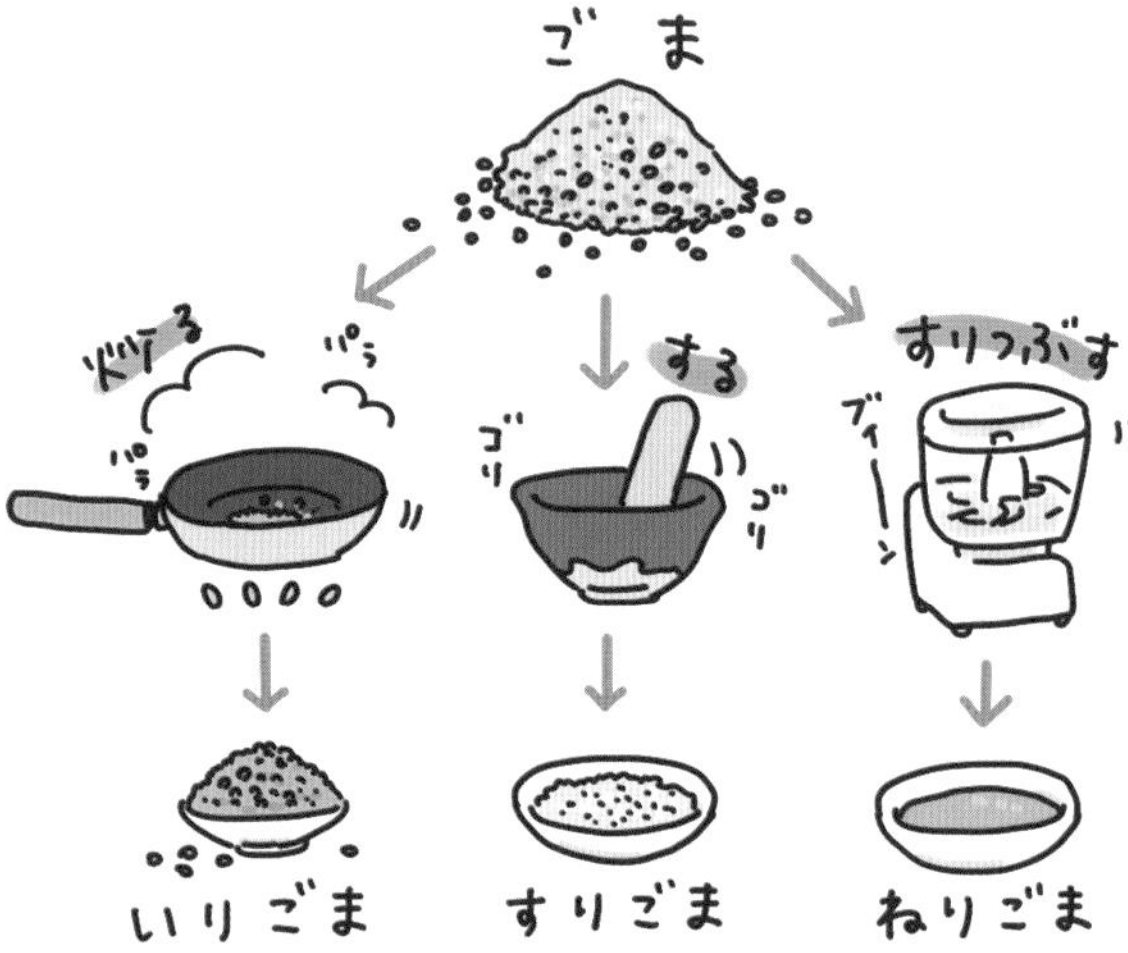

ごまの種類の違い

ちなみに、洗いごまの状態で油にすると「太白ごま油」。いりごまの状態で油をつくると香りの強い「焙煎《ばいせん》ごま油」となります。

ごまの種類は大きく3つ

ごまには大きく「白ごま」「黒ごま」「金ごま」と3種類あります。栄養価にほとんど変わりはありませんが、味や食感に違いがあります。

まず白ごまは、風味は淡白でどんな料理とも相性がいいです。黒ごまと比べると脂質が若干多く、ごま油の原料としても使われています。

黒ごまは、独特の風味が特徴です。黒

い皮にはアントシアニン（ポリフェノール）が含まれています。皮が硬いので、すって食べるのが一般的です。

一方の金ごまは、うま味やコクが一番強く、もっとも高級品です。

生産者の方々を応援する意味でも国産のごまを選びたいですが、なかなか市場に出回っていません。

代替案として、外国産のごまには有機のものがたくさんありますので、チェックしてみてください。

大豆・ごまの選び方

―どちらもほとんどが輸入中だが、できれば国産を応援したい

―特に手づくり味噌をつくる場合、こだわるとおいしくなる

―国産ごまはむずかしいので、外国産の有機ごまを選ぶ

生鮮食品

卵

黄身の色は「薄くてもいい」

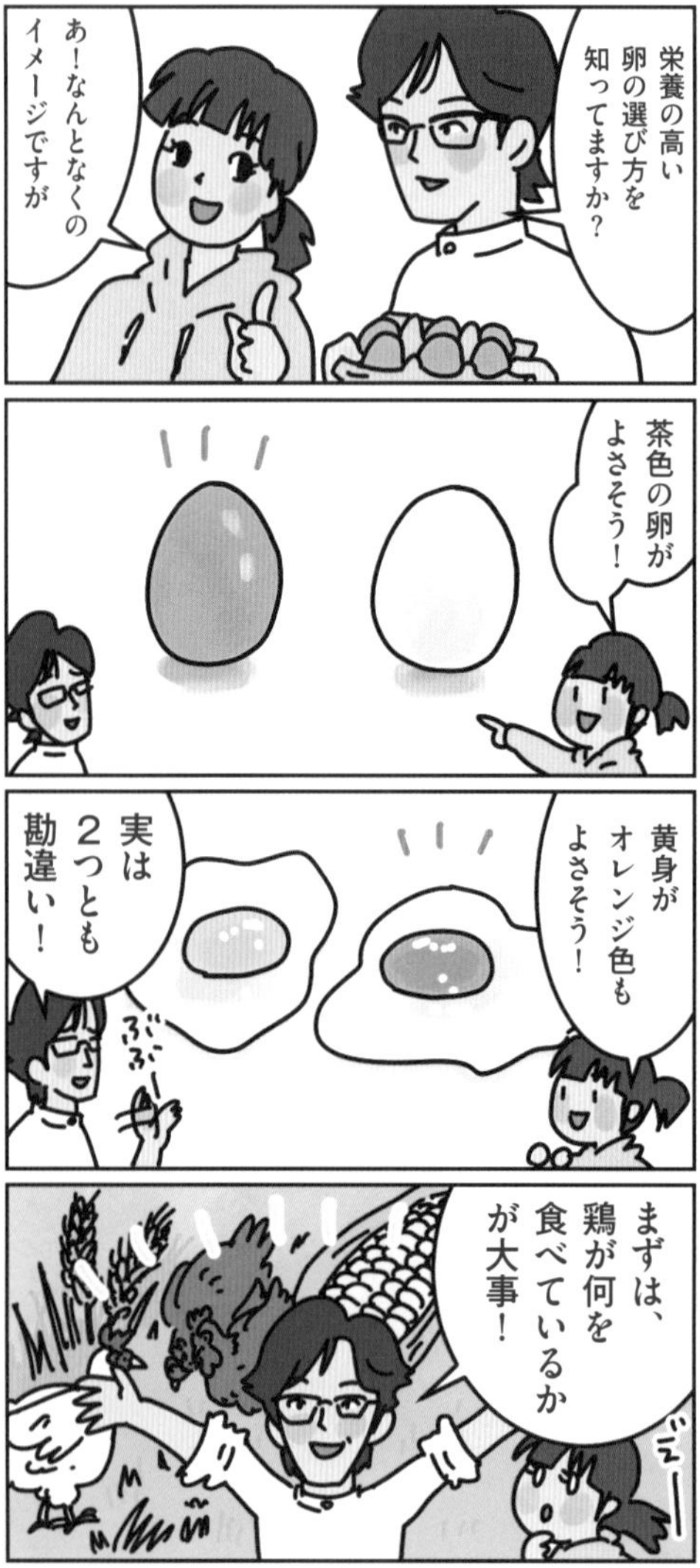

栄養の高い卵の選び方を知ってますか？
あ！なんとなくのイメージですが
茶色の卵がよさそう！
黄身がオレンジ色もよさそう！
実は２つとも勘違い！
ぷぷー
まずは、鶏が何を食べているかが大事！

卵は、食卓には欠かせない名脇役。朝ごはんに、お弁当に、夕飯にと大活躍です。

日本人は1人年間337個の卵を食べています。これは世界第2位の消費量です（2018／国際鶏卵委員会）。ちなみに1位はというと……メキシコ。意外ですよね。

ともかく日本人は平均1日1個、卵を食べていることになります。

いつもあたりまえに食べているかもしれませんが、身近な食品ほど知らないことが多いもの。ここではそんな卵について見ていきます。

飼料にこだわった卵を選ぶ

卵とは、鶏が産みだすもの。となると、第一に考えたいのはその鶏がどんな食べものを食べているかです。

私たちが食べものを通して健康を維持するのと同じように、鶏にとって飼料（エサ）は鶏の健康を左右します。

そして何より、この飼料によって卵の味が変わってくるんです。

鶏の飼料は一般的にトウモロコシ、麦、ふすま、粕類《かするい》などが原料の配合飼料です。

このうち、鶏の飼料の半分以上を占めるのが輸入トウモロコシ。この輸入トウモロコシは遺伝子組み換え作物の可能性があります。

そこに不安を感じる消費者も多いので、**飼料にこだわっている養鶏場の卵には「遺伝子組み換え不使用」などとはっきり書かれている場合が多い**です。

また、もう1つのポイントが「抗生物質」です。鶏が病気になったら卵を商品として販売できませんので、飼料の中に抗生物質が入っていることもあります。

こちらも、こだわって抗生物質を入れていない場合には「抗生物質不使用」と書かれた卵もありますね。

できれば、そうしたこだわりの卵を選べると安心です。

卵の色と栄養について

ところで、黄身の色と味は関係するのでしょうか?

一般的に、卵の黄身の色はオレンジがかった濃い黄色のほうが「いい色」だと感じるかと思います。

でも実は、卵の色味が濃いからおいしい、薄いからおいしくない、という話ではありません。

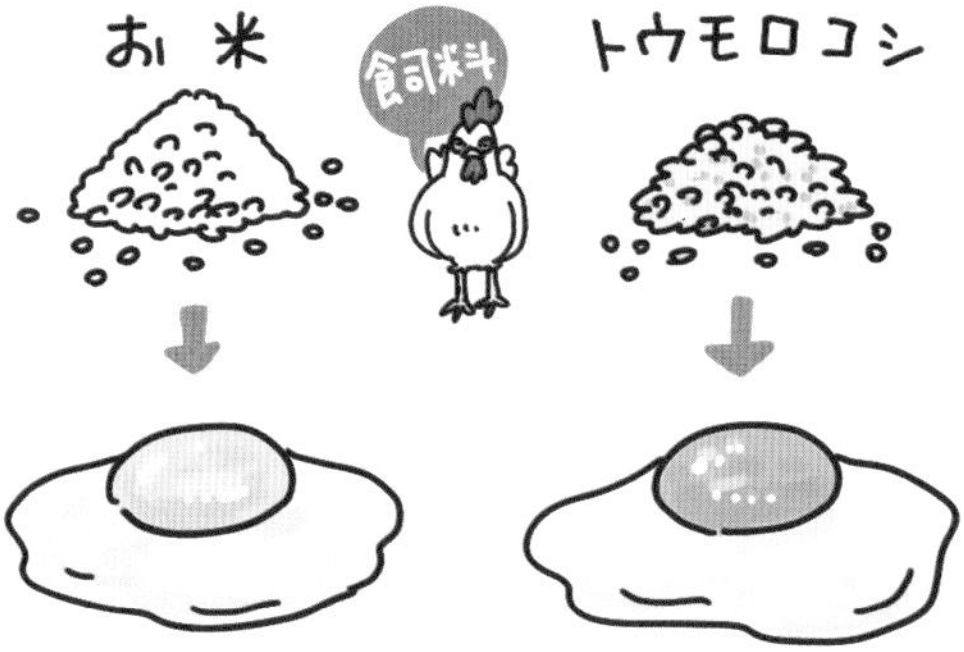

色の違いはエサの内容

この黄身の色も、実は飼料によって変わってきます。黄身の色が濃いというのは、飼料に黄色いトウモロコシが含まれていて、その割合が多いからです。色が濃いとおいしそうに見えるので、飼料にパプリカやマリーゴールドの粉を入れたりもします。

一方、**お米を食べた鶏の卵の黄身は白っぽくなります。**

また、ヨウ素を豊富に含む海藻を飼料に混ぜると「ヨード卵」ができます。

魚粉を飼料に加えると、EPAやDHAなどのオメガ3脂肪酸が多く含まれる「強化卵」となります。スーパーには、ビタミン強化卵やミネラル強化卵も見かけますが、これらは飼料をコントロールすることでつくられているんですね。

ちなみに、卵の殻の色にも「白」だけでなく「赤」や「青みがかった卵」などがありますが、これは卵を産む鶏の種類によって変わります。なので、単純に赤玉がいい、白玉がよくない、というものではありません。

繰り返すように、一番気にしたいのは「飼料が何か」です。

平飼い・放し飼いの卵を選ぶ

卵を選ぶポイントでもう1つ重要なポイントが「鶏の飼育環境」です。

鶏の飼育方法は主に「**平飼い**」と「**放し飼い**」、そして「**ケージ飼い**」があります。

現在、日本で販売されている卵の90％以上がケージ飼いの卵。

特に「バタリーケージ」という狭い金網のケージに閉じ込められて飼育されている鶏がほとんどです。

私たちが鶏だったらと考えると……相当ストレスが大きいのはわかると思います。

また、鶏たちが生活する鶏舎には「無窓鶏舎（ウインドウレス鶏舎）」と「開放鶏舎」という違いもあります。

大規模な養鶏場で主流なのが「無窓鶏舎」です。その名のとおり「窓がない鶏舎」のことで、病原菌などが入りこまないようにとつくられています。日光が入らないので、昼間でも照明をつけ、換気扇によって空気を入れ替えるように設計されています。

それに対して、開放鶏舎は日光や空気が入ってきます。

これも「自分だったら……」と考えると、日光に当たるほうが健康的だと思いますよね。

現在、世界ではアニマルウェルフェア（動物たちの健康的な生活）の観点から「ケージフリー」をすすめる国が増えてきています。

ケージフリーとは、鶏をケージの中に入れないこと。つまり、平飼いや放し飼いをするということです。

すでにEU、スイス、ニュージーランド、インド、ブータンとアメリカの6つの州ではバタリーケージでの飼育が禁止。大手企業もケージフリーを宣言しています。日本もケージフリー宣言する企業が少しずつ増えていますね。

しかし、開放鶏舎や平飼いにも放し飼いならではのリスクもあり、その問題を解消するために畜産家の方々の手間はどうしても増えてしまい、当然価格にも反映されます。

ただ、ストレスたっぷりで産まれた卵よりも、元気にのびのびと生活している鶏が産んだ卵のほうが、私たちにとっても健康的に思えないでしょうか。

鶏の飼育方法の違い

1. ケージ飼い

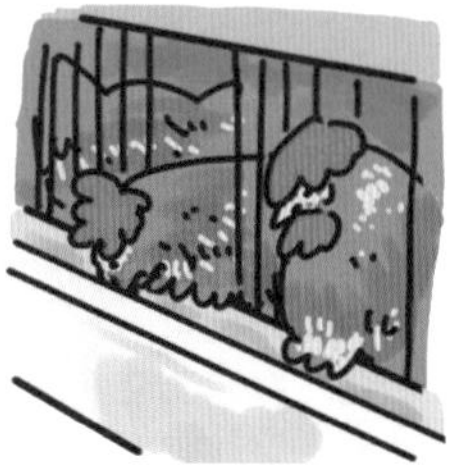

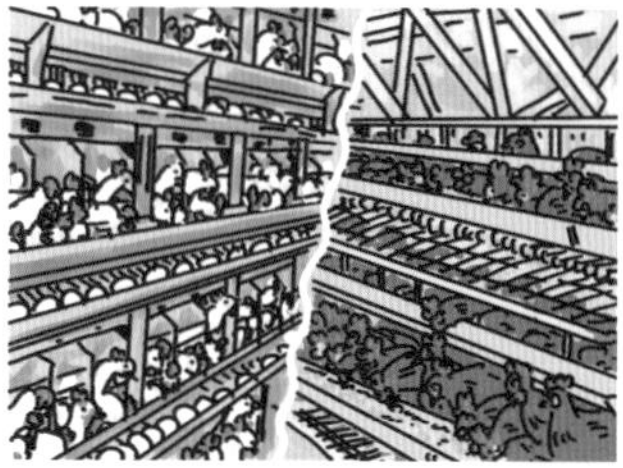

・鶏の数が多くても管理がしやすく、糞の処理などもしやすい
・結果的に卵やお肉の値段が安くなる
・ただし、鶏にはストレスフルな環境
・窓のない無窓（ウインドウレス）鶏舎と、窓のある開放鶏舎がある

2. 平飼い

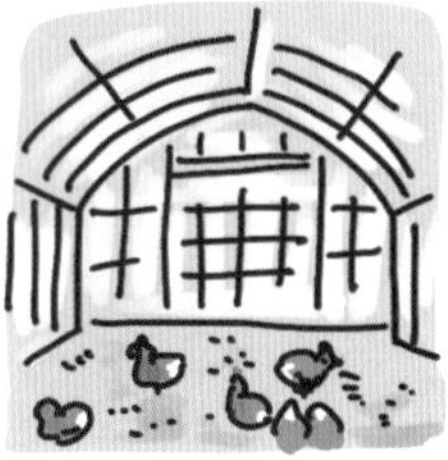

大きな鶏舎の中で飼育され、
砂浴びなども自由にできる環境。

3. 放し飼い

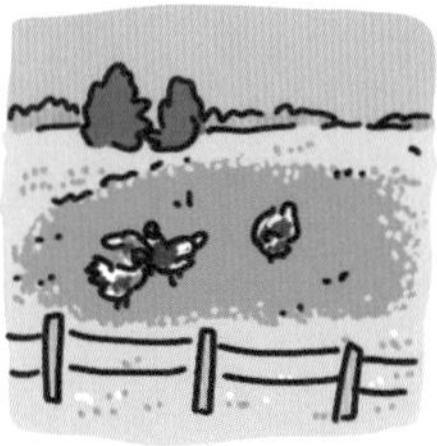

日中は基本「外」で生活する。
日本ではほとんどない飼育方法。

鶏が鶏らしい生活を送ることができるが、
・ケンカが起きる可能性
・土の中にいる害虫を食べてしまう可能性
・他の動物に襲われる可能性
などなど、生産者の労力がかかるので、価格も高くなる

有精卵ってどうなの？

最後に、卵の種類についてもお話ししましょう。

卵には、**「有精卵」**と**「無精卵」**という違いもあります。

有精卵は受精した卵、無精卵は受精していない卵のことです。ですから有精卵からは、条件がそろえば温めるとヒヨコが生まれます。

こう説明すると、「じゃあ、無精卵って何？」と思いますよね。どうして受精していないのに卵ができるのでしょうか？

実は、雌鶏《めんどり》は雄鶏《おんどり》と交尾をしなくても卵を産めます。

鶏が卵を産むのは、人間でいう「排卵」と同じことなのです。出産ではないんですね。

そして、人間の生理は「月」周期ですが、鶏の場合は「日」周期。

なので、雌鶏は雄鶏がいなくても毎日卵を産むことができるというわけです。

現在、「採卵鶏」（卵を産む鶏）として飼われている鶏は、品種改良によって自然の状態以上に卵を産み続けることができるようになっています。

だからこそ、毎日大量の卵が日本中に出回っているのです。

ちなみに、有精卵と無精卵をどうやって見分けるのでしょうか？

見た目からはわかりません。つまり、割ってみないとわからないのです。

そのため有精卵は、**「雌鶏100羽に対して雄鶏5羽以上の割合で、平飼いや放し飼いなど自然交配ができる環境で飼育されていること」**と定義されています。

有精卵の場合は、黄身の部分に3〜4ミリほどの小さな白い輪がくっきりと見えます。これを「胚盤《はいばん》」といい、ヒヨコになるもとの部分です。黄身の部分がヒヨコになるわけではないんですね。

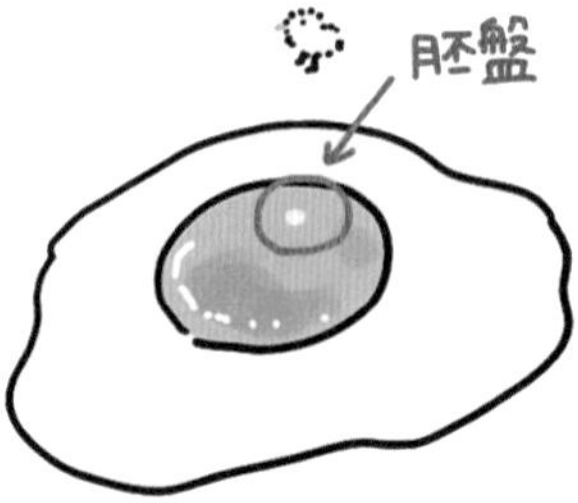

黄身がヒヨコになる
わけではない

では、有精卵と無精卵に栄養の違いはあるのか？というと、実は栄養成分にほとんど違いはありません。

有精卵のほうが高価なので栄養価も高いという印象がありますが、成分はほとんど変わりないと考えられています。

ただし、有精卵は基本的に「平飼い」ですので、有精卵を選ぶことは、つまり平飼い卵を選ぶことになります。その意味では、とてもおすすめです。

卵の選び方

—何よりも大事なのは、飼料（エサ）の内容
—鶏のストレスを考えると、せめて開放鶏舎の卵を選びたい
—おすすめは断然、平飼いの卵

鶏肉

「国産だから大丈夫」ではないかも

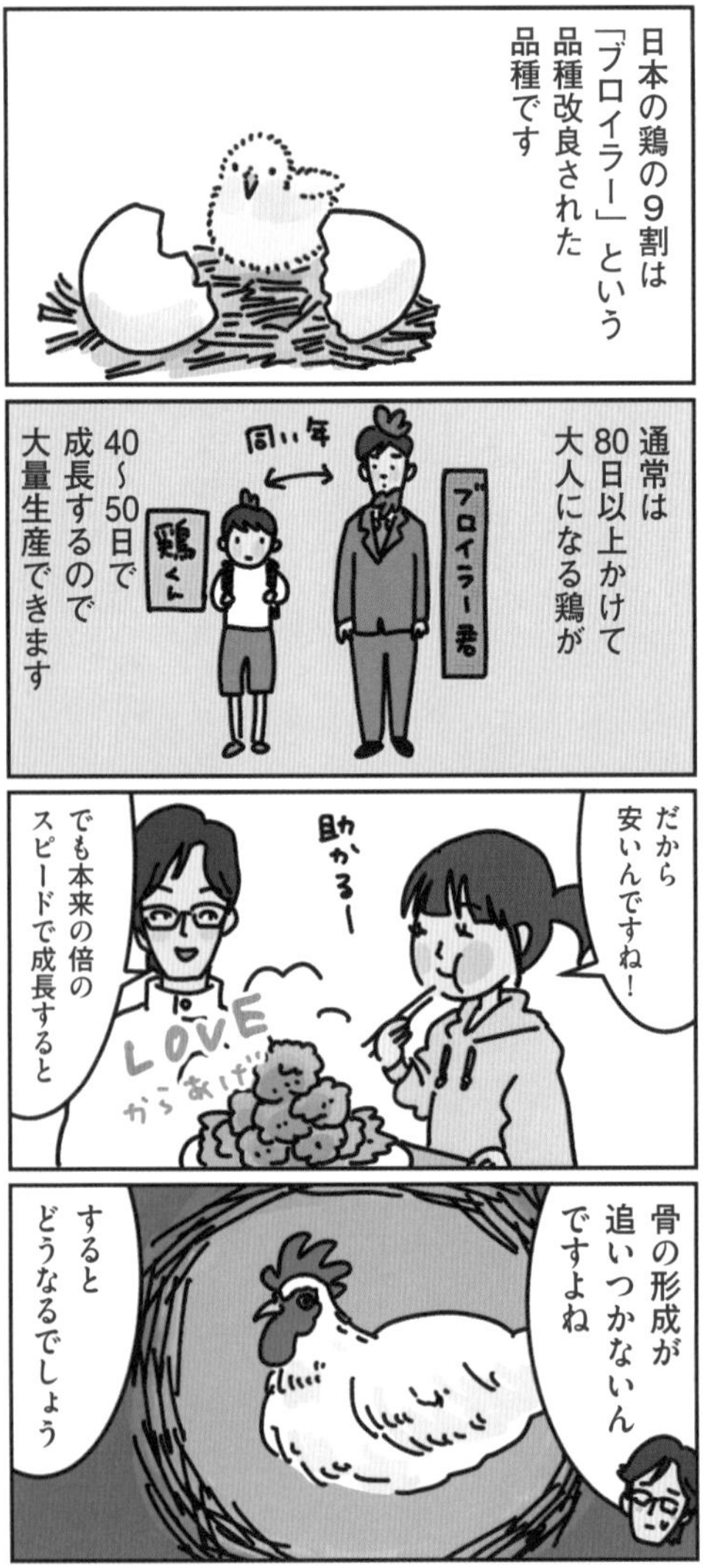

日本の鶏の9割は「ブロイラー」という品種改良された品種です
通常は80日以上かけて大人になる鶏が
ブロイラー君
同い年
鶏くん
40〜50日で成長するので大量生産できます
だから安いんですね！
助かるー
でも本来の倍のスピードで成長すると
LOVE
からあげ
骨の形成が追いつかないいんですよね
するとどうなるでしょう

「安い」の裏にある鶏たちの苦痛

さて、卵の話をしましたが、続いて鶏肉についても見ていきましょう。

鶏肉はお肉の中では安価で、家計の味方とも言える存在です。骨も鶏がら出汁《だし》に使われるなど、人によっては「食べない日はない」というほど身近な食材ではないでしょうか。

でも、不思議に思いませんか？　私たちはこんなに毎日たくさん鶏を食べているのに、「鶏不足」になったりはしません。価格もずっと安定しています。

なぜでしょうか？

まず、現在国内で流通している鶏肉の9割が「**ブロイラー**」と呼ばれる品種です。**スーパーでよく見かける「国産若鶏」と表記された鶏肉はこのブロイラーです。その出荷数は、なんと年間7億羽以上**（令和3年）。

このブロイラーは短期間で出荷できるよう品種改良されており、通常なら80日以上かかるところを、半分の40～50日で大人に成長します。

そのために生産性が非常に高く、おかげで私たちは安く鶏肉を食べられるというわけです。

しかし、そこには大きな問題点も指摘されています。

ブロイラーは急激に成長しすぎるため、**骨格ができるよりも早く体重が増えてすぎてしまう**のです。

たとえば腰や膝の関節骨格が未発達のままで体重が増えるので、身体を支えることができなくなります。

すると歩行困難、ひどければ立ち上がることすらできなくなる場合もあるのです。

中には飼料や水場にたどり着けずに餓死する鶏もいると言います。

一概にすべてのブロイラーがそうだとは言えませんが、大量生産の裏側にはそうした動物たちへの負荷があることを忘れてはいけないでしょう。

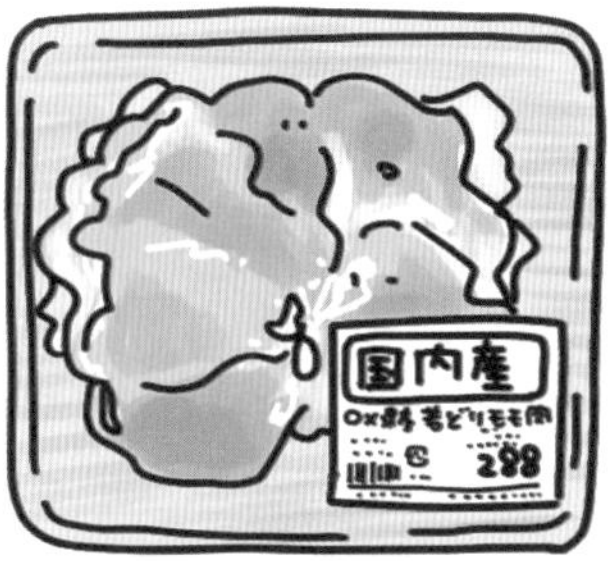

国産若鶏の正体はブロイラー

健康な鶏を選ぶ

このような環境で育った鶏は、健康とは言えません。

飼育環境によるストレスもそうですし、飼料自体にも輸入された遺伝子組み換えトウモロコシなどの遺伝子組み換え作物が使われている可能性は高いでしょう。さらに、病気予防として抗生物質も配合されています。

私たちの健康への懸念もそうですが、そもそもお肉の味としてもストレスの有無や飼料の内容が大きく影響してきます。

ですから、より安全やおいしさを求める場合には、飼育環境や飼料にこだわった鶏肉をおすすめします。

たとえば国産でおすすめできるのは、平飼いで飼育期間が長い「地鶏」や、ブロイラーよりも飼育期間が長い「銘柄鳥（赤系）」です。

地鶏とは

よく聞く「地鶏」という言葉ですが、地鶏と名乗るにはいくつかの細かいルールが決められています。

「明治時代（１８６８～１９１２年）までに日本で定着した38種類の在来種の血統が50％以上入った鶏である（出生の証明ができる）こと」。

また飼育の条件として「ふ化日から75日以上、飼育方法としてふ化28日以降は自由に地面を歩き回れる環境（1平方メートルあたり10羽以下）であること」といった具合です。

平飼いの環境でよく動き回っているので、肉質は歯ごたえがあり、鶏の品種ごとそれぞれの味わいがよく出ます。

秋田県の「秋田比内地鶏《ひないじどり》」、愛知県の「名古屋コーチン」、熊本県の「天草大王《あまくさだいおう》」など、各地域の地鶏はブランド鶏として有名になっています。茨城県の「奥久慈《おくくじ》しゃも」のように、しゃもも在来種の地鶏です。

銘柄鳥とは

一方銘柄鶏とは、ブロイラーにハーブや特殊な飼料を与え、ブロイラーより2週間ほど長く飼育した鶏のことを言います。ブロイラーより手間がかかる分、値段は少し高くなります。この銘柄鶏という区分の中で、さまざまな品種の鶏が育てられているのです。

私がおすすめする「赤系」とは、商品としては「赤鶏」と表記されています。

鶏と聞いて思い描くのは、赤いとさかに真っ白な体毛の鶏ですよね。

しかし、鶏はもともと自然界の外敵に対する保護色として、赤茶、黒、茶、まだらなどさまざまな色の羽毛を持っていました。

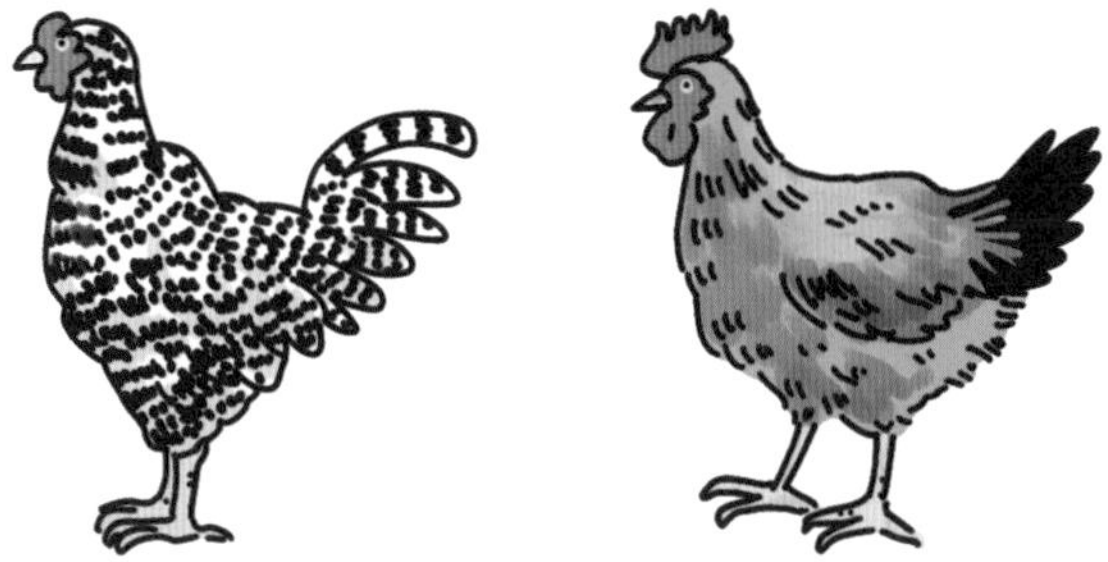

青森シャモロック（左）と赤鶏（右）

赤鶏というのはこれらの鶏をルーツに持つ、優良な肉用鶏の一種です。

鶏本来の血統と姿を保ち、世界の畜産市場でも「上質でおいしい」ことで知られています。

両親ともに赤鶏である銘柄鶏の赤鶏は、国内で流通している鶏の中でも、たったの1・5％ほどだと言われています。

外国産の鶏肉はどう？

では、外国産の鶏はどうでしょうか？　選ばないほうがいいのでしょうか？

答えは、国産と同様「ものによる」ということになってしまいます。

現在、鶏肉でもっとも多く輸入されているのはブラジル産です。

ブラジル産鶏肉は鳥インフルエンザの発生リスクが極めて低いとされ、その安全性が評価されて輸入シェアを大きく伸ばしました。

しかし、過去には食肉不正問題が取り上げられて、心配している人も多い現状です。

ですから、**産地というよりは、どのような環境・飼料で育ったかわかる鶏を選ぶというのが賢い選び方**だと言えます。

なかなかスーパーではむずかしいかもしれませんが、通販サイトなどでは外国産の鶏で、鶏の健康に配慮した開放的な環境、抗生物質不使用など、こだわった鶏も見つけることができ、選択肢の1つとしておすすめできます。

店頭で鮮度のよさを見極めるには

スーパーなどで鶏肉を選ぶときには、まずはお肉の色をチェックしてみてください。

部位にもよりますが、鮮度がいい鶏肉は、見た目にもハリがあり、透明感のあるキレイなピンク色をしています。逆に鮮度がよくないものは白く濁っています。

また、**鶏肉の皮は鮮度が高いものほど黄色に近く、低いものほど白に近いです。**新鮮だと皮の毛穴が盛り上がっていて細かいヒダが寄っていますが、鮮度が落ちているものは毛穴がペタンと閉じていて、表面も平らに近くなっています。

また、ドリップの量が多い鶏も鮮度が落ちているので、あまりおすすめではありません。

鶏肉の選び方

―産地よりも飼育環境や飼料の内容が重要
―国産若鶏ではなく、「地鶏」や「赤鶏」がおすすめ
―店頭で選ぶときは、より鮮度の高いものを選ぶ

生鮮食品

豚肉

自由に育ったブタさんを選ぼう

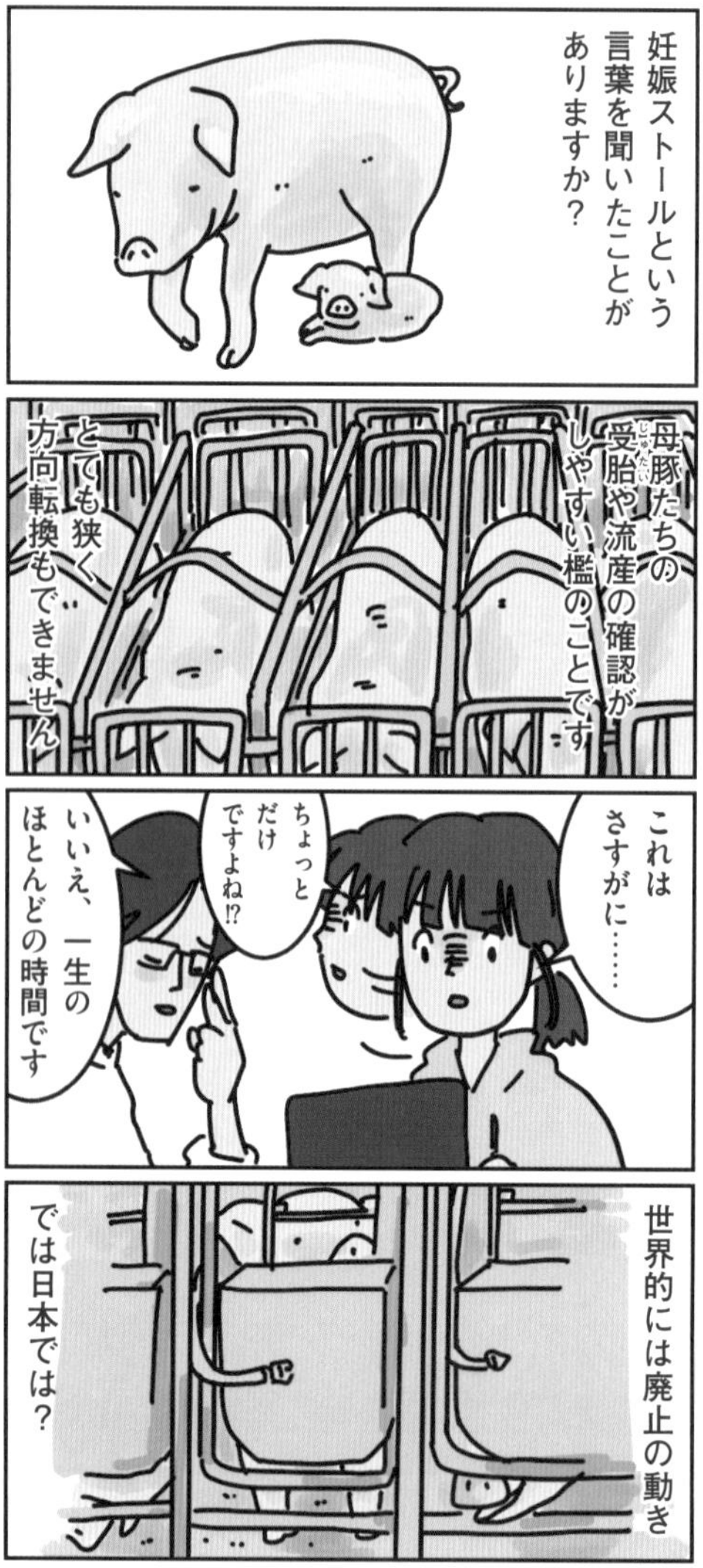

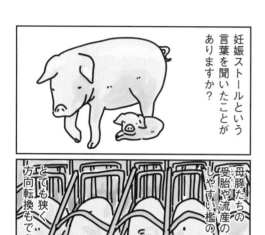

妊娠ストールという言葉を聞いたことがありますか？
母豚たちの受胎《じゅたい》や流産の確認がしやすい檻のことです
とても狭く方向転換もできません
これはさすがに……
ちょっとだけですよね⁉
いいえ、一生のほとんどの時間です
世界的には廃止の動き
では日本では？

世界で問題視されている「妊娠ストール」

豚肉も鶏肉同様、経済的で家庭の味方ですよね。栄養的には、疲労回復効果の高いビタミンB1が豊富。脂身は甘みがあっておいしいですし、脂身の少ないヒレ肉はビタミンB1の量が他のお肉と比べても突出しています。

そんな豚肉もやはり、どんな環境で育てられているかが重要です。

私たちがふだん目にする豚肉の多くは、主に豚舎で飼育された「子豚」のお肉です。その産みの親である母豚たちは、一般的に「妊娠ストール」という檻《おり》の中で過ごします。一頭一頭がこの檻で仕切られて、一生を過ごすことになるのです。

妊娠ストールで一生を過ごした母豚は、出産による負担と運動不足で筋肉や骨が弱り果ててしまいます。すると、格づけでは「等級外」となり、主にソーセージなどの加工食品用の豚肉として出荷されているのです。

妊娠ストールが使われるのは、母豚たちの受胎《じゅたい》・流産の確認や給餌《きゅうじ》管理がしやすいという理由があるのですが、この檻は方向転換もできないほど狭いことが問題視されています。まともに身動きすらとれない生活がどれほど不健康でストレスのたまることか……想像にかたくありませんね。

そのため世界的に廃止の動きが進んでいますが、**ここ日本では妊娠ストールの使用率は90％を超えています。**まだまだ消費者の認知は広まっていないのが現状なのです。

飼料の肉骨粉も大問題

飼料についても考えていきましょう。

一般的な豚肉の飼料は、トウモロコシや大豆などを配合した飼料です。

やはりコストの問題で原料は輸入品が多く、ポストハーベスト農薬の残留、遺伝子組み換え作物の可能性が心配されるところです。

加えて、「肉骨粉《にくこっぷん》」が含まれる飼料を与える可能性があるのも要注意です。

肉骨粉とは、家畜を肉にする際に出るくず肉や内臓、骨などを加熱処理したもので、家畜の飼料、農作物用の肥料などとして使用されています。

この肉骨粉は、以前「狂牛病」の感染経路となったことから牛への使用は禁止されましたが、実は豚や鶏の肉骨粉は、豚や鶏の飼料として利用することが認められています。

つまりこれは、豚や鶏たちは同種の身体からできた飼料を食べている場合があるということです。

仕組みとしてはムダなく経済的ではあるかもしれませんが、倫理的には「果たしてそんなことをしていいのだろうか?」という考えがよぎります。

ストレスの少ない放牧豚

そのような背景がありますので、できるならば飼育環境や飼料にこだわった生産者の豚肉をおすすめしたいところです。

その場合、選択肢として挙がるのは「**放牧豚**」です。

放牧豚とは、その名のとおり、放牧飼育された豚のことです。

豚にとってより自然に近い形で過ごすことができるので、ストレスも少なく、健康的に育ちます。ですから、抗生剤などの薬の投与も少なくなります。

放牧豚は赤身が濃く、適度な弾力の肉質と甘みのある脂があり、身体にいいとされる「不飽和脂肪酸」が多く含まれているのも注目です。

また、品種でいうと黒豚はおいしいことで知られていますね。

黒豚は、イギリス原産のバークシャー種が明治時代に輸入されて飼育がはじまった豚です。鼻の先、手足、しっぽの先以外の全身が黒いことから「黒豚」と呼ばれるようになりました。

一般的な白豚が生後約6ヶ月で出荷されるのに対し、黒豚は発育が遅く、8ヶ月以上かけて出荷されます。

さらに繁殖性も低く、取れるお肉も少量なことから白豚に比べると高価なのです。

黒豚は繊細な気質を持っているので、かなり気をつかって飼育する必要があるといいます。おいしい黒豚を育てるためには、豚にとっての環境をより整えなくてはならないので、放牧で飼育している場合が多いのです。

豚肉の選び方

- **鶏と同様に過酷な環境で飼育されているのが一般的**
- **飼料のわかる豚肉、放牧豚を選びたい**
- **黒豚は飼育条件が比較的厳しく、安心感が高い**

いろんな豚

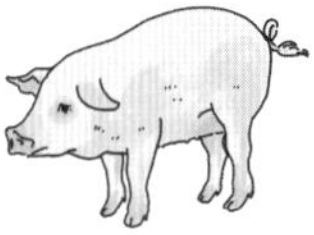

白豚

豚のメジャーな品種は「大ヨークシャー」「デュロック」などがあり、日本で飼育されている豚は基本的に交雑されている（そのほうが丈夫に育つという）。よく見かける「三元豚《さんげんとん》」とは、三種類をかけあわせた豚という意味。

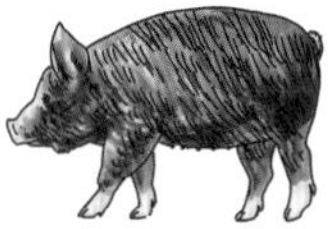

黒豚

日本の黒豚のルーツは戦国時代で、中国から琉球経由で九州にやってきたという。その後、明治時代に「バークシャー」という品種と交配させることで一般的になった。

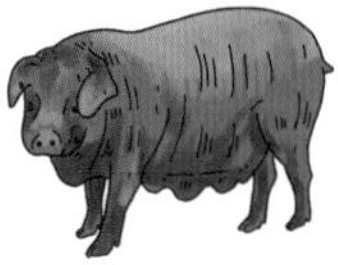

イベリコ豚

どんぐりを食べることで有名なスペイン原産の黒豚。5000年以上の歴史を持ち、その血を受け継いでいる。

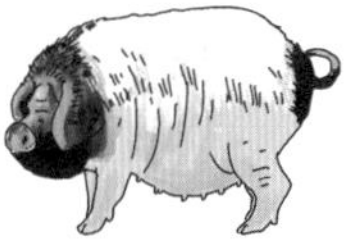

金華豚《キンカトン》

金華ハムで有名な中国原産の品種。金華ハムは、主に高級料理の「出汁用」に使われている。

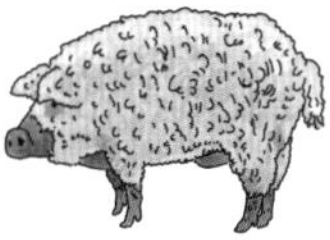

マンガリッツァ豚

ハンガリー原産の品種。厳しい真冬に耐えるためにモフモフの毛になったという。一時絶滅の危機に瀕したが、ハンガリーの国宝として保護されて頭数が安定した。

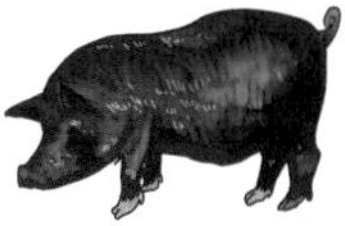

アグー

600年ほど前に沖縄にやってきた日本の在来種。絶滅していたかと思われたが、80年代に30頭ほど発見され、飼育されるようになった。

「イノシシとブタは何が違う？」

イノシシとブタは、実は生物学的には同じ生きもの。1万年ほど前にイノシシを家畜化したものがブタだと言われている。野生のイノシシとブタをかけ合わせると「イノブタ」と呼ばれる。

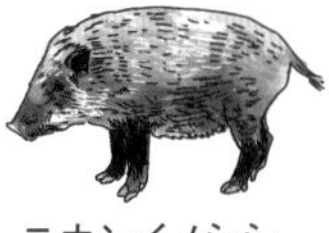

ニホンイノシシ

生鮮食品

牛肉

外国の牛さんでも「国産」!?

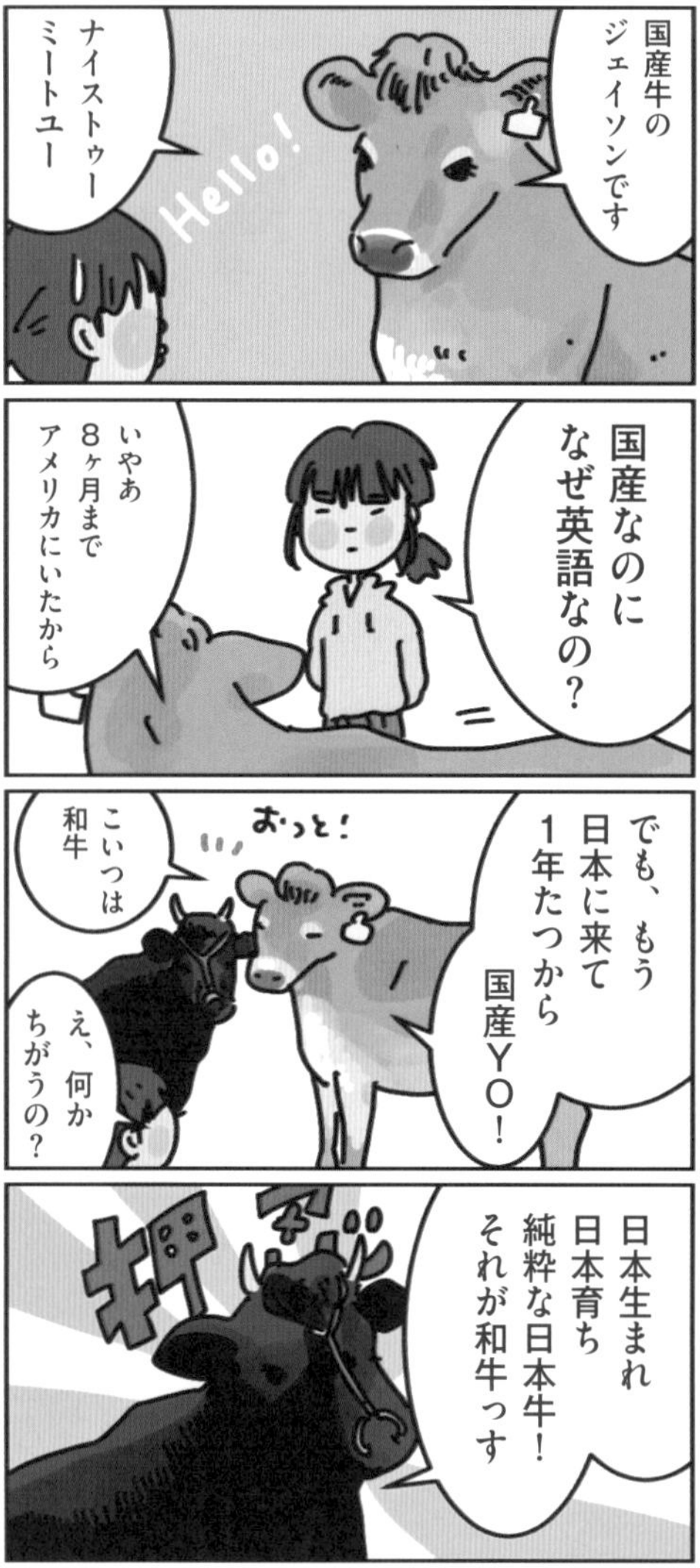
国産牛のジェイソンです
Hello!
ナイストゥーミートユー
国産なのになぜ英語なの？
いやあ8ヶ月までアメリカにいたから
でも、もう日本に来て1年たつから国産YO！
おっと！
こいつは和牛
え、何かちがうの？
日本生まれ日本育ち純粋な日本牛！それが和牛っす

牛肉はたんぱく質をはじめ、鉄分や亜鉛、ビタミンB群など健康と美容に効果が期待できる栄養素がたくさん含まれています。

しかし、牛肉は鶏や豚に比べて高価です。

値段だけ見ると外国産のほうが安い。でも、イメージ的に外国産より国産のほうがよさそう……。いったい、どんなふうに選べばいいのでしょうか？

外国産で注意が必要なのは「肥育ホルモン」

まず、牛の産地について考えてみましょう。

なぜ外国産の牛がよくないという話があるのかというと、日本国内では使用が禁止されている「肥育《ひいく》ホルモン」を使っている可能性があるからです。

肥育ホルモンとは化学的につくられたホルモン剤で、使うと牛は短期間で大きくなり、肉質も脂肪分の少ない赤身肉になります。

牛肉の主な輸入元であるオーストラリア、ニュージーランド、アメリカ、カナダではホルモン剤の投与を肉牛、乳牛ともに認めています。

その点で、国産のほうが安全と考える人は多いんですね。

国産と和牛、表記のからくり

しかし、ここに1つ注意があります。

日本産と思《おぼ》しき牛肉には、「国産牛」と「和牛」がありますが、この2つ、似ているようで内容はまったく違うのです。

というのも、**外国で生まれた牛であっても、日本での飼育期間のほうが長い場合は「国産牛」と表記ができます。**

たとえば8ヶ月育てられ、そのあと日本へやってきて12ヶ月過ごしたら「国産牛」と名乗ることができるんですね。

国産牛と和牛では、そもそも品種が違います。

国産牛として売られているほとんどは「**ホルスタイン種**」で、その他に「**交雑種**」や「**アンガス種**」「**ヘレホード種**」などがあります。

ホルスタイン種とは乳牛として品種改良されてきた牛で、主な目的は牛乳にあります。でも、オスからは牛乳がとれませんよね。そこで、メスは乳牛として、オスは肉牛（食用）として育てられているのです。ただし食用の品種ではないので、骨が太く、肉の量も多くはとれません。

一方、交雑種は和牛とホルスタイン種をかけあわせた品種で、野菜の種と同じく「F1」とも呼ばれています。アンガス種やヘレホード種は外国の品種。和牛に比べて脂肪の少ない赤身肉が特徴になります。

和牛とは

対して「和牛」とは、日本の在来種をもとに品種改良された食肉専用の牛です。「**黒毛和種**」「**褐毛和種**《あかげ》」「**日本短角種**《たんかく》」「**無角和種**《むかく》」の4種と、これらをかけあわせた交雑種で、これらが日本で生まれて日本で育てられると「和牛」と名乗ることができます。

ルール上、和牛も「国産牛」と表記することができますが、和牛は牛肉の中でも特に品質がいいので、わざわざ国産牛と表記することは通常ありません。

一般的によく流通しているのが「黒毛和種」で、有名な松阪牛などのブランド牛も黒毛和種ですね。

いろんな牛

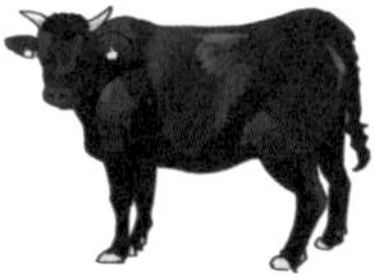

アンガス種

スコットランド原産。アメリカやオーストラリアで多く飼育されている。

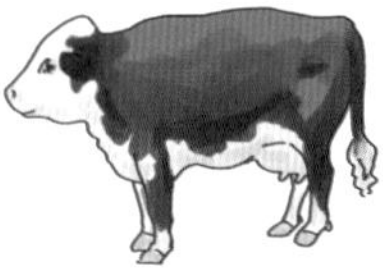

ヘレホード種

イギリス原産。丈夫で飼いやすく、アメリカでよく飼育されている。

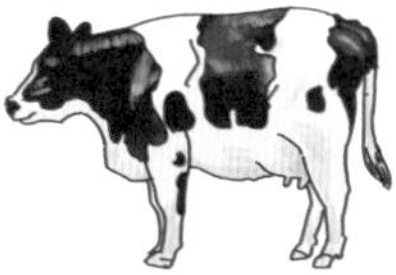

ホルスタイン

もとはオランダ原産で、明治時代に日本にやってきた。牛乳のとれなくなったメスと、オス（子牛）は食肉用となる。

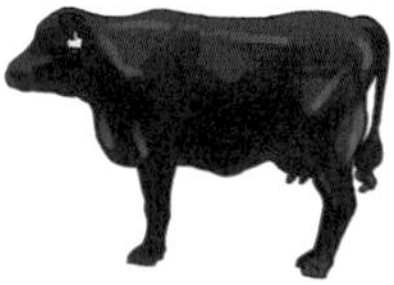

交雑種

ホルスタインなどの乳牛と和牛をかけあわせた牛。F1種の野菜の種と同じで、体格はホルスタインのように大きく、肉質は和牛のようになる1代限りの牛。

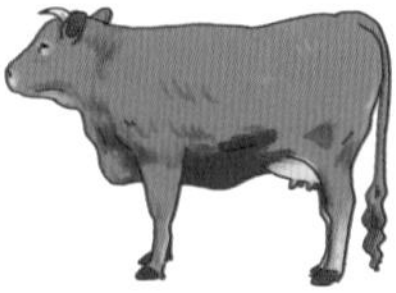

褐毛和種

別名「あかうし」とも呼ばれ、熊本、高知、北海道などで飼育されている。脂身と赤身のバランスがほどよい。

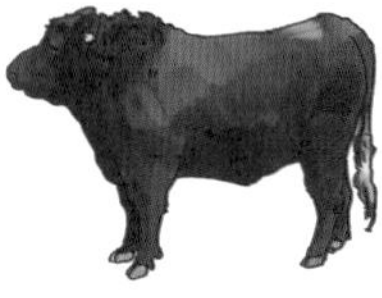

日本短角種

ショートホーン種と南部牛を交雑した牛で、東北原産。北海道、岩手、秋田で飼育されている。赤身がおいしい。

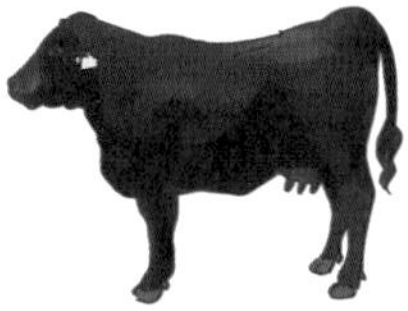

無角和種

アンガス種と在来種を交雑してつくられた品種で、角がない。山口県だけで飼育されており、4種のうちもっとも数が少ない。やはり赤身がおいしい。

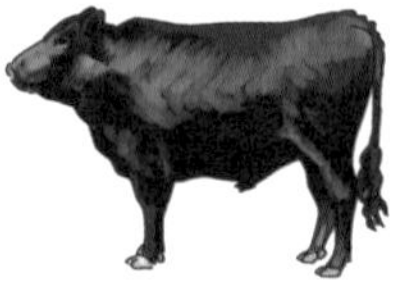

黒毛和種

和牛の約98%をしめている代表的な品種。きめ細やかな脂肪（霜降り）が特徴。松阪牛、神戸牛、米沢牛、近江牛、但馬牛などのブランド牛も、すべてこの黒毛和種。

ちなみに、日本で飼育された牛肉には「個体識別番号」がついています。「牛肉トレーサビリティ」と呼ばれ、輸入牛を含む国内で飼養されるすべての牛は1頭ずつ10桁の識別番号で管理されており、生産や流通履歴が共有されるのです。

「独立行政法人家畜改良センター」のホームページに、パッケージなどに表示してある10桁の識別番号を打ち込むと、購入した牛肉の履歴を調べることができますよ。

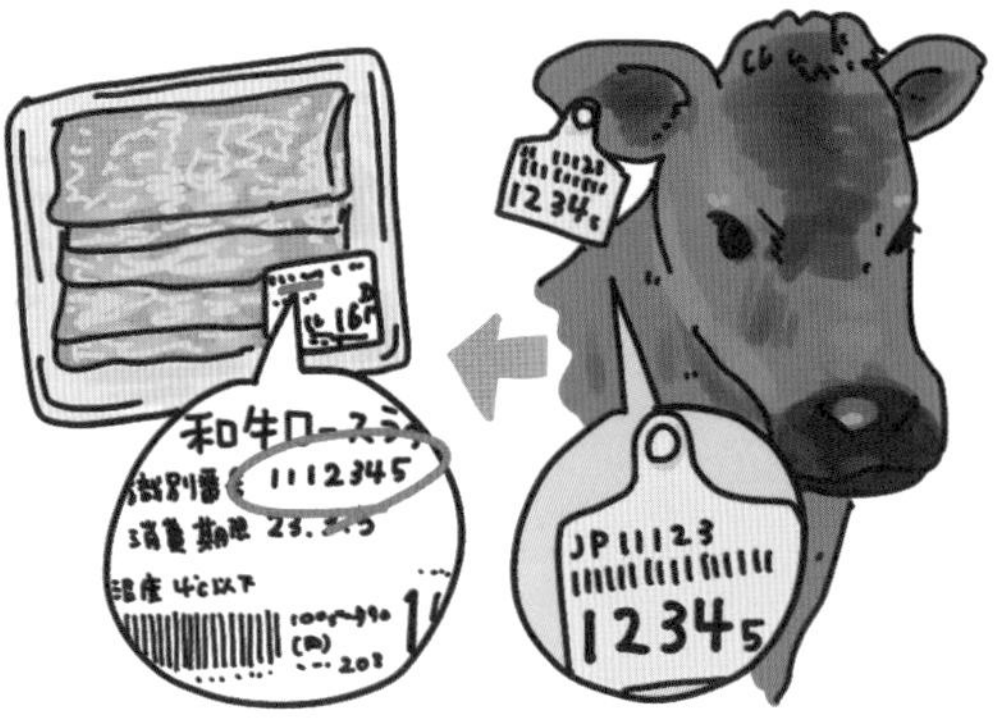

トレーサビリティ番号

「グラスフェッドビーフ」を選ぶ

牛の種類についてお伝えしてきたところで、もう1つ、より安全を考慮するのであればぜひ飼料にも注目してみてください。

より安心安全な牛肉を求めるならば、「**グラスフェッドビーフ**」をおすすめします。

グラスフェッドビーフとは「牧草を食べて育っ

た牛」のことです。グラスフェッドは、「グラス／Grass（牧草）」「フェッド／Fed（飼料）」という意味ですね。

牛は草食動物ですので、牧草を食べるのはあたりまえのような気がしますが、日本で一般的に多く流通している牛肉は「グレインフェッドビーフ」です。「グレイン／Grain」とは穀物のことで、穀物をベースに配合された飼料で育てられた牛肉のことを言います。

穀物で育った牛は短期間で大きく育ち、脂ののった霜降りの牛になるのです。

一般的にはカロリーの高いトウモロコシなどを多く与えるため、遺伝子組み換えの可能性がある輸入トウモロコシなどが入っていることも多いでしょう。ポストハーベスト農薬の影響も気になります。

対して**グラスフェッドビーフは、自然に近い環境で放牧され、飼料は原則新鮮な牧草のみ。穀物はほぼ与えられずに育ちます。**

牧草のみを食べて育つので、脂肪が少なく赤身が多い肉質が特徴です。

また、一般的なグレインフェッドビーフが牛舎の中で運動を制限しながら育てられるのに対して、グラスフェッドビーフは広い土地で適度に運動しながら育つため、ほどよく引き締まった肉質になります。

時間とコストがかかるので価格は高めですが、グラスフェッドビーフは高たんぱく・低カロリーなことも特徴で、牛肉の脂分が苦手な人にもおすすめです。

国産のグラスフェッドビーフはほぼないと言っていいほど希少ですが、外国産のグラスフェッドビーフを探すことはそうむずかしくありません。

こだわった販売業者さんであれば、ホルモン剤や抗生剤の有無についても表記されているので、そのようなところから買うのが安心でしょう。

牛肉の選び方

―安い牛肉は飼料に遺伝子組み換え作物が使われている可能性

―国産牛よりは「和牛」のほうが安心感は高い

―こだわり派の人にはグラスフェッドビーフがおすすめ

魚

お魚たちの産地はあいまい

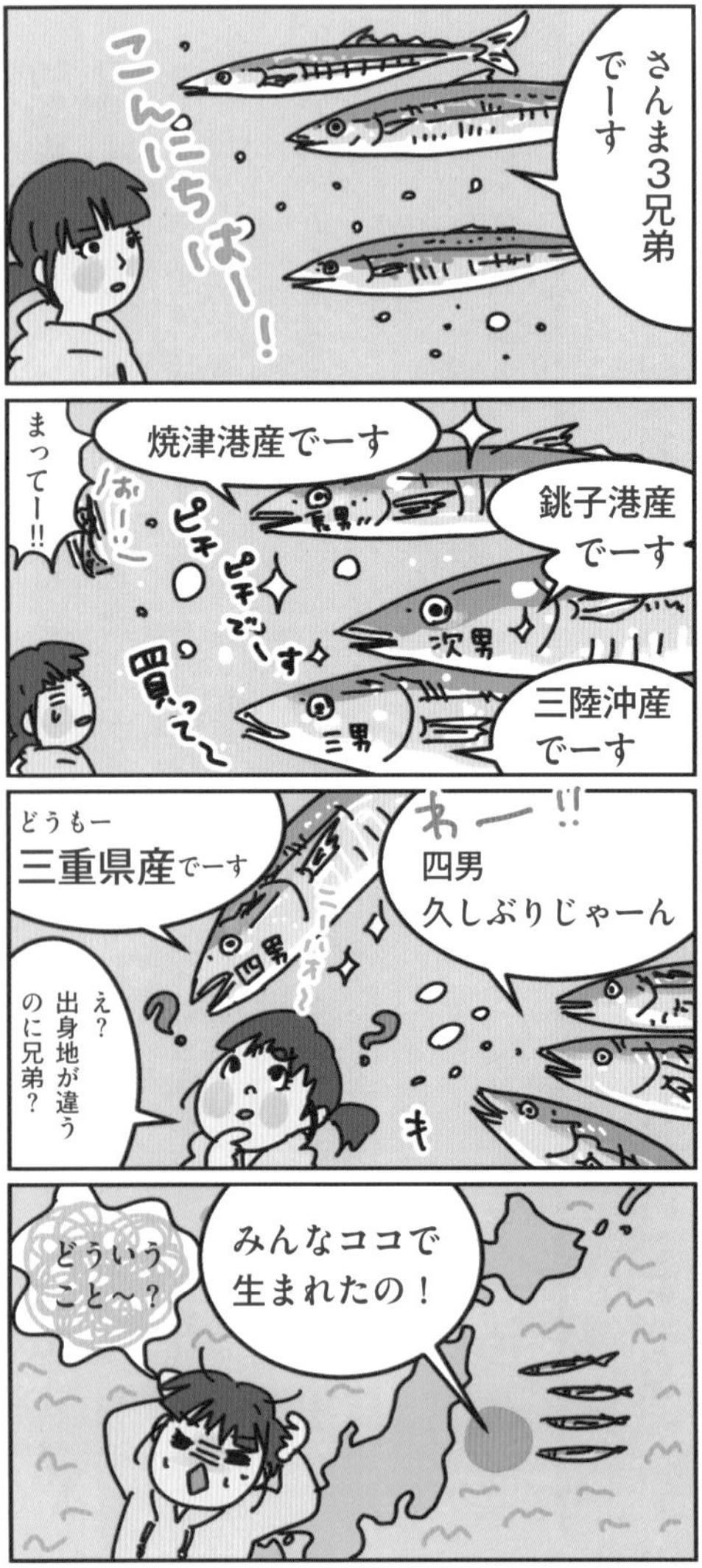
さんま3兄弟
でーす
こんにちはー！
焼津港産でーす
まってー!!
長男
ピチピチでーす
銚子港産
でーす
次男
買って〜
三陸沖産
でーす
三男
どうもー
三重県産でーす
四男
わー!!
四男
久しぶりじゃーん
え？
出身地が違う
のに兄弟？
どういう
こと〜？
みんなココで
生まれたの！

魚が食卓に出てくる機会はどれくらいあるでしょうか。

焼いたり、煮物にしたり、お刺身になっている魚を買うこともあるでしょう。ここでは、魚の選び方について見ていきましょう。

魚というのは、釣りや料理が趣味という人でない限り、なかなか選ぶのがむずかしい食材です。

鮮度のよさを見極めるポイントは魚の種類によって違いますので、考え方の基準になるポイントをお伝えしていきましょう。

「国産」か「外国産」か

まず、産地の問題です。

他の食材と同じように「国産」か「外国産」かどちらを選べばいいのか悩む人もいると思います。

感覚的には「国産のほうが安全なのでは？」と思ってしまいますが、実は魚の産地というのはなかなか複雑な世界なのです。

そもそも、海はつながっています。

養殖魚であれば場所を特定できますが、広い外海に出てしまうと、具体的な場所が特定できません。そこで、基本的には水域が原産地として表示されます。

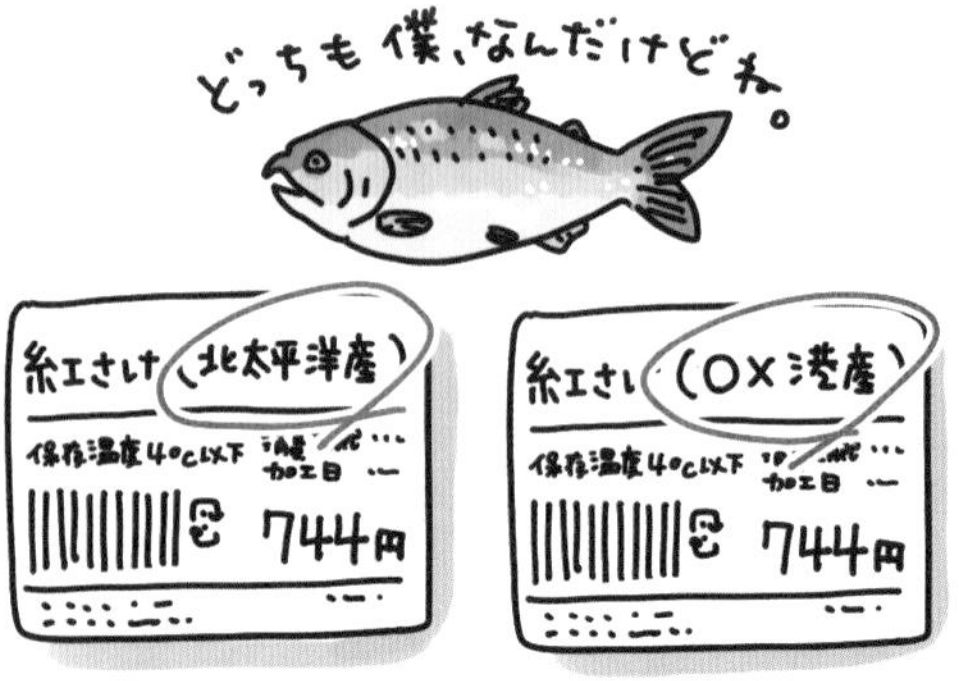

産地の特定はむずかしい

しかし遠洋漁業の場合、いろいろな水域で魚をとって帰ってくるので、どの魚がどの水域でとれたかがわからなくなってしまうんですね。

だからその場合は、水揚げした港の名前か、その港がある地域名を表示します。

つまり、**同じ場所でとれた魚でも、「北太平洋産」や「三崎港産」といった別々の表記になることもある**ということです。

対して外国から輸入した魚は単純で、「原産国の名前だけでいい」というルールがあります。

つまり何が言いたいのかというと、産地だけでは安全性は測れないということです。

「天然」か「養殖」か

続いてのポイントが、天然か養殖かです。一般的にイメージがいいのは天然でしょう。

養殖魚の場合は、狭いいけすの中で大量の魚を飼うため、病気発生を防ぐために抗菌剤が使われることが多く、その残留の心配があります。

また、飼料には本来魚が食べることのない調整された飼料が使われることがあり、その飼料の中身がどんなものかわからないということで不安に感じる人もいるでしょう。

では、だから天然魚が安全かというと……そうではないのです。

特に近年は工場の排水、放射性物質による汚染などの問題があり、「出どころがはっきりしている養殖魚のほうが安全」という声もあります。

ですから、これも一概にはどちらがいいと言えないのが現状です。

「回遊魚」か「近海魚」か

続いての選択肢が、「回遊魚」か「近海魚」かです。

回遊魚とは、広い海域を泳ぎ回って暮らしている魚のことです。種類にもよりますが、同じ季節に一定の経路を移動します。マグロやカツオ、サンマ、サケなどが代表的ですね。

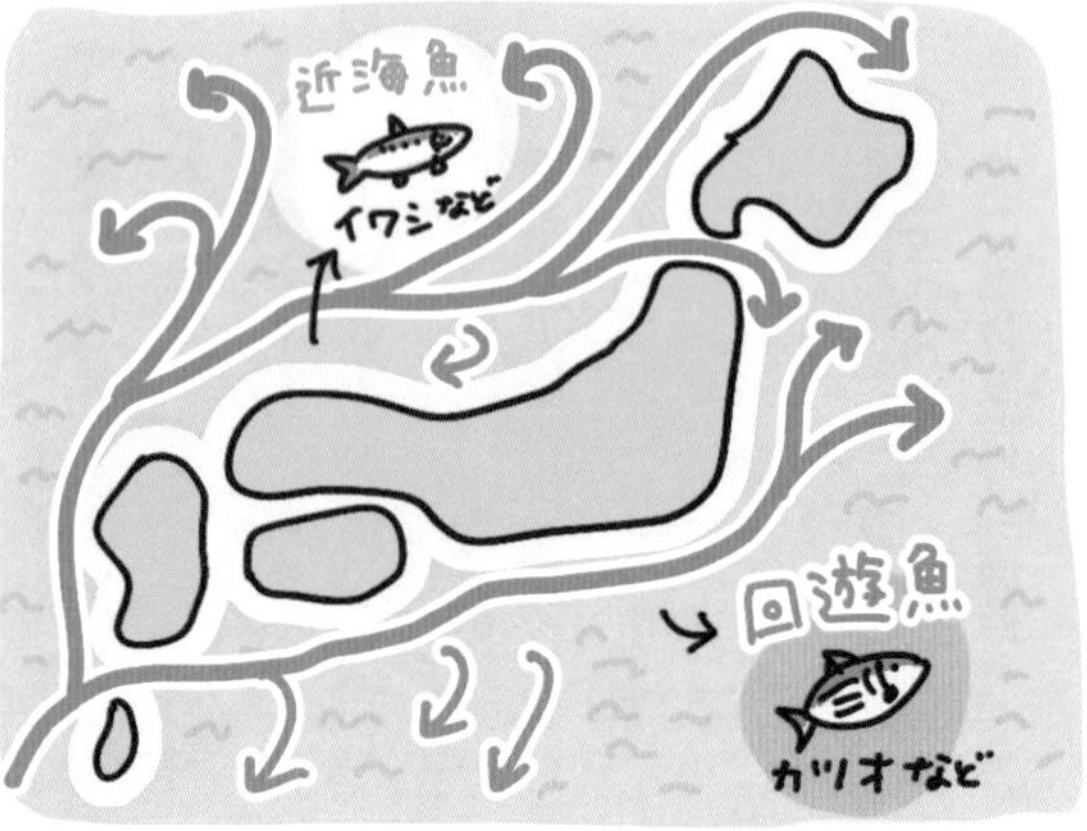

近海魚と回遊魚

対して近海魚というのは、日本の近海でとれる魚のこと。イワシやアジ、サバ、カレイ、スズキ、ヒラメなど種類は多いです。

天然といっても湾内や沿岸でとれる近海魚は、工場の廃水や農薬、またダイオキシンなどの環境ホルモンで汚染されている可能性があります。

それに対して回遊魚は、群れをつくって季節ごとに移動する魚。同じ場所に留まることがない分、心配される化学物質に汚染されることがあまりないともいえます。

しかしマグロなどは後述する水銀の問題もあるなど……やはり、一概にどちらがいいとは言いづらいところです。

迷ったら、旬の天然魚を選ぼう

「じゃあ、結局、どうやって選べばいいの⁉」と思ってしまいますよね。

何を優先するかによって答えは変わってきますが、**1つの選択肢としてお伝えできるのは「旬の天然魚」を選ぶこと**です。


野菜と同様の考え方で、旬の魚を食べることが一番ではないかと思います。

旬の魚は、味がよくて、栄養価も高い。多くとれるので、価格も比較的安い。そして、季節や環境の変化も感じることができます。


もちろん養殖でもおいしい魚もたくさんありますし、安全面に配慮されたものもあります。ただ、あえて言うのであれば旬の天然魚を食べるということは、理にかなった自然なことのようにも思います。

マグロの水銀問題

ところで、もう1つ知識として知っておいてもらいたいのが水銀の問題です。

特にマグロやカジキ、クジラなどの大型魚には人体にとって有害なメチル水銀が多く含まれていると指摘されています。

アメリカの食品医薬品局（ＦＤＡ）では、マグロは水銀の含有量が多いので妊婦や幼児に食べさせないようにと警告しているほどです。日用品のツナ缶に対しても「妊婦にはなるべく食べさせないように」と指示する医師が多いと言われています。

というのも、アメリカではツナ缶の消費量が多く、「魚介類から人が取り込む水銀の約40％はマグロが原因」だと言われているのです。

マグロはたしかに絶品の魚なのですが、より安全性を考えると**日常の食事にはイワシなどの「天然の小魚」を選ぶのがいい**と言えるでしょう。

お刺身を選ぶときは「一点盛り」を

魚料理をしない家庭でも、お刺身は好きで食べるということは多いでしょう。

このお刺身も、スーパーなどで選ぶ場合には少し考えておきたいポイントがあります。

私のおすすめは、「お刺身を買うなら、一点盛りを選ぶ」ということです。

どういうことかというと、表示のルールが関係しています。

お刺身コーナーの表示では、大きく「生鮮食品」と「加工食品」というカテゴリーに分かれます。

このとき、お刺身の一点盛り（魚が1種類だけの刺身）の場合には、「生鮮食品」のカテゴリーになるのですが、複数種類の盛り合わせは「加工食品」になるのです。

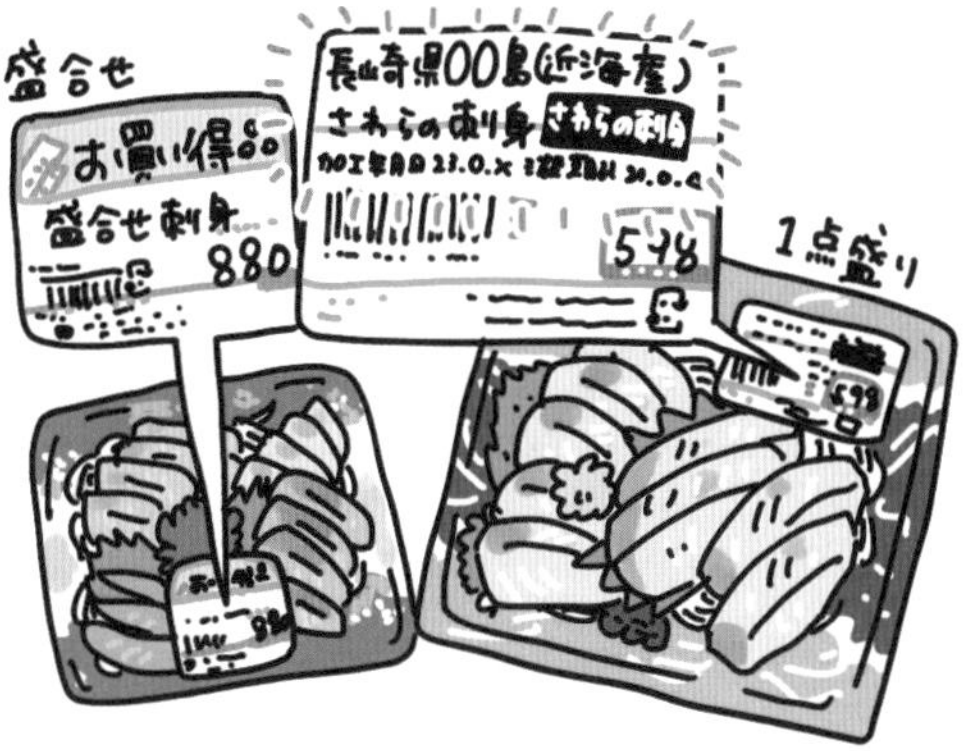
盛合せ
お買い得品
盛合せ刺身
880
さわらの刺身
548
1点盛り

盛り合わせは「加工食品」になる

生鮮食品の扱いの場合、その魚の産地、養殖か天然かといった内容を厳密に表示しなければなりません。

ところが、加工食品の場合は詳細な内容を表示しなくてもいいことになっています。

つまり、**お刺身の盛り合わせはどこでとれた魚なのか、養殖なのか天然なのか、あるいは解凍したものなのかがわからない**ということです。

ですから割高感があるかもしれませんが、より安全性や品質の高いお刺身を求めるなら、一点盛りのお刺身を選ぶのがおすすめです。

最後にもう1つ、お刺身を選ぶときの注意点があります。それは、添加物です。すべてのお刺身に添加物が使われているわけではありませんが、たとえば「マグロ切り落とし刺し身」には植物油脂、酸化防止剤、ｐＨ調整剤などがよく使われています。植物油脂には、照りを出したり、乾燥を防ぐ効果があります。酸化防止剤やｐＨ調整剤は商品の保存性を高めたり、解凍するときのドリップを防いだりする役割もあります。容器の裏側に食品表示が貼ってある場合がありますので、買う前にチェックしてみてくださいね。

魚の選び方

―単純に「産地」「天然」「養殖」で選ぶのはむずかしい

―迷ったら、旬の天然魚（アジやイワシなどの小魚）がおすすめ

―お店で刺身を買うときは詳細のわかる一点盛りのほうがいい

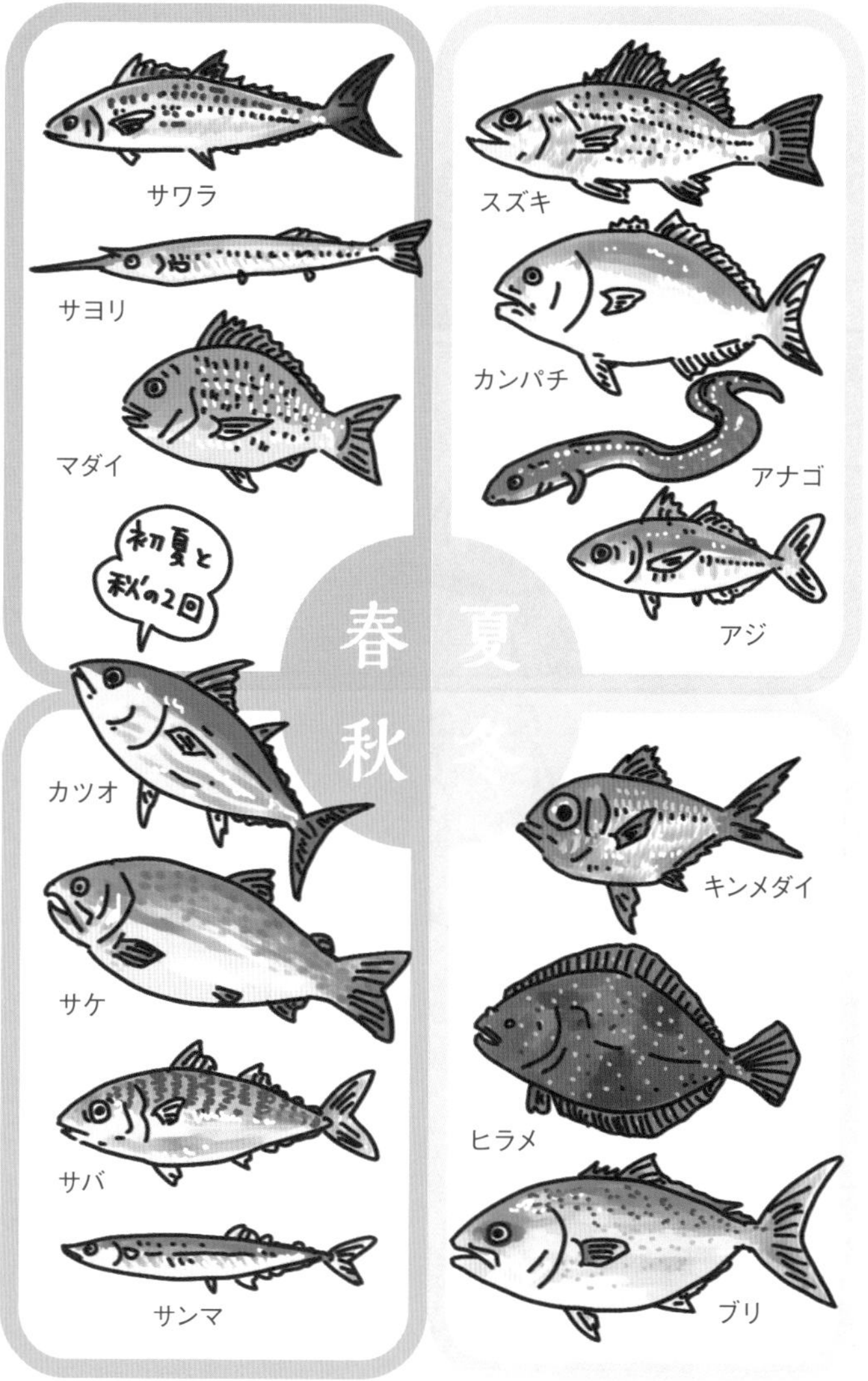
サワラ
サヨリ
マダイ
初夏と秋の2回
スズキ
カンパチ
アナゴ
アジ
春
夏
秋
冬
カツオ
サケ
サバ
サンマ
キンメダイ
ヒラメ
ブリ

生鮮食品

海藻

海苔を消化できるのは日本人だけらしい

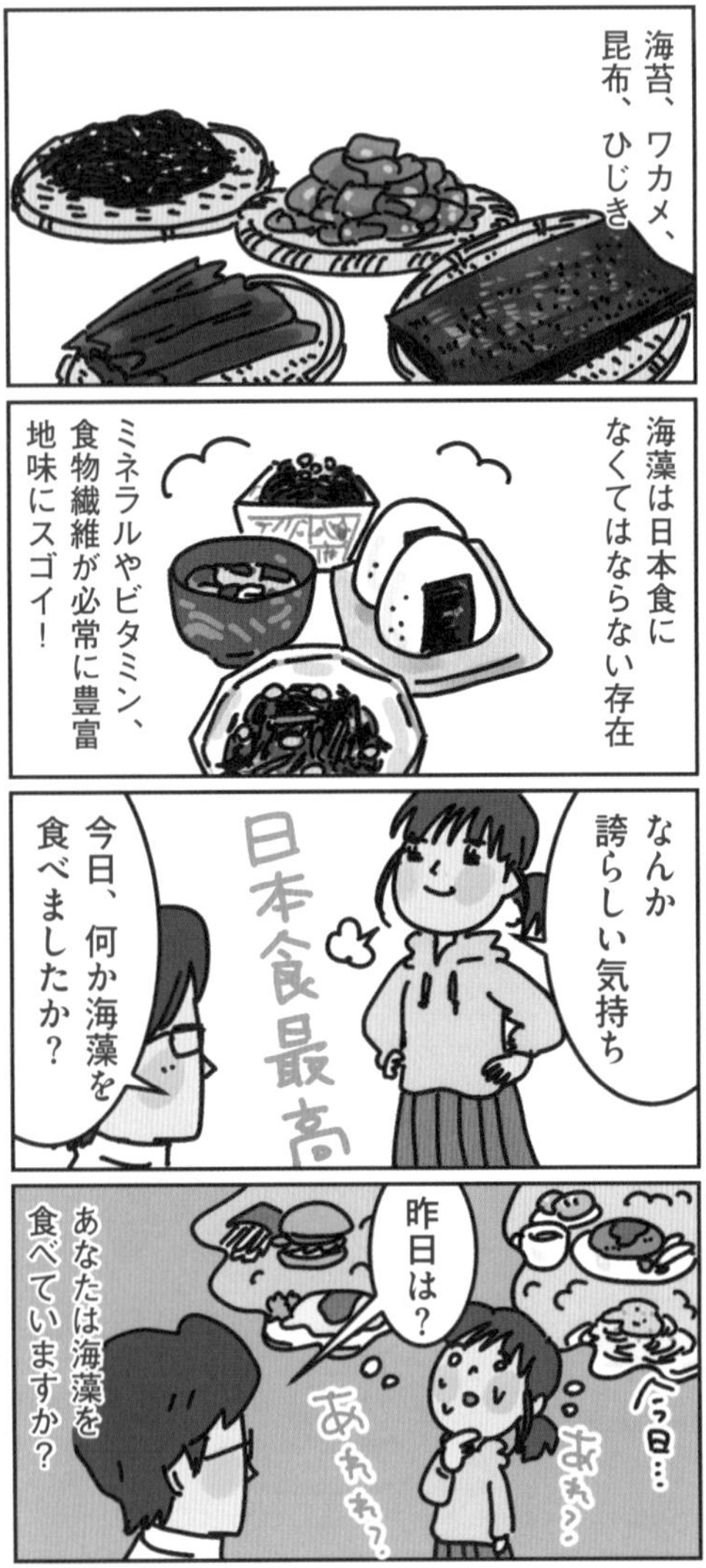

海苔、ワカメ、昆布、ひじき
海藻は日本食になくてはならない存在
ミネラルやビタミン、食物繊維が必常に豊富
地味にスゴイ!
なんか誇らしい気持ち
日本食最高
今日、何か海藻を食べましたか?
今日…
あれ?
昨日は?
あれれ?
あなたは海藻を食べていますか?

日本の伝統食「海藻」たち

海に囲まれた日本は、お魚や貝類とともに海藻を昔から食べてきました。おむすびの海苔《のり》、出汁《だし》をとる昆布、お味噌汁にワカメ、という具合に、特に伝統的な和食には欠かせない食材の1つです。

海藻には身体に必要なミネラルやビタミン、食物繊維が非常に豊富に含まれています。しかも、低カロリー・低糖質。腸内環境を整え、毎日の健康維持にとてもおすすめの食材です。ここでは、代表的な海藻とそれぞれの選び方を紹介していきましょう。

海苔

まずは、海苔。

2010年、フランスの微生物学研究チームは「生海苔の細胞壁を分解する酵素を生みだす微生物は日本人の腸内にのみ存在する」という研究報告をしました。

つまり、上手に海苔を消化できるのは日本人だけ、ということです。おもしろいですよね。

海苔を長年食べ続けてきた結果なのか……なんにせよ、遺伝子レベルで食文化として根づいてきた食品なのでしょう。

栄養面で見ても、海藻にはたんぱく質が平均して10％ほど含まれていますが、海苔にはなんと40％も含まれています。

また、海苔を水につけるとヌメリが出ますよね。これはアルギン酸の作用で、血圧・コレステロールを安定させ、有害物質をデトックスする作用があります。他にも食物繊維、葉酸、鉄分、ビタミンA、Cなどさまざまな栄養を含んでいます。

それから海苔にはビタミンB１とB２が多く含まれているのですが、この２つは糖質をエネルギーに変えるのに必要で、不足していると疲れやすくなります。つまり、お米に海苔を巻く「おむすび」は非常に理に適っているということですね。

酸処理をしていない海苔は超希少

では、どんな海苔を選ぶといいでしょうか。

より品質の高い海苔を選ぼうと思ったときには、「酸処理」をしていない海苔を選んでみてください。

酸処理とは、海苔を網ごと有機酸の液に浸して海に戻す方法で、病気を予防するために用いられています。

今流通している海苔のほとんどは酸処理されているのですが、「海を汚す可能性があるものは使わない」という信念で、酸処理をせず、昔ながらの製法を続けている生産者さんがいます。希少な海苔ですのでいいお値段ですが、味と香りが抜群で、ぜひ一度味わってみてほしいですね。

無酸処理の海苔

一方、子どもにも大人気の「味つけのり」は添加物が使われているものが多いのですが、探せば無添加の味つけ海苔もあるので、チェックしてみてください。

ワカメ

現在日本で流通しているワカメは、ほとんどが養殖によるものです。そのうち約80％が中国や韓国から輸入したものです

日本では、東北や北海道エリアを中心として生産されている「三陸ワカメ」と徳島県産の「鳴門《なると》ワカメ」が多くを占めます。

春から初夏にかけてが収穫期で、この時期には採れたての「生ワカメ」が出回ります。生ワカメは磯の香りを楽しむことができ、「つるっ」「コリッ」とした食感がたまりませんよね。黒褐色でツヤのいいもの、そして肉厚で弾力があるのがいい状態です。

ただし、生ワカメは日持ちしないため、多くは加工されて流通します。

・天日で乾燥させた「乾燥ワカメ」
・湯通ししてから塩漬けにした「塩蔵ワカメ」
・塩抜きした塩蔵ワカメを小さくカットして乾燥させた「カットワカメ」

などです。余計なものが入っていない、シンプルなものを選ぶといいでしょう。

天然ワカメと養殖ワカメの違い

一般的には養殖ワカメが流通していますが、天然ものはしっかりとした硬さをもち、歯ごたえもいいです。

ですので、煮物に使っても煮崩れしません。

一方、養殖ものは煮すぎるとやわらかくなりすぎるので、お料理に使うタイミングを工夫しましょう。

昆布

続いて、昆布。昆布は、料理の基本である出汁をとるのに欠かせない食品です。**実は、日本でとれる昆布の95%以上は北海道産です。**

昆布を選ぶためには、

・出汁をとるのに適した昆布
・食べるのに適した昆布

の違いを知っておくといいでしょう。

まず、出汁をとるのに適した昆布とは、うま味成分を多く含んでいる昆布です。真昆布、利尻昆布、羅臼《らうす》昆布などがその代表です。

対して、食べるとおいしいのが繊維質の少ない、やわらかい昆布になります。

長昆布、がごめ昆布などです。

よく聞く「日高昆布」は火が通りやすく、出汁にも食用にも向いています。

昆布には等級がある

ところで、昆布のパッケージに「1等級」「2等級」などの等級が表示されているのを見たことあるでしょうか？

種類にもよりますが、昆布には1～5等級というランクがあります。

これは、厚み・幅・長さ・重さ・色つやなどから専門家によって総合的に判断されたものです。1から順に品質の高いものとして評価されています。

たとえば**高級な羅臼昆布でも、等級が低いものだと安価に買うこともできる**ので知っておくといいですね。家庭で使うには低い等級でも十分だと思います。

ひじき

「ひじき」もまた日本人が古くから食べてきた海藻の1つ。栄養豊富で、特にカルシウムは牛乳の12倍も含まれています。

昆布の主な産地

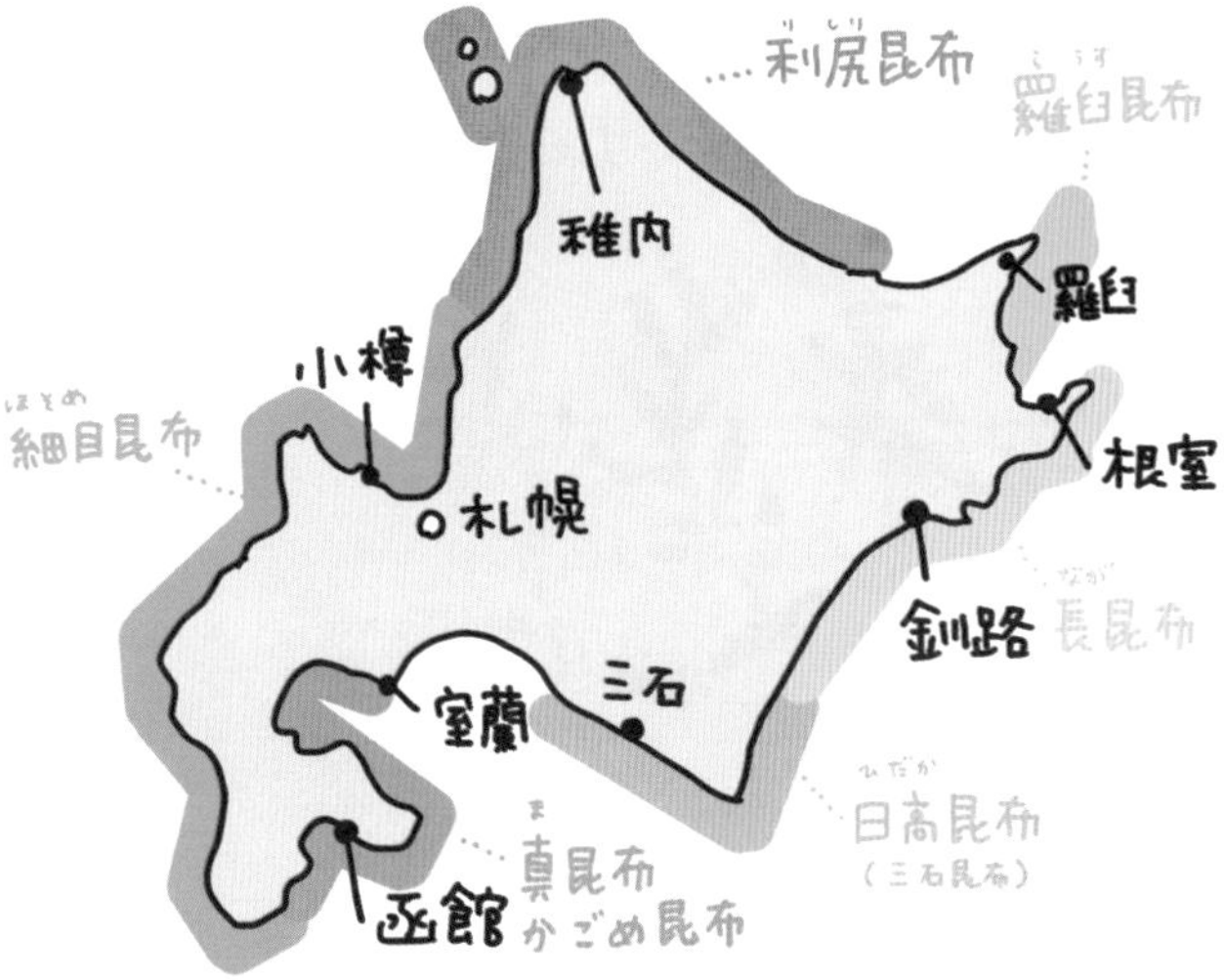
利尻《りしり》昆布
羅臼《らうす》昆布
稚内
羅臼
小樽
細目《ほそめ》昆布
札幌
根室
釧路
長《なが》昆布
三石
室蘭
日高《ひだか》昆布
（三石昆布）
真《ま》昆布
函館
がごめ昆布

真昆布
上品な甘みとコクがあり、澄んだ出汁が取れる。山出し昆布とも呼ばれる。

利尻昆布
香りが高く、澄んだ出汁が取れる。真昆布よりも少し塩気がある。

羅臼昆布
とても濃厚な出汁が取れる。出汁が黄色みを帯びており、お吸いものなどには向かない。生産量が少なく、他の昆布と比べて高価。

長昆布
繊維質が少なく、佃煮や昆布巻などによく使われる。5～6月にとれたものを棹前《さおまえ》昆布という。

がごめ昆布
表面に籠の編み目のような紋様がある。粘りが強く、水で戻すと「どぅるっ」とするとろみが特徴。

日高昆布
火が通りやすく、出汁、煮物と幅広く利用できるが、出汁が少しにごるため、お吸いものなどには向かない。

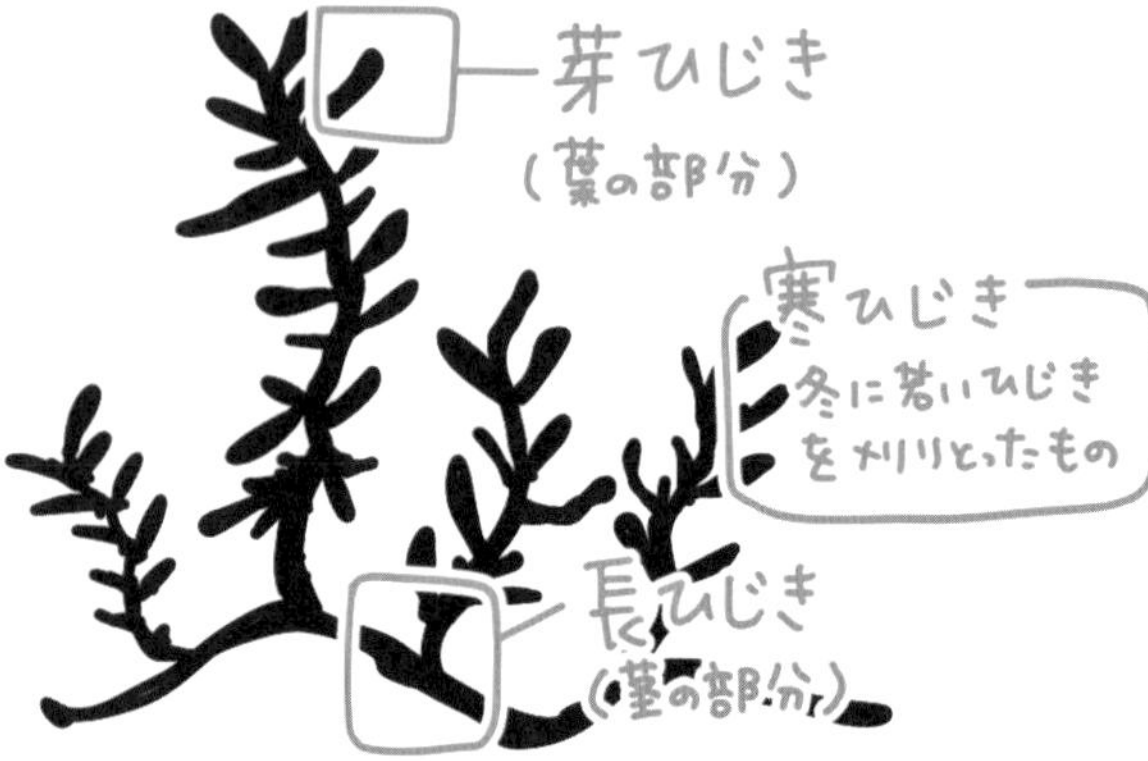
芽ひじき
（葉の部分）
寒ひじき
冬に若いひじきを刈りとったもの
長ひじき
（茎の部分）

実は、日本の土は海外に比べてカルシウムが少ないと言われるのですが、不足しがちなカルシウムを海藻からも補ってきたのではと考えられます。

食養の世界では形が似ていることから「血管の強化」におすすめされる食品です。

ちなみに、ヒ素が多いことを心配する人もいますが、毎日大量にとりすぎない限りは問題ありません。

ひじきの種類を大きく分けると「長ひじき」と「芽ひじき」。

ひじきの茎の部分を長ひじきと呼び、葉の部分を芽ひじきと呼びます。

長ひじきはボリュームがあり、歯ごたえがあるのが特徴です。

炒めものや和えものに合い、歯ごたえがあることから煮物として利用するのも適しています。芽ひじきは長ひじきに比べると食べ応えには欠けます。

ただ、水で戻るのも早く、やわらかくて食材とも絡みやすいです。

ご飯やおむすびに、サラダや和えものにもぴったりです。

国産ひじきは天然もの

ひじきにも天然・養殖があるのですが、輸入ひじきはほとんど養殖と考えたほうがいいです。

現在国内で流通しているひじきは約9割が韓国・中国産で、約1割が国内産です。国産ひじきは基本的に天然もので、産地としては長崎・三重・大分・愛媛県が有名ですね。

通常、ひじきの収穫時期は3～4月が一般的ですが、冬にまだ芽があまり出ていない状態で採取した若いひじきを「寒《かん》ひじき」と言います。

しゃきしゃきとした独特の食感がおいしく、多くの栄養を中に溜め込んでいます。

Column

「買い物は投票」である

アニマルウェルフェア（Animal Welfare ／家畜福祉）という考え方があります。これは、命ある家畜たちが誕生から死を迎えるまでの間、ストレスをできる限り少なく、欲求が満たされ健康的な暮らしができるようにしようという考え方です。

この動きはヨーロッパを中心に広がり、家畜、ペット、実験動物などの動物福祉政策の基準となっています。

しかし、日本ではまだ浸透しておらず、たとえば鶏肉のパートで紹介したブロイラーのように、私たちの都合で「安く食べるためだけ」に、極めて過酷な環境で育てられている動物たちがいるのが現状です。

人間は昔から今にいたるまで、肉であれ、野菜であれ、魚であれ、自然の恵みによって生かされています。

ただ、現代社会ではそういうことを考えなくていいように、誰かが代わりに動物を育て、野菜を育ててくれています。

その結果、それがどんなものかもわからないまま、なんとなく食べるものを選んできたと思います。

本来、買い物とは投票です。

何かを買うということは、その商品や生産者のあり方を支持するということでもあるのです。つまり、消費者の意思表明になります。

「どんなものなら応援したいかな」。

食べものに限らず、そんな目線で選び方を考えてみるのもいいのではないでしょうか。社会というのは、その声の大きさで形を変えていくもののはずです。

PART
3

「添加物の知識」編

Food Selection
Compendium

添加物との付き合い方を考える

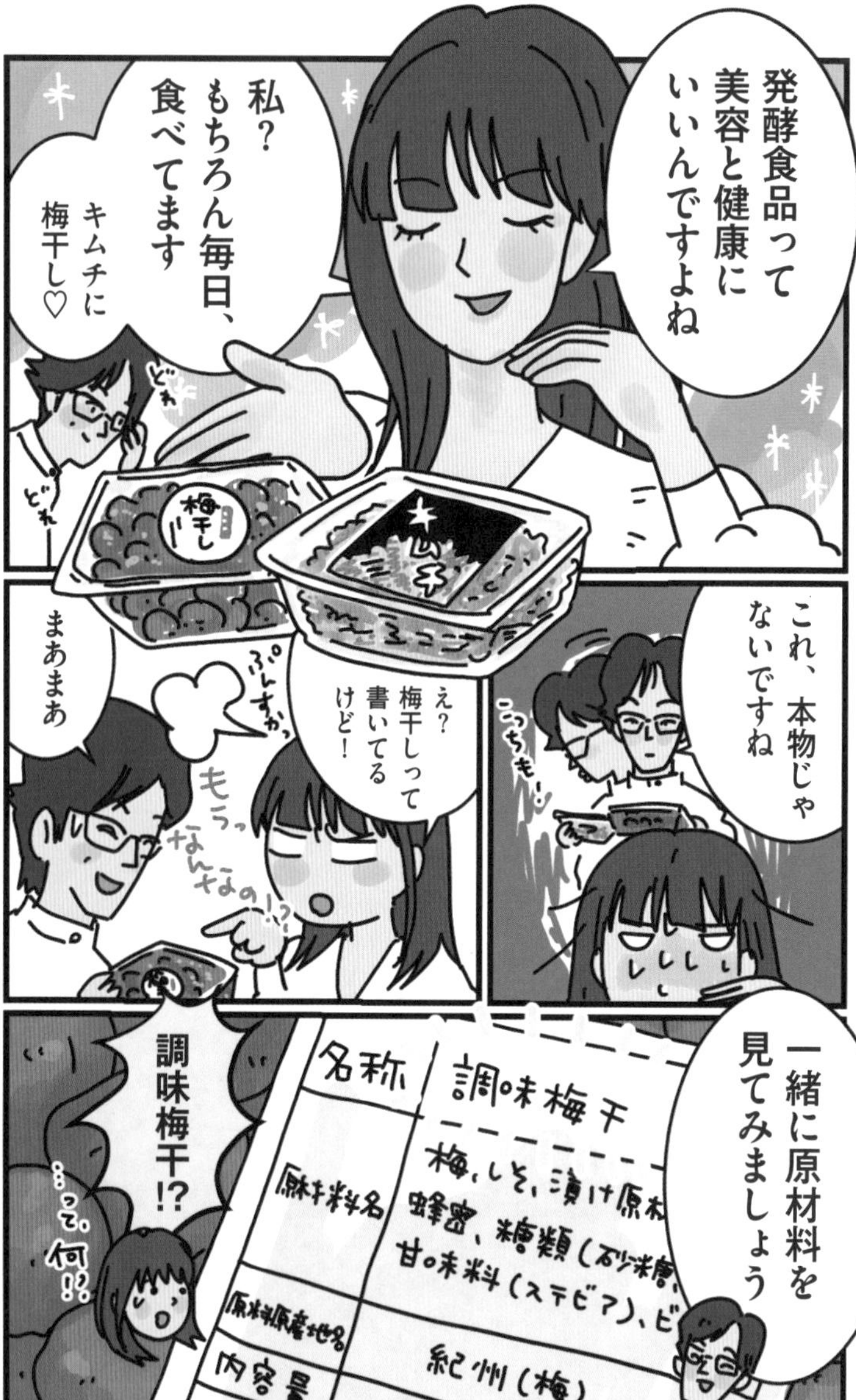
発酵食品って美容と健康にいいんですよね
私？もちろん毎日、食べてます
キムチに梅干し♡
どれ
どれ
梅干し
これ、本物じゃないですね
こっちも！
え？梅干しって書いてるけど！
ぷんすかっ
もうっ なんなの!?
まあまあ
一緒に原材料を見てみましょう
調味梅干!?
…って、何!?
名称 調味梅干
原材料名 梅、しそ、漬け原材
蜂蜜、糖類（砂糖
甘味料（ステビア）、ビ
原料原産地名 紀州（梅）
内容量

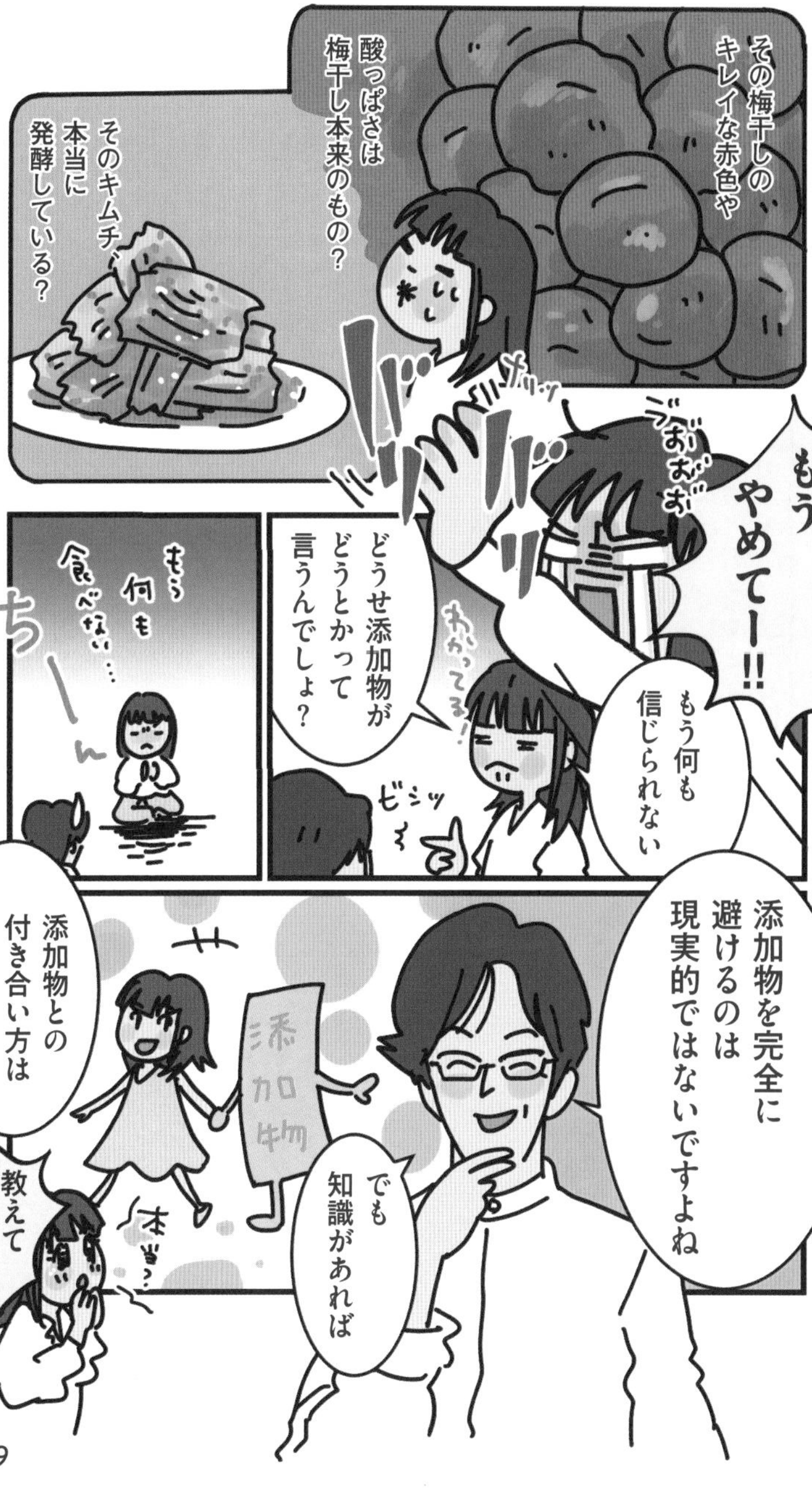
その梅干しのキレイな赤色や
酸っぱさは梅干し本来のもの?
そのキムチ、本当に発酵している?
もうやめてー!!
もう何も信じられない
どうせ添加物がどうとかって言うんでしょ?
わかってる!
ビシッ
もう何も食べない…
ちーん
添加物を完全に避けるのは現実的ではないですよね
でも知識があれば
添加物との付き合い方は自分で選べる
添加物
本当?
教えてください!

添加物

添加物の基礎知識

1つなら安全。でも2つなら…?

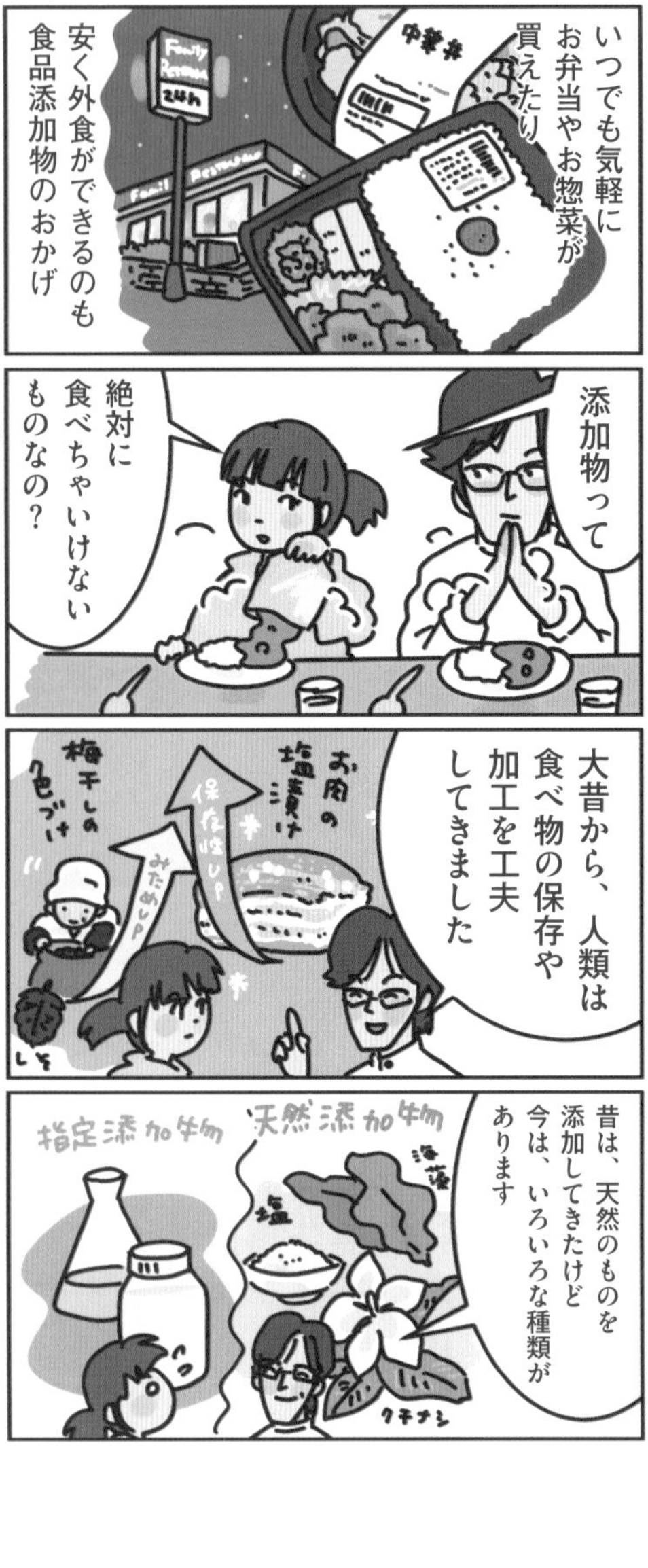

いつでも気軽にお弁当やお惣菜が買えたり
安く外食ができるのも食品添加物のおかげ
中華丼
添加物って
絶対に食べちゃいけないものなの?
大昔から、人類は食べ物の保存や加工を工夫してきました
お肉の塩漬け
保存性UP
梅干しの色づけ
みためUP
しそ
昔は、天然のものを添加してきたけど今は、いろいろな種類があります
指定添加物
天然添加物
海藻
塩
クチナシ

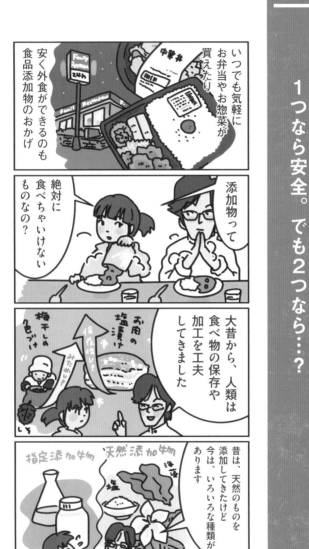

知った上で、選び方を考える

仕事が忙しくて料理ができない、1人暮らしで体調が悪い、仕事で昼夜逆転の生活をしている……そんな人でもコンビニに行けばお弁当やお惣菜が簡単に手に入りますよね。外食をするときも、チェーン店などではおいしいものを安く食べることができます。レトルト食品などは、誰が調理しても必ずおいしくできあがり、保存もきくありがたい存在です。

そうした便利な社会を可能にしている立役者とも言える存在が、食品添加物です。現代の食産業と添加物は、切っても切り離せない関係にあります。

添加物にはメリットもデメリットもあり、少なからず身体へのリスクもあります。

私は自然食の仕事をしているので、添加物なしの食品を多く扱っています。しかし、だからといって「絶対に無添加がいい」とすすめているわけではないのです。

野菜の栽培方法などと同じように、どんなふうに食品がつくられているかを知った上で、自分で優先順位をつけて食を選んでいくことが大切だと思います。

ここでは、そんな食品添加物の基礎知識を見ていきましょう。

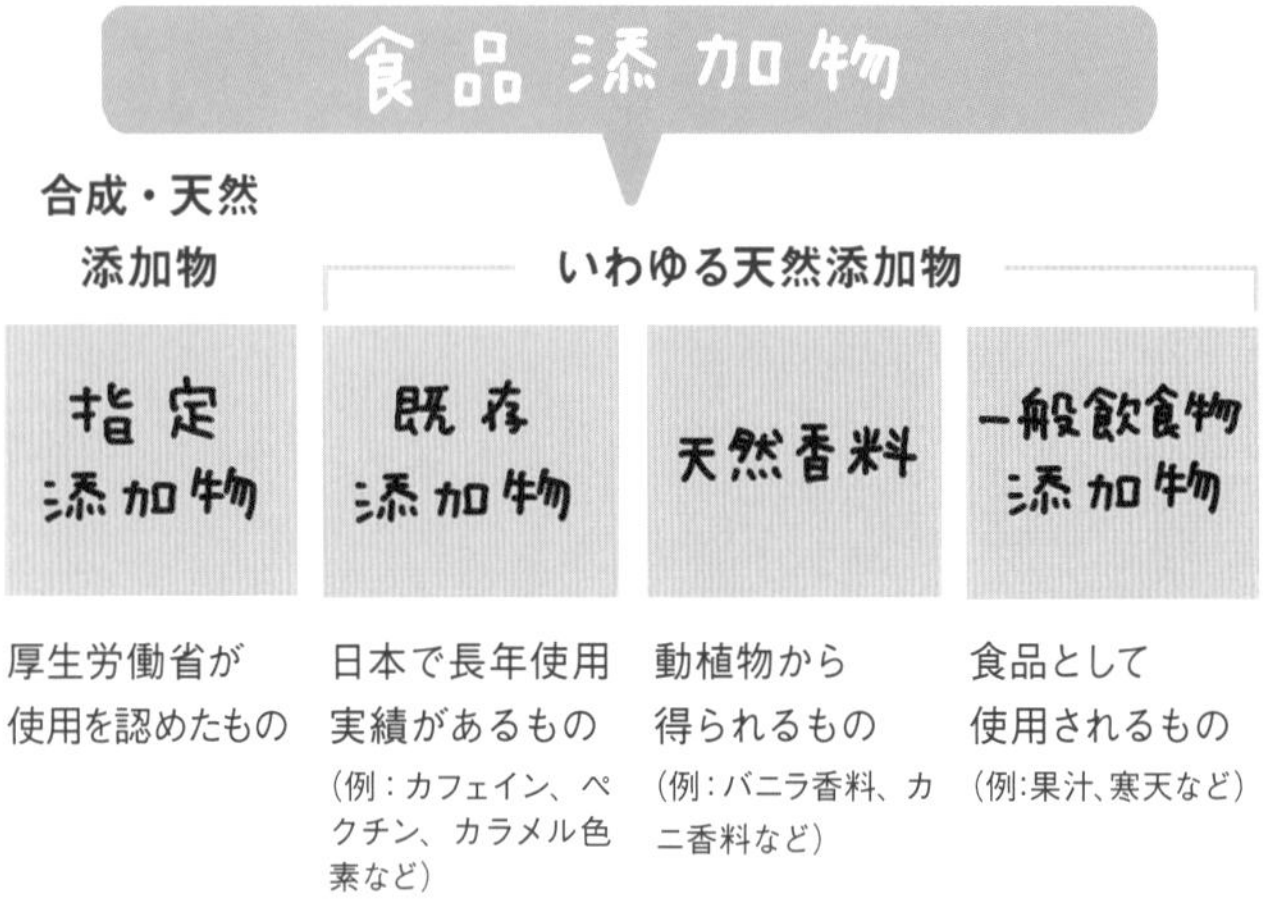
食品添加物
合成・天然
添加物
いわゆる天然添加物
指定
添加物
既存
添加物
天然香料
一般飲食物
添加物
厚生労働省が
使用を認めたもの
日本で長年使用
実績があるもの
（例：カフェイン、ペクチン、カラメル色素など）
動植物から
得られるもの
（例：バニラ香料、カニ香料など）
食品として
使用されるもの
（例：果汁、寒天など）
添加物の分類

そもそも添加物とは？

食品添加物とは、「食品を製造する際に添加する物質」のことを言います。その目的は主に、食品の加工（色づけ・味つけ・香りづけなど）や保存のために使われているものです。

現代の食生活は食品添加物なしでは成り立たないといわれるほど、さまざまな食品に使われています。

たくさんの種類がありますが、厚生労働省は大きく4種類に分類しています。

このうち、「既存添加物」「天然香料」「一般飲食物添加物」は天然添加物と位置づけられています。

植物や海藻、昆虫、細菌などからつくられているものですが、その製造過程では薬品などが使われる場合もあります。

対して、「指定添加物」は主に石油を原料として化学合成されたものもあるため、合成添加物と呼ばれることが多いです。

すべては「安さ」につながる

なんのために食品添加物を入れるかと言うと、保存性を高めたり、製造工程を省略したり、味を調整したり、栄養を補強したり、色をつけたりなどの理由があります。

また、何よりのメリットはコストダウンです。

たとえば味噌や醤油、このあと紹介する加工品も、伝統的な素材や方法では時間や材料費がかかり、その分値段が上がってしまいます。

その点、添加物は安価なので、その力を借りて製造法を変えることで商品のコストダウンにつながっているのです。

着色料や香料なども昔は天然の素材が使用されてきましたが、化学合成した添加物に置

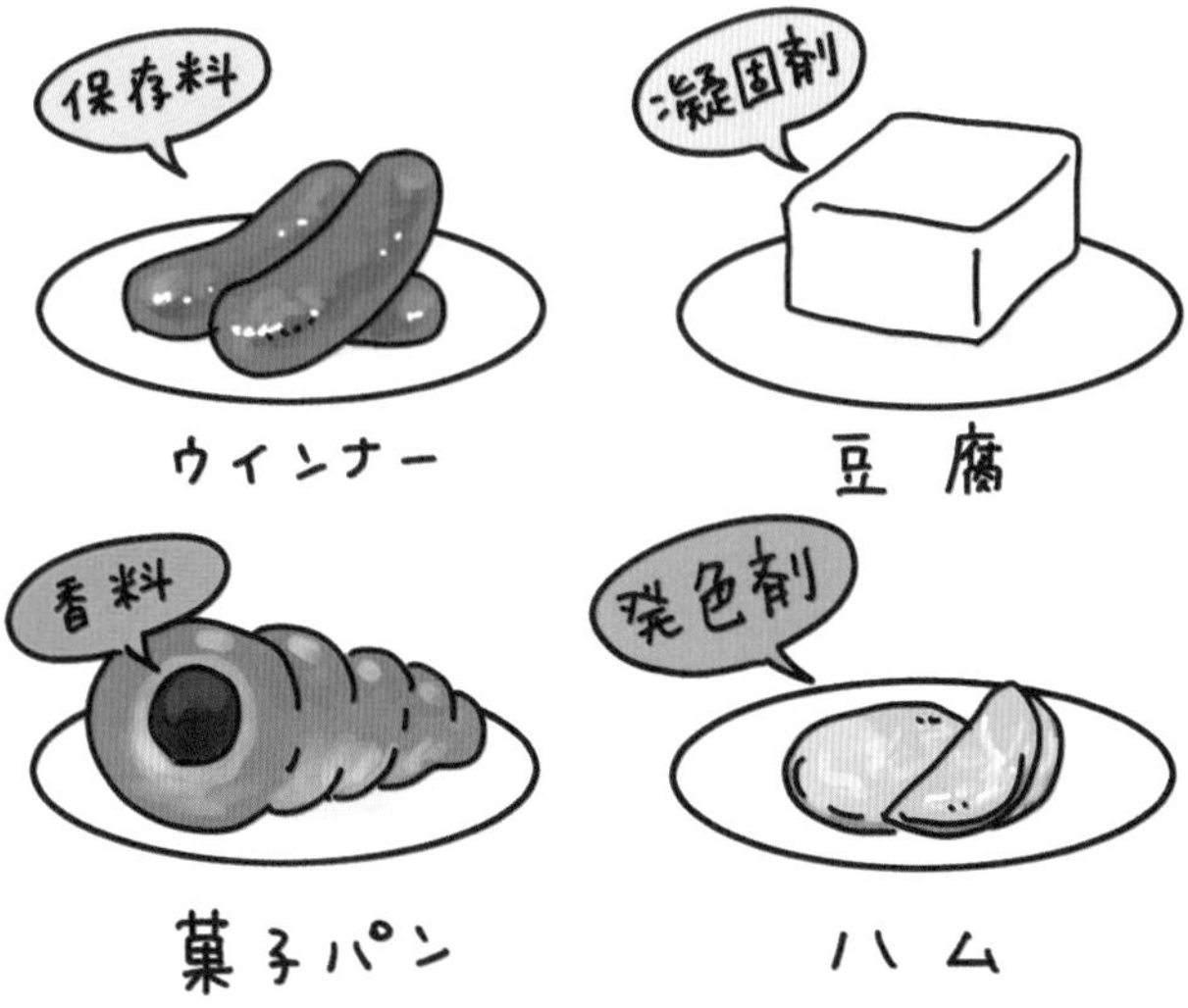
保存料
ウインナー
凝固剤
豆腐
香料
菓子パン
発色剤
ハム

日常でよく使われている添加物

き換えることで、より簡単に、より安く、より幅広い商品がつくれるようになっているんですね。

言うなれば添加物とは、伝統的な食品を大量生産する際に生まれる「足りないもの」を補うための補助役だとも言えます。

複数種類とり続けた場合の研究はあまり進んでいない

では、添加物にデメリットはないのでしょうか？

議論が続いているところですが、デメリットがまったくないとは言い切れません。

まず、多くの人が心配するのは「身体は大丈夫なの？」ということでしょう。

その点、使用されているすべての食品添加物には安全性が認められています。一つひとつの添加物や各種製品については、「これくらいの用量なら人体に問題はないですよ」と判断されているのです。

ですが、懸念が残るのは、日常的に**複数の食品添加物をとりつづけるとどうなるのか？といったことは統計的に調べることがむずかしく、不透明な部分がある**ことです。

たとえば、食パンに使われているのが保存料1つだけならば、「はい、食べても大丈夫です」と言えるのですが、たいてい添加物は1つではありませんよね。防カビ剤、pH調整剤、香料、乳化剤など、さまざまな添加物が入っています。

しかも、そのパンの小麦が遺伝子組み換えだったら？　その小麦にポストハーベスト農薬が残留している場合は？

添加物にしろ農薬にしろ、一つひとつの成分は問題がないとして、では数種類を重ねて摂取し続けても安全なのか？　そこにきちんとした結論は出ていないのが現状です。

実際、国内外で食品添加物が、がんや生活習慣病の要因の1つだろうと考える専門家や研究者も少なくありません。

添加物をとることで起きるかもしれないリスク

また、近年指摘されているのが食品添加物によって塩分や糖分、油分を過剰に摂取してしまう可能性です。

たとえば市販されている缶コーヒーには、角砂糖6個分の砂糖が使われているものがあります。ふつうに飲むには甘すぎますが、味や風味が添加物で調整されることで、甘さを感じづらくなるんですね。同じことは塩分や油分などでも言えます。

関連した話で、食品添加物は味覚障害の要因になっているという研究があります。

どういうことかというと、ふだん私たちは味を舌の表面にある「味蕾《みらい》」という小さな器官でキャッチしています。

味蕾がキャッチした甘味、酸味、苦味などは、神経を介して脳の味覚中枢へと伝わって、「甘い」「しょっぱい」といった味を感じるのです。

しかしこの味蕾は、亜鉛《あえん》不足によって代謝が落ちると言われています。つまり、亜鉛不足になると味がわからなくなりやすいのです。

食品添加物の中には、リン酸塩、ポリリン酸、フィチン酸など、亜鉛の吸収を妨げるものがあります。それらがよく使われるインスタント食品やファストフードに偏った食生活は亜鉛不足を招き、味覚障害を起こす可能性があります。

特に味覚が育つ前の子どもが加工食品ばかり食べていると、いつの間にか味覚音痴になり、それが原因で偏った食事をしてしまうことも危険視されています。

添加物だけでは再現できないもの

またもう1つ。食品添加物を使ってつくられた食品と、伝統的な製法でつくられた食品とでは、まったく同じ味にはなりません。

たとえば、昔ながらの製法でつくられた醤油はしょっぱいだけではなく、うま味や甘み、また大豆や麹の甘い香りが立ってくるものです。その深みのある味わいは、つくり手が理想とする味を目指したり、伝統を守ろうとしたりする中で、時間をかけてつくられてきたものです。

一方、一般的な醤油では添加物などを使うことで本来の醤油づくりの工程を時短しています。しかし、その分味が変わってしまうので、本来の味になるべく近づけるため、追加で添加物や化学調味料が必要になります。

醤油に限らず、味噌、納豆、出汁《だし》、漬物、練りもの、ソース、ケチャップ、加工肉などなど、さまざまな食品でも同じことが言えます。

自然の素材が調和してできた伝統的な食品には、複雑で絶妙なバランスがあります。材料はシンプルなはずなのに、味や香りはかえって複雑になるんですよね。

これこそが自然が生みだす不思議な力・魅力であり、食の世界の奥深さではないかなと個人的には思っています。

ただ、だからと言って単純に添加物が良い・悪い、本物の食品でなければいけないということではなく、「どちらも知っている」状態で、最後は自分の判断で選ぶということ。それが大事なのではないかなと私は思うのです。

このパートではそうした観点から、あまり知られていない添加物の話をしていきますね。

添加物

添加物の表示ルール

パッケージには出てこない「隠れ添加物」とは

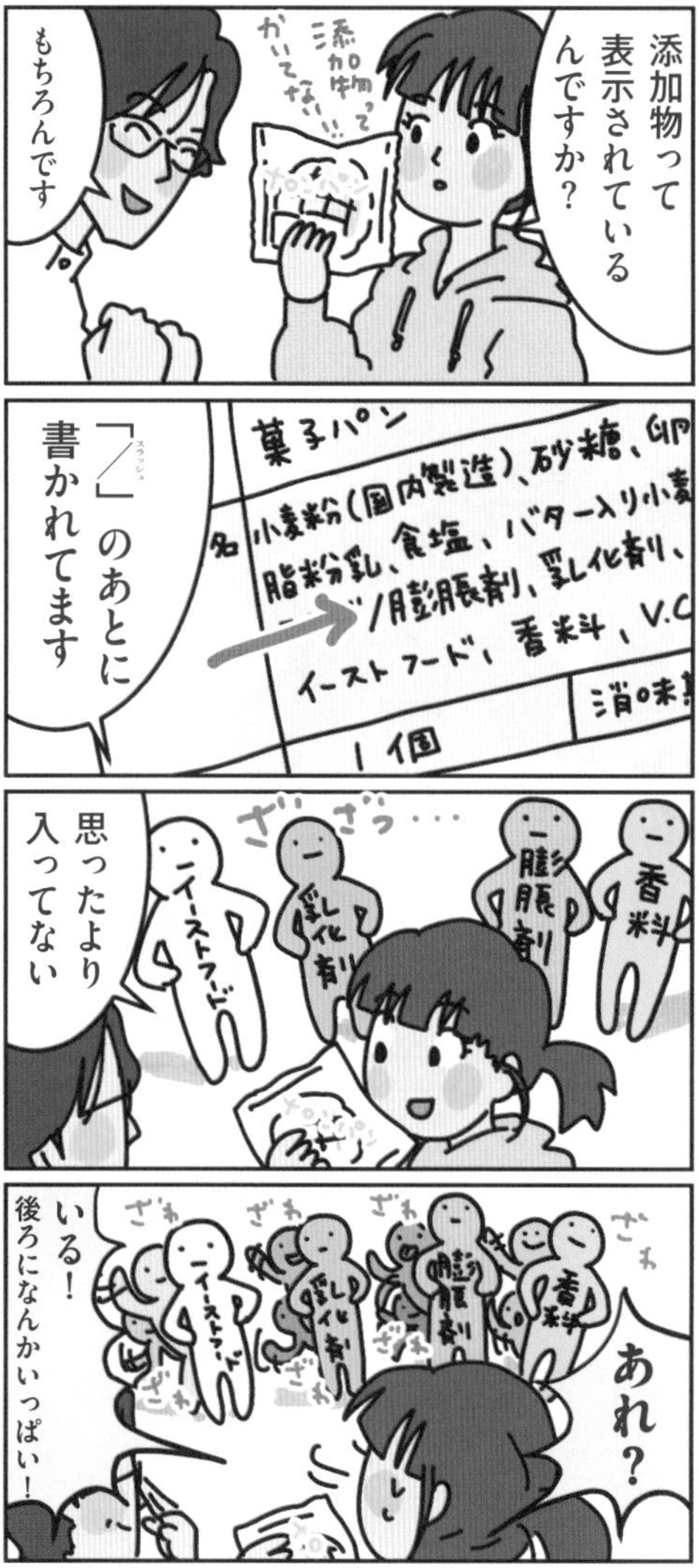
添加物って表示されているんですか？
添加物ってかいてない!!
もちろんです
菓子パン
小麦粉(国内製造)、砂糖、
小麦粉、食塩、バター入り小麦
脂粉乳、食塩、バター入り小麦
／膨張剤、乳化剤、
イーストフード、香料、V.C
1個
「／《スラッシュ》」のあとに書かれてます
ざわざわ…
イーストフード
乳化剤
膨張剤
香料
思ったより入ってない
ざわ
いる！後ろになんかいっぱい！
あれ？

①「／」の場合

名称	洋生菓子（プリン）
原材料名	乳製品、砂糖、植物油脂、生乳、食塩、寒天／ゲル化剤（増粘多糖類）、香料、カロテン色素、カラメル色素、酸化防止剤（V.C）

②「改行」の場合

名称	洋生菓子（プリン）
原材料名	乳製品、砂糖、植物油脂、生乳、食塩、寒天 ゲル化剤（増粘多糖類）、香料、カロテン色素、カラメル色素、酸化防止剤（V.C）

③「別欄」の場合

名称	洋生菓子（プリン）
原材料名	乳製品、砂糖、植物油脂、生乳、食塩、寒天
添加物	ゲル化剤（増粘多糖類）、香料、カロテン色素、カラメル色素、酸化防止剤（V.C）

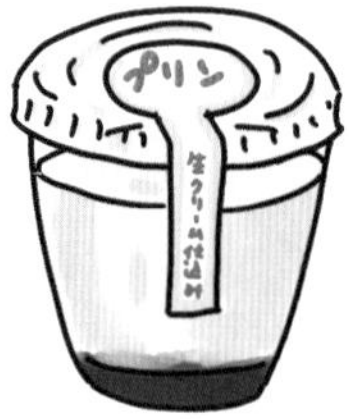

添加物の表示のルールを知る

では次に、添加物のルール（2024年1月現在）について紹介していきます。

その商品に添加物が入っているかどうかは、商品の裏面を見れば見分けることができます。

上の表のように、**添加物は成分表示や原材料名のところで、「／（スラッシュ）」のあとに、「多く使われている順」に記載されています。**

記載方法は「／」だけではなく、「改行」して書かれていたり、「添加物」という欄を別に設けている場合もあります。

保存料、甘味料などの目的で使った添加物については、「保存料（ソルビン酸K）」のように、用途も併記する決まりです。

また、一部の添加物は「炭酸水素ナトリウム」→「炭酸水素Na」「重炭酸Na」「重曹」のように、簡略名や一般に広く使われている表現でも記載できる決まりです。

他にも、よく見かける「イーストフード」「かんすい」「酵素」などは実は複数の添加物の組み合わせでできているのですが、「一括名」という形で表示することができるようになっています。

表示が認められている一括名は、イーストフード・ガムベース・かんすい・酵素・光沢《こうたく》剤《ざい》・香料・酸味料・豆腐用凝固剤・苦味料・乳化剤・水素イオン濃度調整剤・膨張剤《ぼうちょうざい》などがあります。

「表示されない添加物」がある

しかし、注意が必要なのは中には添加物が使われていても、表示義務がないケースです。

たとえば、製造過程では使われていても、最終的な食品には残っていない添加物。残っていても量が少なく、効果が発揮されない添加物がこれに該当します。

それらは、専門用語で「**キャリーオーバー**」や「**加工助剤**」などと呼ばれています。

キャリーオーバーとは

原材料の中には含まれているけれど、食品には微量で効果が出ないものは「キャリーオーバー」として表示義務が免除されます。

たとえば、おせんべいに使われる「醤油」には保存料が添加されていることがありますが、できあがったおせんべいには保存料が残りません。そうなると、保存料として効果は出ないので、添加物として記載しなくてもいい、という仕組みです。

他にも、ソースを使った食品やお菓子、マーガリンの使われたパン、コンビニのおにぎりのお米や具材、たらこや数の子など、実は見えないところでこのキャリーオーバーが適用されている商品は多いんですね。

加工助剤とは

加工助剤とは、食品の加工の際に使われていても、完成前には除去されたり、食品自体に影響を与えたりしないものです。

たとえば、一般的なみかんの缶詰をつくるときには、薄皮をむくために塩酸が使われます。しかし、むいたあとはアルカリで完全に中和されるので、最終製品には残りません。

また、豆腐をつくる過程で発生する大量の泡を取り除くために使われる「シリコーン樹脂」「グリセリン脂肪酸エステル」などの消泡剤も加工助剤として表示義務がありません。

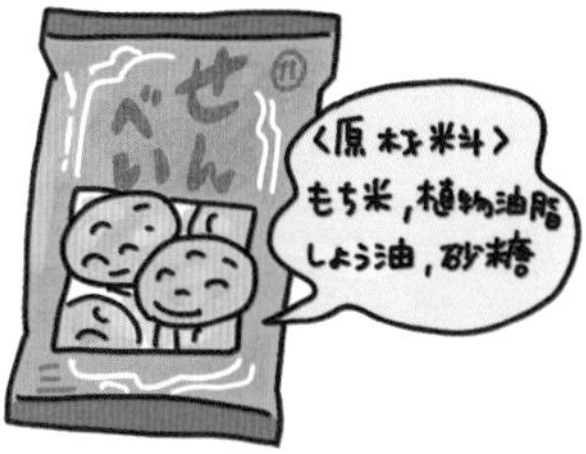
せんべい
〈原材料〉
もち米，植物油脂
しょう油，砂糖

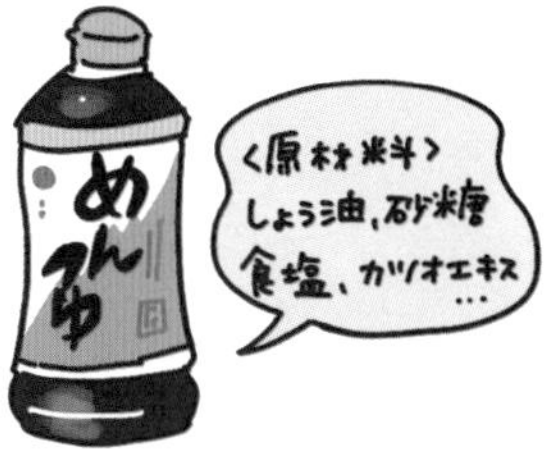
めんつゆ
〈原材料〉
しょう油、砂糖
食塩、カツオエキス
…

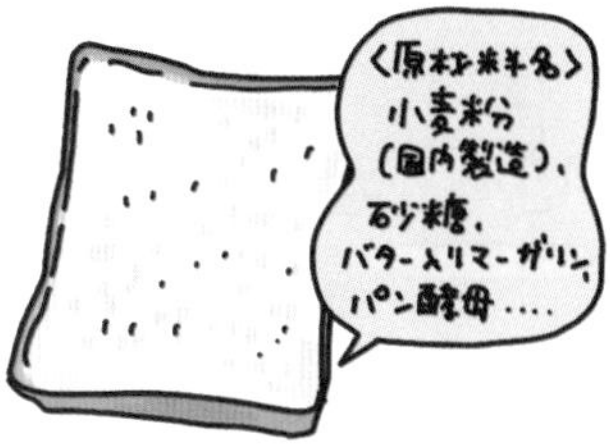
〈原材料名〉
小麦粉
(国内製造)、
砂糖、
バター入りマーガリン、
パン酵母….

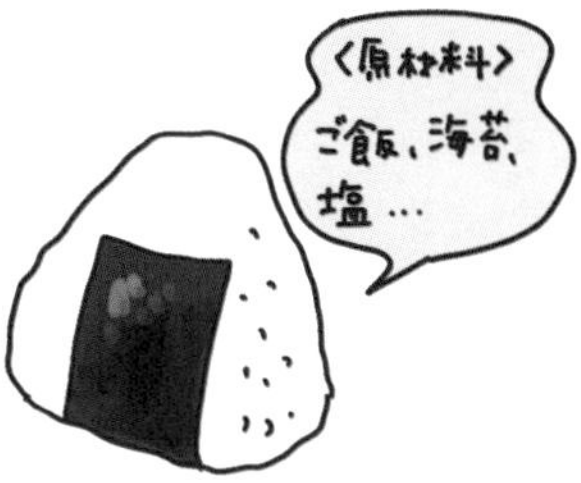
〈原材料〉
ご飯、海苔、
塩…

また、カット野菜を加工するときに使われる洗浄剤や殺菌剤もこれが適用されています。

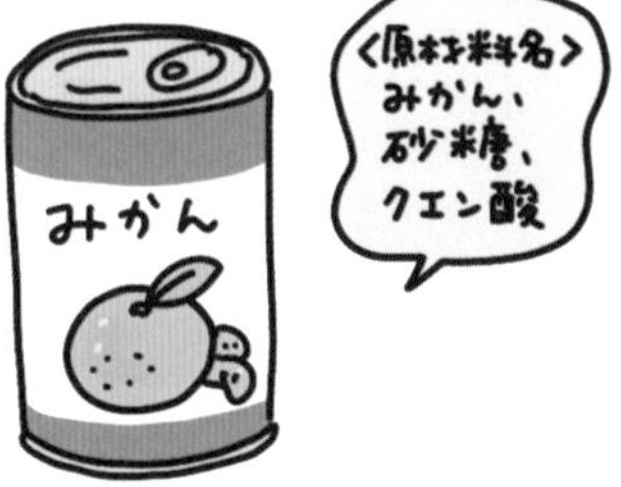
<原材料名>
みかん、
砂糖、
クエン酸
みかん

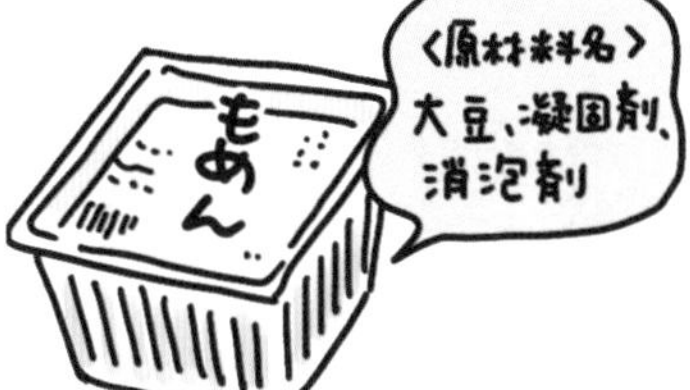
<原材料名>
大豆、凝固剤、
消泡剤
もめん

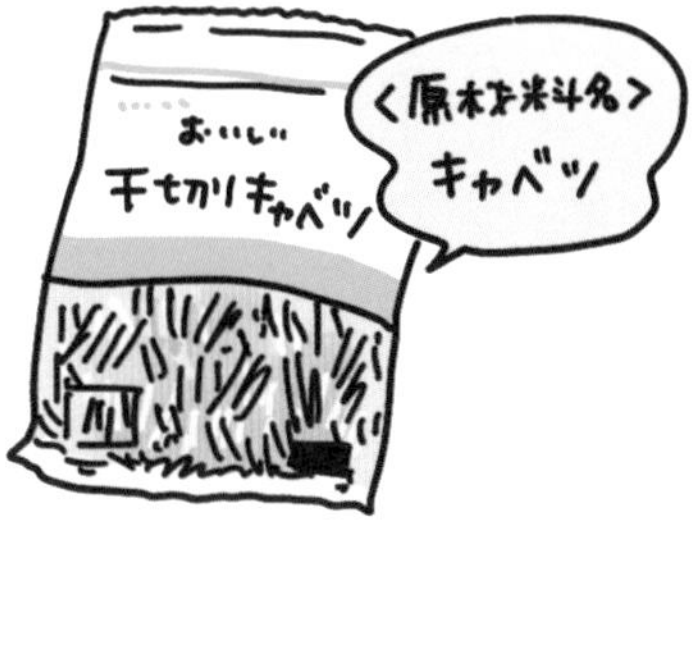
<原材料名>
キャベツ
おいしい
千切りキャベツ

どうでしょうか?

正直このあたりは、私も初めて知ったときはびっくりしました。

こうした情報は、たしかに突っ込んで調べればきちんと出てくるのですが、スーパーの店頭などで買いものをするだけではまずわからない仕組みですよね。

その是非は置いておいて、食品の世界はこのような仕組みなのだなということがわかってくると、他の商品、他のカテゴリー（たとえば化粧品など）ではどうなんだろうと考えるようになるので、覚えておいて損はない知識だと思います。

添加物

代表的添加物

覚えておきたい、リスクの高い添加物

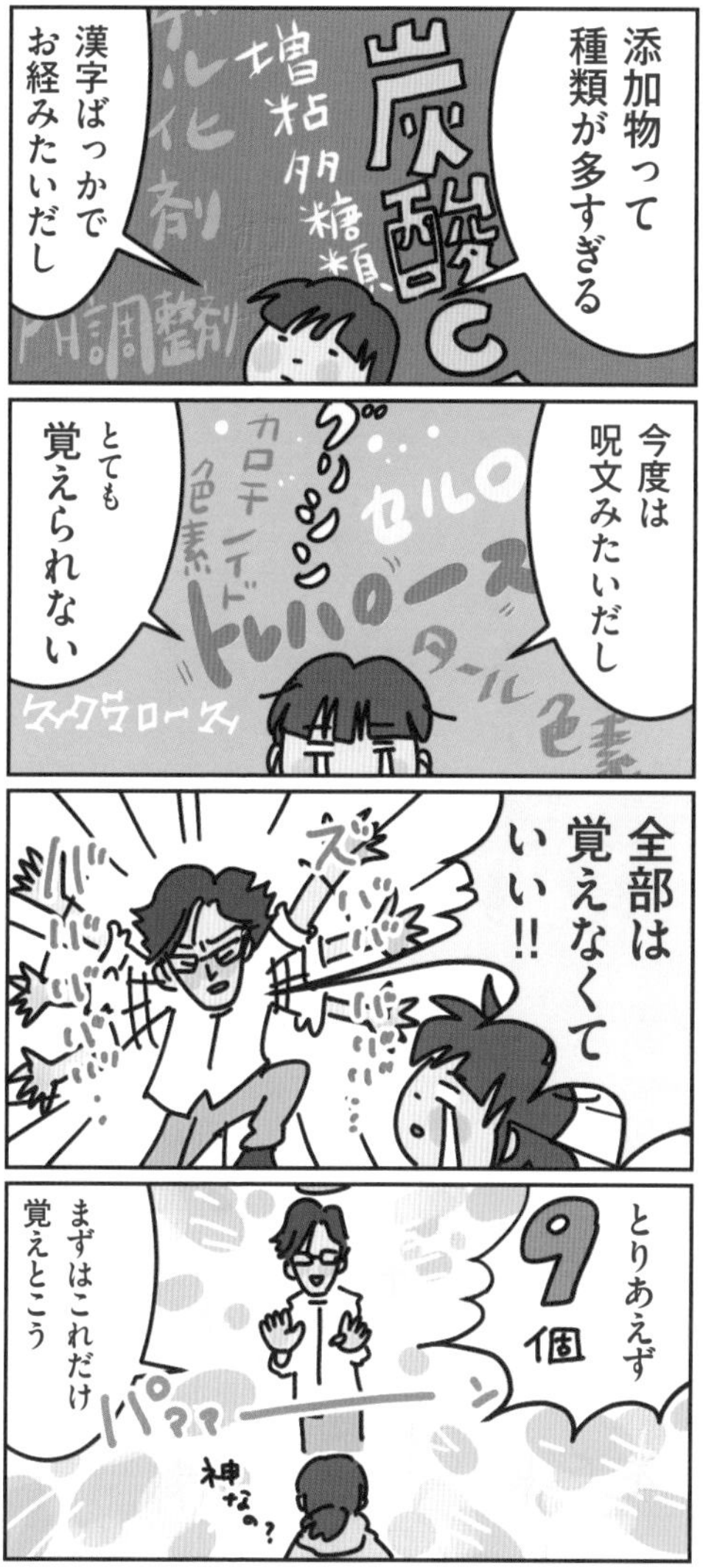
添加物って種類が多すぎる
漢字ばっかでお経みたいだし
増粘多糖類
pH調整剤
今度は呪文みたいだし
とても覚えられない
カロテノイド色素
グリシン
セルロース
トレハロース
タール色素
スクラロース
全部は覚えなくていい!!
とりあえず9個
まずはこれだけ覚えとこう
パァァァーーーン
神なの？

覚えておきたい添加物

食品添加物は、安全性が認められたものが使用許可されています。

しかしお伝えしたように、一度に複数の食品添加物を摂取した場合のリスクは調べることができません。

実際問題、加工食品には添加物が1種類だけということはなく、複数の添加物が入っていることのほうが多いですよね。

日本では国民1人あたりが1日に60〜80品目、重さでいうと約10グラムの食品添加物を体内に入れていると言われています。

私自身、かつてはジャンクフードや加工食品を中毒のように食べていた1人です。子どものときからずっと体調も悪かったのですが、食事を変えたことで体質改善され、それからなるべく自然に近い食品を選ぶようになったという経緯があります。

多少とったところで問題ないのが添加物だと思いますが、ここでは特にとり過ぎに気をつけたい代表的な添加物を紹介します。

代表的添加物

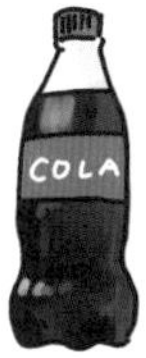

人工甘味料／アスパルテーム

世界でもっとも使用されている人工甘味料であり、甘みは砂糖の200倍。1983年に発売されて以来、世界で1万品目以上の食品・飲料に使われている。肥満の人がとると糖の代謝に異常が出ることなどが指摘されており、安全性については議論中。

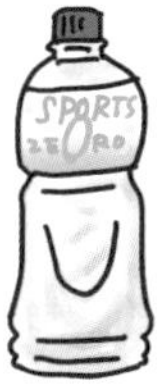

人工甘味料／アセスルファムK

アスパルテームと違い、「完全に合成された甘味料」で、安価なのが特徴。以前は他の人工甘味料の補助的な位置づけだったが、現在は単独でも使用されている。アスパルテーム同様、マウスを使った実験では代謝に悪影響が出た結果なども報告されている。

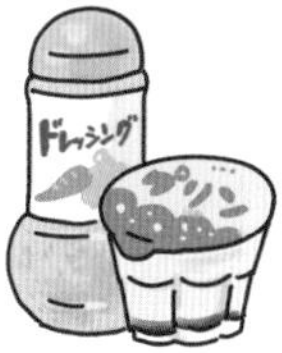

増粘多糖類／カラギーナン

海藻の「紅藻《こうそう》類」から化学的に抽出される添加物。寒天に似ており、とろみをつけたり、お菓子を固めたりするのに使われる。動物実験では発ガンを促進する結果が出ている。血圧降下剤を服用している人は、薬の影響が強くなることも危険視されている。

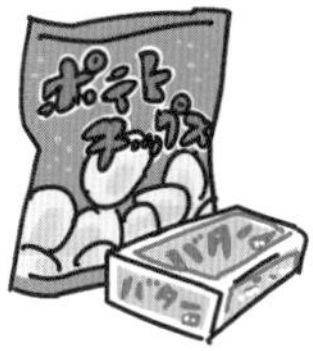

酸化防止剤／BHA（ブチルヒドロキシアニソール）

食品の酸化を防ぐための添加物。発がん性やアレルギー反応を引き起こす可能性があることがわかっている。バターやマーガリン、ポテトチップスやビール、化粧品、ドッグフードなどにも使われている。

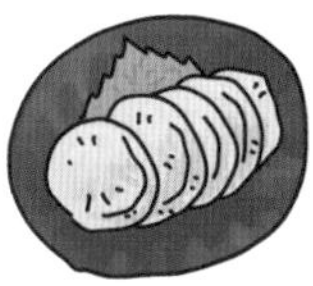

合成着色料／黄色4号

もともと染料用に開発され、現在では化粧品、食品などにも使用されている添加物。赤色2号・3号、黄色4号・青色1号など、多くの種類が開発されてきた。たくあんなどに使われる「黄色4号」はアレルギーや精神不安定の原因になるとして、欧米では禁止されている。

代表的添加物

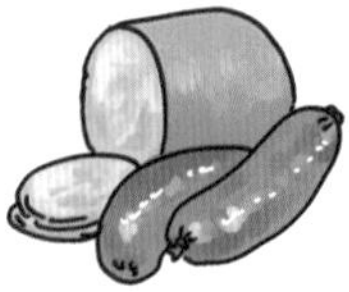

発色剤／亜硝酸《あしょうさん》ナトリウム

ハムやソーセージ、いくらやたらこなどによく使われる。食材が黒ずむことなくきれいな色を保つことができる添加物。しかし、肉や魚に含まれる「2級アミン」という物質と反応すると「ニトロソアミン」という非常に強い発がん物質に化学変化を起こしてしまうと言われている。

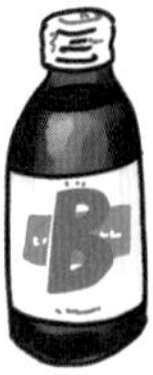

保存料／安息香酸《あんそくこうさん》ナトリウム

食品の腐敗を防ぐために使用される添加物。栄養ドリンクをはじめ、食品にも多く使われている。ビタミンCと一緒に摂取すると、発がん性のある「ベンゼン」が発生することがあると言われている。

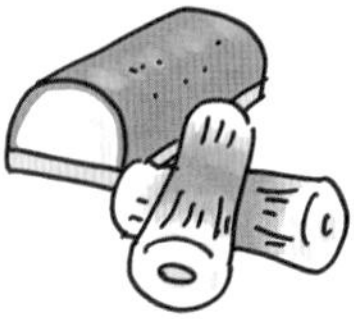

保存料／ソルビン酸カリウム

単体では腸内細菌を減らすリスクがあると言われ、発色剤の「亜硝酸ナトリウム」と反応すると発がん物質に変わると言われている。かまぼこやちくわなどの練り製品の他、歯磨き粉やシャンプー・化粧品にも使われている。

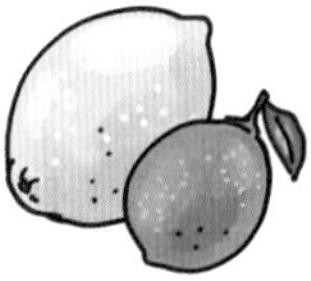

防カビ剤／ OPP（オルトフェニルフェノール）
TBZ（チアベンダゾール）

主に柑橘類にポストハーベスト農薬として使われる添加物。外国産の果物を食べるときはよく水洗いして、皮をむいて食べるのが安全。

添加物

うま味調味料・酵母エキス

無添加でも入ってる…君は何もの？

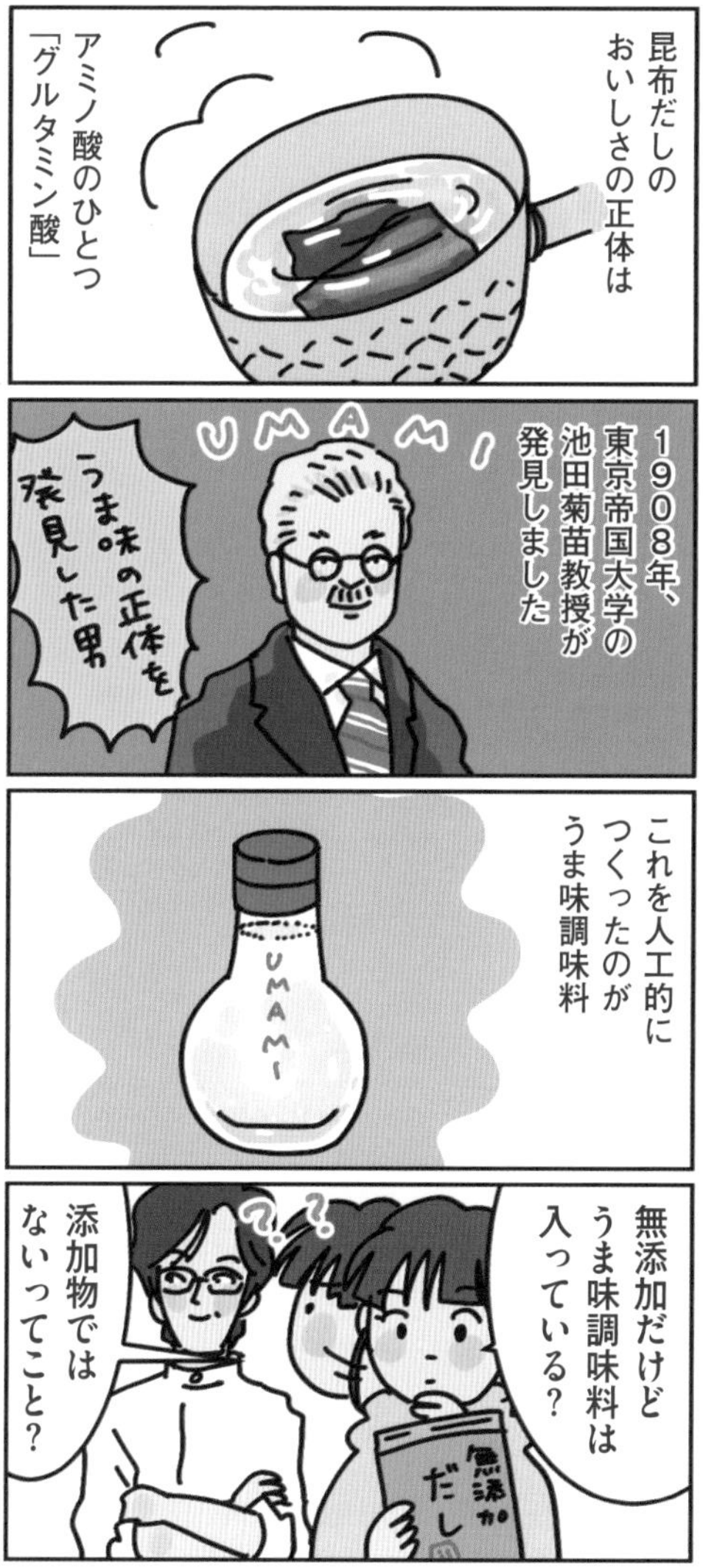
昆布だしのおいしさの正体は
アミノ酸のひとつ「グルタミン酸」
1908年、東京帝国大学の池田菊苗教授が発見しました
UMAMI
うま味の正体を発見した男
これを人工的につくったのがうま味調味料
UMAMI
無添加だけどうま味調味料は入っている？
添加物ではないってこと？
無添加だし

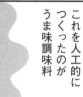

食品の添加物について気になりだすと、商品の裏面を見たときに「これはなんだろう?」と気になるものがいくつか出てきます。

たとえば、「無添加」と表示されている商品でも、「調味料(アミノ酸等)」「たんぱく加水分解物」「酵母エキス」などが入っているのを見たことがないでしょうか? いったい、どんな成分なのでしょうか。

うま味調味料

「調味料(アミノ酸等)」とは、うま味調味料のことです。うま味の成分を化学的に精製した調味料で、その主成分は「グルタミン酸ナトリウム」です。

グルタミン酸とは、もともとは池田菊苗《いけだきくなえ》という人が昆布から発見した成分でした。このグルタミン酸を化学的に再現した商品が「味の素」です。

製造方法はいくつかの変遷を経て、現在ではサトウキビを原料に、バクテリアを使ってつくられています。具体的には廃糖蜜という砂糖をつくったときの搾《しぼ》りかすが使われるのですが、これを分解するバクテリアが遺伝子組み換えによってつくられた微生物だと言われており、その点を気にする方もいらっしゃいますね。

加工食品で使われる場合には原材料として「調味料（アミノ酸等）」と表示され、栄養目的で使われているときは「グルタミン酸Na」などと表記されています。

加工品だけではなく、飲食店でも一般的に使われており、特に中華料理店ではよく使われている調味料です。

たんぱく加水分解物

たんぱく加水分解物とは大豆や肉・魚から抽出したたんぱく質を、塩酸や酵素を使って分解したものです。

「加水分解」という比較的単純な加工で製造されることなどから、添加物ではなく、食品に分類されている調味料です。

酵母エキス

酵母エキスとは、酵母から抽出したエキスのことです。

酵母は味噌や醤油などの調味料をつくる際に欠かせない微生物ですが、「酵母エキス」は、酵母が持っている成分を抽出したものをいいます。エキスの抽出に塩酸を使う場合もあります。

この3つに共通するのは、「うま味の補強」です。少量でも強いうま味を感じられるので、一般的な加工品にはほとんどの場合、これらの調味料が使われています。

ただ、食品添加物と同様に、とりすぎることで味覚が麻痺してしまう可能性などが指摘されています。

こうした調味料の使われている加工品に慣れていると、本物の出汁でとったうま味を「薄い」と感じてしまう場合もあるようです。

自分の身体が求めるほうを選ぶ

このような調味料は、果たしてとってもいいのでしょうか？　とらないほうがいいのでしょうか？

私自身は、気にしないならばとってもいいと思いますし、不安や抵抗感があるならば避ければいいのではと考えています。

私は個人的に、味には「脳」が喜ぶおいしさと、「身体」が喜ぶおいしさがあると考えています。

脳が喜ぶおいしさとは、たとえば市販のお菓子を食べたときのおいしさ、コカコーラなどを飲んだときのおいしさ、カップラーメンや焼肉などを食べたときなどのおいしさです。舌や脳が満足する、刺激的で中毒性のあるおいしさですね。

一方で、「身体が喜ぶおいしさ」とは、朝に飲む味噌汁やぬか漬け、旬の野菜でつくったおひたし、消化が悪いときに食べるおかゆなど、「身体にしみわたるなぁ」という感覚のおいしさです。刺激はなく地味だけれど、ほっこりするようなおいしさです。

大事なのはどちらが良い・悪いではなく、今身体がどちらを求めているかだと思います。たとえばストレスがたまっているときには、ついジャンキーなものを食べたくなりますよね。そのとき何を食べたくなるかは、自分自身の状態のバロメーターでもあります。

要するに食品選びでは、「世間でどう言われているか」といったことではなく、自分自身がどう感じるか、何を身体に入れたいかという感覚が一番大事なのではと思うのです。

Column

僕、ハンバーガー中毒でした。

こうして食品の選び方について語っている私ですが、子どものときから自然派志向だったかというと、まったく違います。本当に正反対と言ってもいいくらい。

もともと親が忙しかったので1人で食事をすることも多く、カップラーメンや菓子パンなどなど、いわゆるジャンクフードばかり食べていました。

親が手づくりをしてくれなかったということではなく、当時はそれが「おいしい」と感じたんですよね。

そして中学校に入ってからは、「ハンバーガー中毒」といってもいいほど毎日のように食べていました。

たとえばテレビで新商品のCMが流れるじゃないですか。そうするとまっさきに買いに行って、次の日に友だちにプレゼンする……というような具合です。

そのまま突き進めば、「ジャンクフード研究家」のように、真逆の仕事をしていたかもしれませんね（笑）。

しかし一方で、小さいときから病弱で10代にして「冷え性」「慢性的な便秘」「重い花粉症」を抱えて過ごしていました。病院に通ってもよくならないので、虚弱体質なのかなとあきらめていたんです。

しかしその後、自然食品のお店で働くようになったことで、食の改善に取り組むことになりました。そうすると、たったの1年で慢性的な症状が消えてしまったんですよね。そのときの経験で、今があります。

このあたりの話は詳しくは4章でもお伝えしていますので、よろしければご覧になってみてください。

PART

3

「日用食品の選び方」編

Food Selection Compendium

日用食品

麹

知ってるけどよく知らない…影の主役

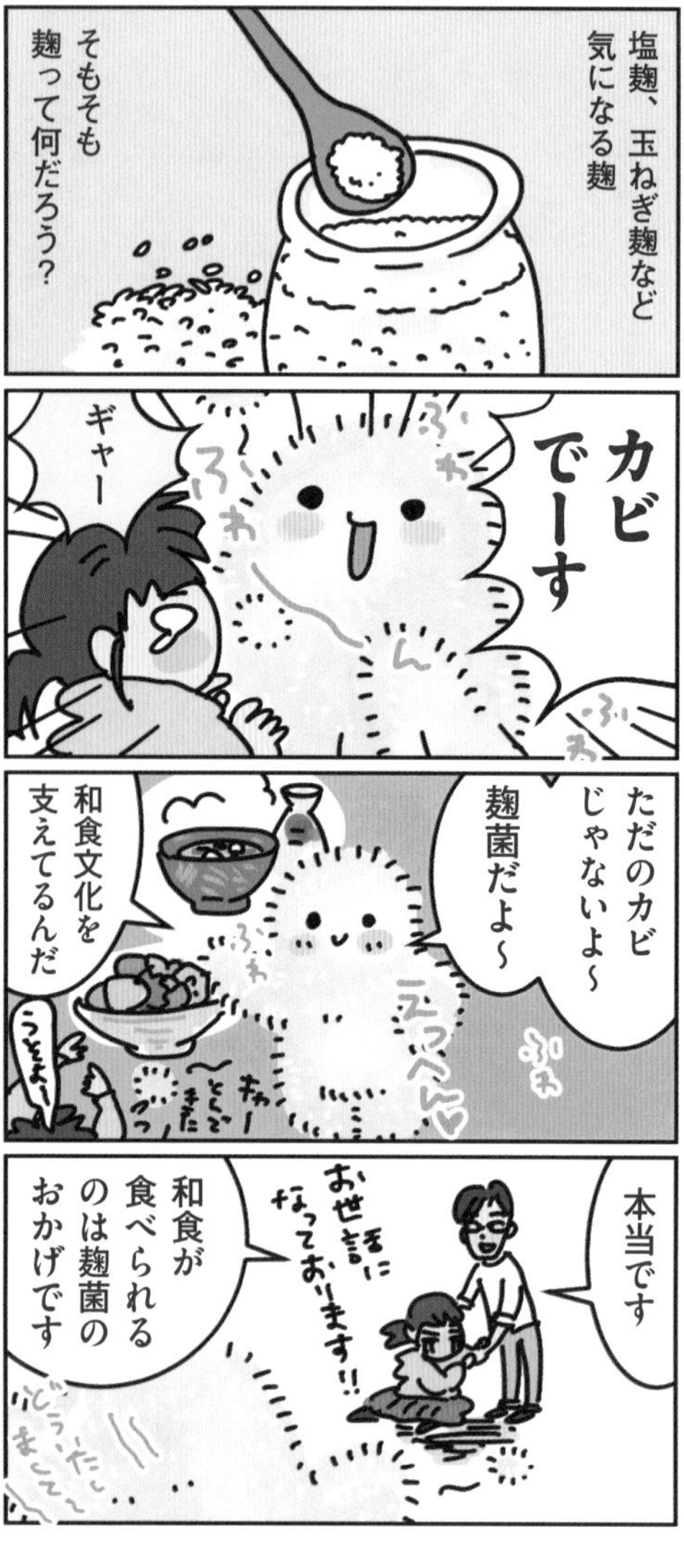
塩麹、玉ねぎ麹など気になる麹
そもそも麹って何だろう？
カビでーす
ギャー
ただのカビじゃないよ～
麹菌だよ～
和食文化を支えてるんだ
えっへん♡
本当です
お世話になっております!!
和食が食べられるのは麹菌のおかげです
どういたしまして～

塩麹、醤油麹、玉ねぎ麹などなど……「麹」という言葉を聞く機会は増えたのではないでしょうか。「身体になんだかよさそう」というイメージもあると思います。

しかし、「麹ってどこで買えばいいの?」「どうやって選べばいいの?」「そもそも麹って何?」と思う人も多いでしょう。

麹は、そもそも日本人にとって欠かすことのできない伝統的な食材です。まずは基本のところから紹介していきましょう。

そもそも麹とは?

そもそも、麹とはなんなのでしょうか?

麹とは、米・麦・大豆などの穀物を蒸して、麹菌(コウジカビ)を繁殖させたものです。とても簡単にいうと、麹とはカビのかたまりなんです。

麹は東南アジアにもあるのですが、日本で一般的に麹菌と呼ばれている「アスペルギルス・オリゼ」は日本にしか存在しない菌だといわれ、味噌、醤油、お酒づくりなどには必須です。麹がなければ和食は成り立たない、それほど身近な食品なんですね。

この麹菌を蒸した米を使って繁殖させれば「米麹」、麦ならば「麦麹」、大豆でつくれば

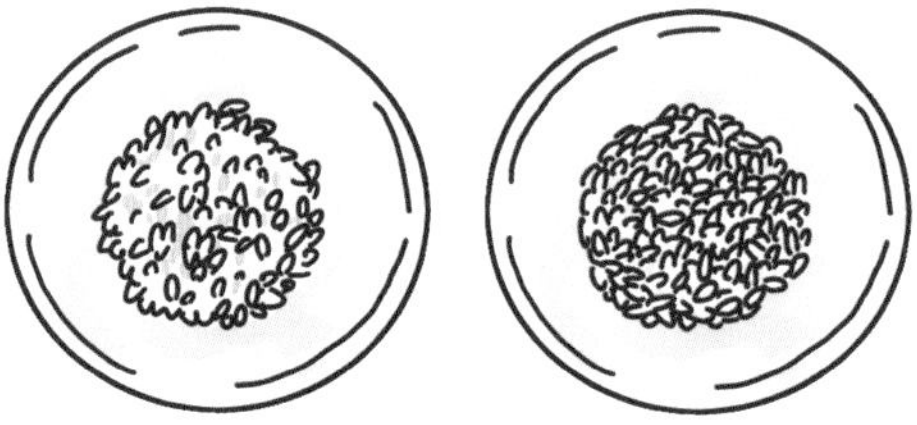

	生麹	乾燥麹
発酵する力	強い	生麹に比べると弱い
保存期間	常温不可。 冷蔵で2〜3週間	常温で長期保存可能
使用方法	そのまま利用できる	基本的には ぬるま湯で戻してから使う

「豆麹」で、その原料によって味や香りが変わってきます。

麹には、乾燥させていない「生麹《なまこうじ》」と乾燥させて使いやすくした「乾燥麹《かんそうこうじ》」があります。

一般的なスーパーでは常温で長期保存が可能な乾燥麹を見かけることが多いですね。

一方、生麹は生の麹なので、常温保存はむずかしいのですが、その分、麹の発酵パワー（力価）が強いです。

近くのスーパーに置いていなければインターネットや醸造元で購入するという方法があります。

一般的に用途が広いのは米麹

では、具体的な選び方を見ていきましょう。

米、麦、豆、どの種類の麹を買えばいいかというと、目的によって変わってきます。

米麹…「米味噌」「甘酒」「日本酒」「塩麹」「酢」など
麦麹…「麦みそ」「麦焼酎」など
豆麹…「豆味噌」「八丁味噌」など

ベーシックで用途が広いのは米麹になります。米麹はクセがなく、塩と水と混ぜれば塩麹。醤油と混ぜれば醤油麹と、加工も簡単です。

また60度前後をキープするという温度管理は必要ですが、米麹を上手に発酵できると、強い甘みが出ます。甘酒はまさにその方法でつくられた飲みものですね。

砂糖の代用としても応用ができますから、ヨーグルトメーカーなどの保温器具があれば挑戦してみるのも楽しいですね。

無添加の麹を選ぶ

続いてが、添加物の有無。保存料が使われている場合もあるので、「無添加」と表記されているものや、原材料をチェックして「米」「麹」だけのものを選ぶといいでしょう。

また、麹の原料は米、麦、大豆など自然の素材です。となると、こだわる場合にはこの原料にも目を向ける必要があります。

産地や農薬や化学肥料の有無など、野菜や穀物を選ぶときと同じ基準で選んでいけば大丈夫です。

麹の選び方

―塩麹などをつくるならば「米麹」を選ぶ
―生麹のほうが菌の力が強く、使いやすい
―こだわるならば、原料は国産の有機栽培、無添加のものを選ぶ

麹でつくってみよう

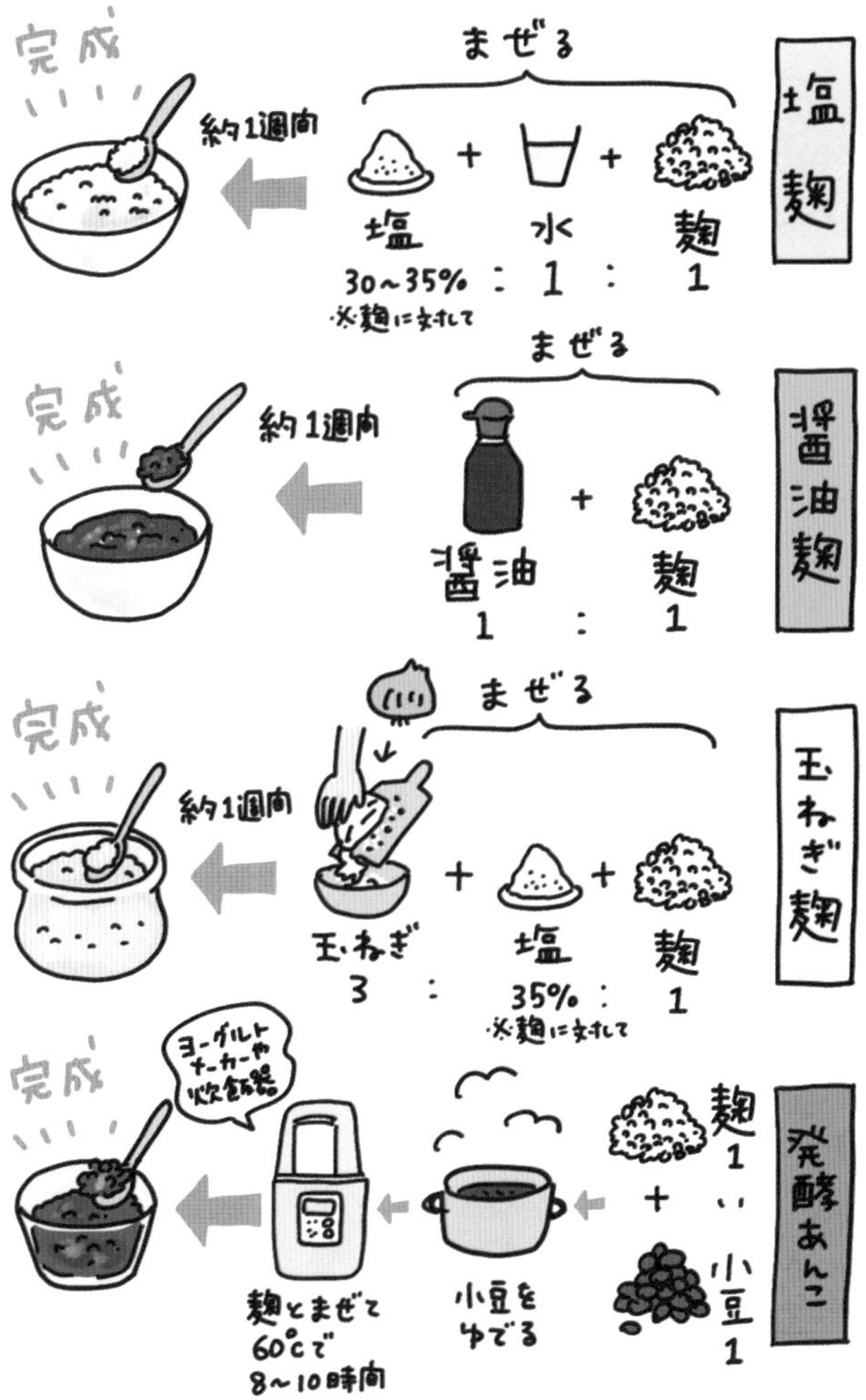
塩麹
まぜる
塩
水
麹
30〜35% : 1 : 1
※麹に対して
約1週間
完成
醤油麹
まぜる
醤油
麹
1 : 1
約1週間
完成
玉ねぎ麹
まぜる
玉ねぎ
塩
麹
3 : 35% : 1
※麹に対して
約1週間
完成
発酵あんこ
麹
1
小豆
1
小豆をゆでる
麹とまぜて
60℃で
8〜10時間
ヨーグルトメーカーや炊飯器
完成

日用食品

豆腐

原材料をしっかり見てほしいワケ

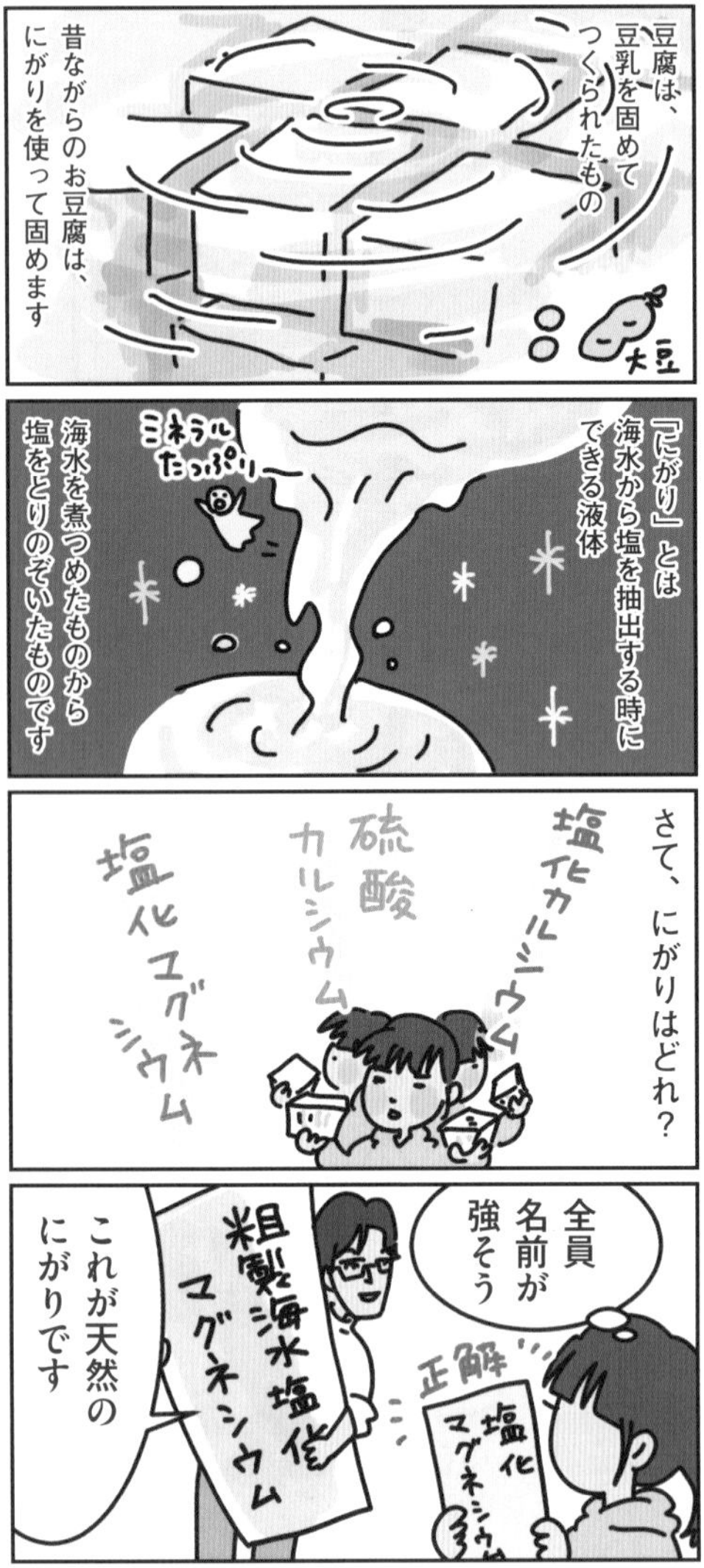

豆腐は、豆乳を固めてつくられたもの
昔ながらのお豆腐は、にがりを使って固めます
大豆
「にがり」とは海水から塩を抽出する時にできる液体
海水を煮つめたものから塩をとりのぞいたものです
ミネラルたっぷり
さて、にがりはどれ？
塩化カルシウム
硫酸カルシウム
塩化マグネシウム
全員名前が強そう
粗製海水塩化マグネシウム
正解
塩化マグネシウム
これが天然のにがりです

豆腐選びは、何よりも大豆に注目

豆腐は冷やっこやお味噌汁など、日常的な和食には欠かせない食材ですよね。

豆腐は、もともとは中国から伝わったとされています。奈良・平安時代には存在していたとされています。

なぜ「腐」の字がついているかというと、中国において「腐」という字は「液体でもなく固体でもないやわらかいもの」という意味を持っているからという説があります。

日本や中国以外にも、ミャンマーやマレーシア、カンボジアなど広い地域で日常的に食べられており、そのつくり方や味、形は地域によって異なります。

現在豆腐は世界的にも健康食として有名で、高い栄養価で低カロリーな食材として、アメリカやヨーロッパでも人気の食べものになっています。

ここでは、そんな豆腐の見分け方を見ていきましょう。

そもそも豆腐とは、どんな食品でしょうか?

豆腐とは、①「生の大豆を水に浸して」、②「すりつぶし豆乳にし」、③「にがりなどの凝固剤を加え」、④「火をかけて固める」料理です。

大豆以外には、ほんの少しの凝固剤だけ。豆腐は言い換えれば、大豆そのものです。

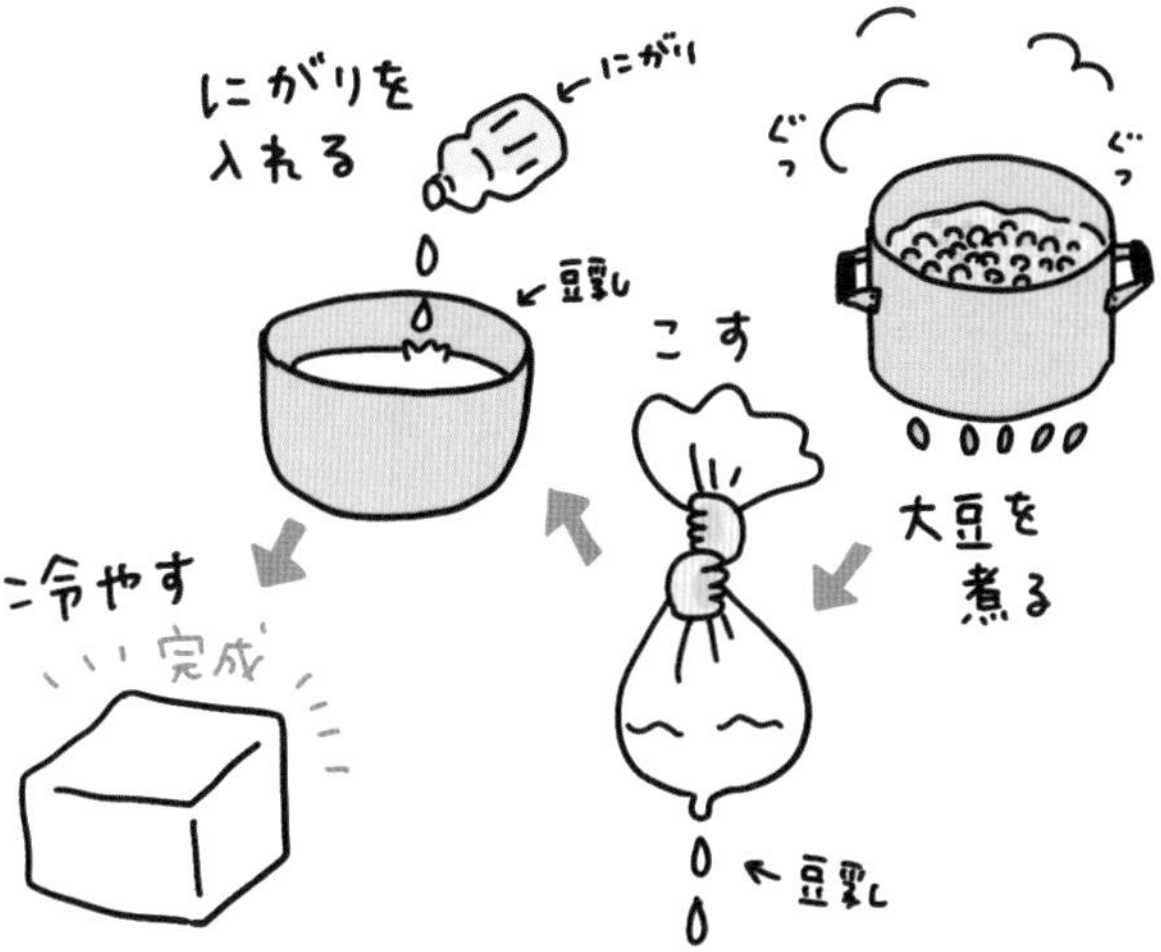

豆腐のつくり方

だからこそ、大豆の内容にこだわりたいところです。

穀物類には特に多い「収穫後の農薬」

大豆は国産で遺伝子組み換えでないもの、そして、希少ですが「有機」「無農薬」のものがあればなおおすすめです。

国産大豆をおすすめする理由は、輸入大豆には「ポストハーベスト農薬」と「遺伝子組み換え大豆」という2つの可能性があるからです。

ポストハーベスト農薬とは、収穫後に使われる農薬ですね。

使用されるのは主に殺虫剤、殺菌剤、

防カビ剤などですが、**大豆や小麦などの輸入穀物は輸送時間が長くかかるために、使用量が多くなる**と言われています。

輸入大豆は遺伝子組み換えの可能性がある

そもそも、日本産の大豆は1割以下です。2018年の貿易統計によれば、大豆の総輸入量は324万トンで、主な輸入先はアメリカ232万トン（72％）、ブラジル56万トン（17％）、カナダ33万トン（10％）、中国3万トン（1％）となっています。

アメリカ、ブラジル、カナダといえば遺伝子組み換え作物の先進国で、その農地は年々増加しています。

アメリカ農務省によると、アメリカ産大豆の94％が遺伝子組み換えであることもわかっています。

そういった事実を考えると、大豆の多くをアメリカなどから輸入している日本には、すでに遺伝子組み換え大豆が多く入ってきていることが想像できます。

もちろん、「遺伝子組み換え大豆が身体に有害である」とは現時点では断言できません。

しかし、世界各国の研究では、絶対に安全とも言い切れない状況なのです。

そう考えると、ここはぜひ安全な大豆を探したいところでしょう。繰り返しになりますが、国産の大豆、さらに有機や無農薬の大豆を使った豆腐であれば安全も味も間違いありません。

凝固剤は天然にがりが使われているものがベスト

続いてが、「凝固剤」です。

豆腐は豆乳を固めてつくります。ただ火を入れただけでは豆腐の形にはなりません。大豆を固めるために使われるのが凝固剤です。

主に4種類あり、たいてい次のどれかが使われています。

・塩化マグネシウム（にがり）
・塩化カルシウム
・硫酸カルシウム

この中で、ぜひ選んでほしいのがにがり（塩化マグネシウム）です。ただし、天然のにがりを選んでください。

にがりとは、海水から塩を抽出するときにできる液体のことです。海水を煮詰めていくと、水分が蒸発して塩のかたまりができます。この塩を取り除いたあとのドロドロとした透明の液体が「にがり」なのです。昔から豆腐づくりにはこのにがりが使われてきました。

天然のにがりは、「本にがり」と呼ばれ、成分表では**「粗製《そせい》海水塩化マグネシウム（塩化マグネシウム含有物）」**と表記されます。

この表記のある豆腐は、昔ながらの豆腐のつくられ方をしているということです。

なぜ天然にこだわるかというと、中にはにがりを油脂でコーティングしているものもあり、これも一括表示で「塩化マグネシウム」と表示できてしまうからです。

消泡剤が使われていないものを選ぶ

豆腐によく入っている添加物が「消泡剤」です。

その名のとおり泡を消すための添加物で、豆腐をつくる過程で生まれる泡を取り除くために使われています。

豆腐をつくるにはまず豆乳をつくりますが、大豆を煮るとき大量の泡が出ます。この泡が残ったままだと味が落ち、日持ちがしません。

そこでこの泡を取り除く必要があるのですが、手作業で行うのは大変。そこで、消泡剤が使われるというわけです。

消泡剤として使われているのは、主に次の４つです。

・油脂系消泡剤
・グリセリン脂肪酸エステル
・炭酸カルシウム
・シリコーン樹脂

どれも化学合成されている物質ですが、加工中に消滅、もしくはできあがった豆腐には成分が残らないため「加工助剤」として扱われています。

加工助剤は表示義務がないため、無表示で販売されている豆腐がほとんどです。

ですから、よりこだわるなら「消泡剤不使用」と書かれた豆腐を選んでみてください。

充てん豆腐って何？

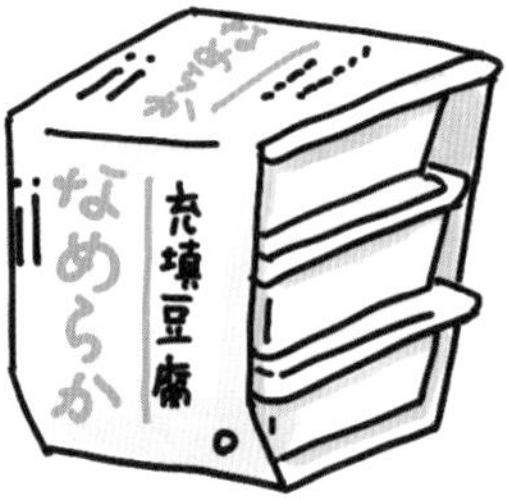

ちなみに、スーパーなどで「充てん豆腐」と書かれたパッケージを見たことがあると思います。

この充てん豆腐とは、豆腐をパックに入れ、密閉したあとに加熱して殺菌をするという方法でつくられた豆腐のことです。

従来の豆腐よりも長期間保存ができることと、従来の豆腐のように水にさらす工程がなく、機械で大量生産するのに適しています。

そのため、このタイプの豆腐は安価な場合が多いのです。
ただし注意点として、「大量生産で安く売られている」ということは、原料も「それなり」ということになる場合がほとんどでしょう。そのような視点も含めて選んでいきたいですね。

豆腐の
選び方

―外国産の大豆が原料の場合はリスクが伴う
―凝固剤は天然にがりを
―消泡剤は表示義務がない。消泡剤不使用を選ぶのがベター

自家製豆腐のつくり方

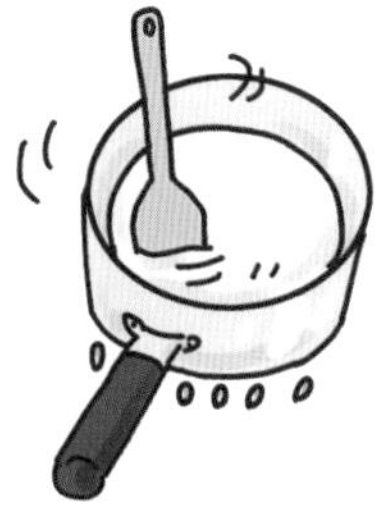

①豆乳を小鍋に入れて、かき混ぜながら弱火で火を入れる。沸騰させず、70〜80℃になったら止める

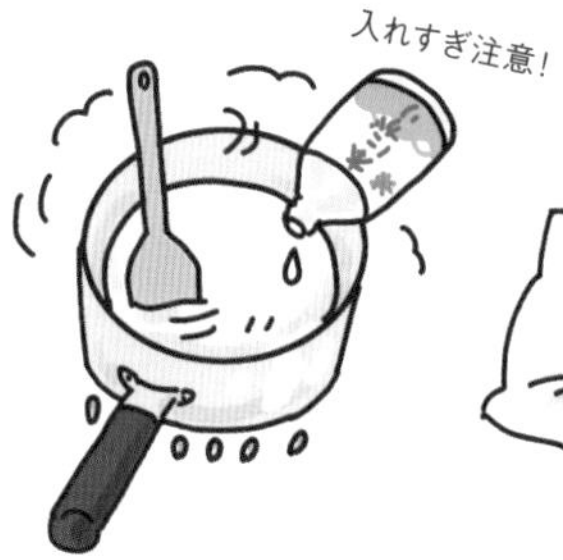

②豆乳に対して1%のにがりを加えて、軽く混ぜたらふたをして、10分以上置く

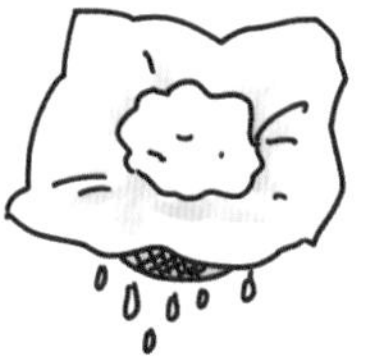

③キッチンペーパーなどで濾して水分を絞れば、お手軽すくい豆腐の完成

絹ごしと木綿の違いって何？

お豆腐は江戸時代から庶民に愛されていた食材ですが、その種類には大きく「絹ごし」と「木綿」があります。その違いがわかるでしょうか？

まず、豆乳ににがりを加え、シンプルに固めたものが絹ごし豆腐。なめらかな食感、喉越しのよさが特徴ですね。

一方の木綿豆腐とは、一度固まった豆腐を崩し、上から圧力をかけて水分を抜く製法です。伝統的に木綿の布をしいた型に流し込んでいたことから、「木綿豆腐」という名前がつけられています。水分が抜けている分、大豆の味が濃くなって料理に使うと味が染みやすくなるというのが特徴です。ちなみに、この木綿豆腐に焼き目をつけたものが「焼き豆腐」になります。

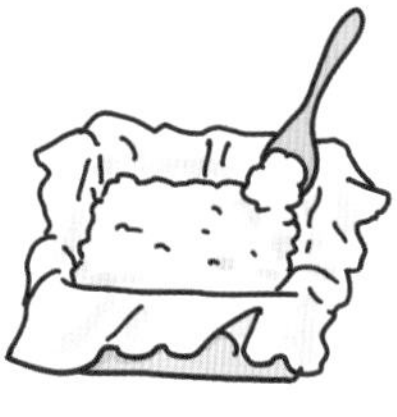

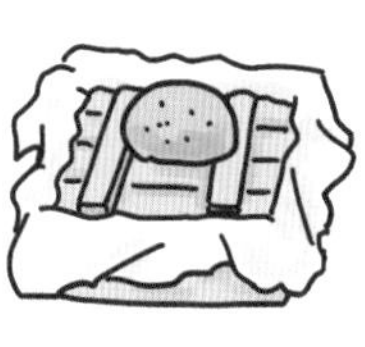

日用食品

納豆

菌の種類にもご注意を！

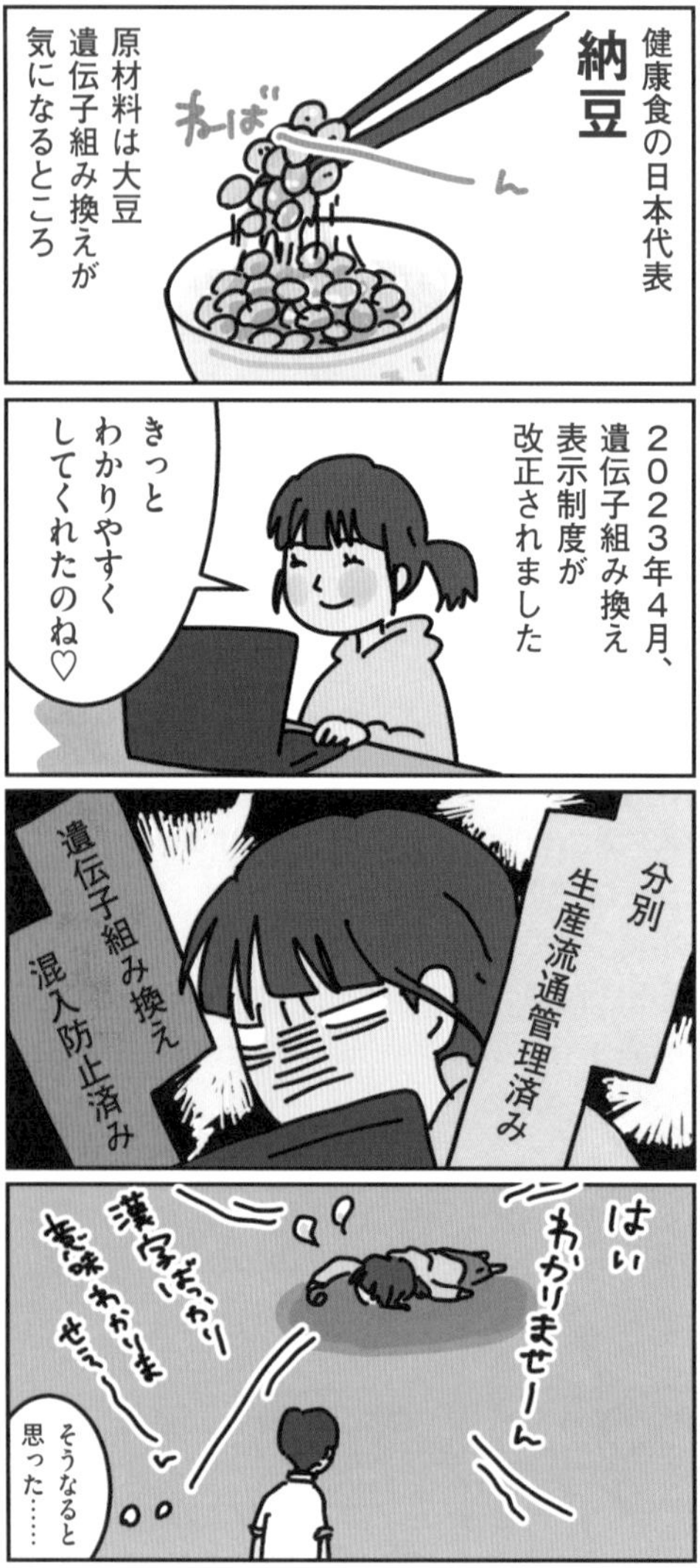
健康食の日本代表
納豆
ねばーん
原材料は大豆
遺伝子組み換えが
気になるところ
2023年4月、
遺伝子組み換え
表示制度が
改正されました
きっと
わかりやすく
してくれたのね♡
分別
生産流通管理済み
遺伝子組み換え
混入防止済み
はい
わかりませーん
漢字ばっかり
意味わかりませ〜ん
そうなると
思った……

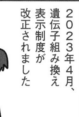

納豆、食べていますか？　納豆は、茹でた大豆を納豆菌で発酵させた食品です。納豆1グラム（2～3粒）の中には数十億もの納豆菌がいて、腸内環境を整えてくれます。特有成分のナットウキナーゼには血栓を溶かすはたらきがあり、豊富に含まれたビオチンは肌・髪の毛・爪の健康を保ちます。そして、代謝に関わるビタミンB2は生の大豆に比べて5倍以上も含まれているなど、非常にデトックス効果も期待できる食品なんですね。

さて、そんな納豆なのですが、意外と知らないことの多い食品でもあります。

大豆の質にはできる限りこだわりたい

まず、納豆にこだわるのであれば、豆腐と同じように原料である「大豆」にこだわるのが一番です。

大豆は国産で、遺伝子組み換えでない、できれば無農薬・有機栽培のものがおすすめです。

国産大豆をおすすめする理由は、豆腐の項目でお伝えしたとおりで、輸入大豆には「ポストハーベスト農薬」が残留していたり、「遺伝子組み換え大豆」の可能性が高くなるからです。

「農薬あり」でも国産の大豆をベターとするか、外国産の「有機大豆」を選ぶか、ここは個々の判断ということにはなってきますね。

ベストは、無農薬の国産大豆を使っている納豆です。

「遺伝子組み換え」に関する表示の違い

ところで、遺伝子組み換え大豆について少しつっこんだ話をしてみましょう。

2023年4月から、遺伝子組み換え表示制度が改正されたことにより、このような表示をするものが出てきました。

「分別 生産流通管理済み」

「遺伝子組換え混入防止管理済み」

「遺伝子組換えでない」

以前は、遺伝子組み換え大豆の意図せざる混入が5％以下の場合は「遺伝子組換えでない」と表示することができ

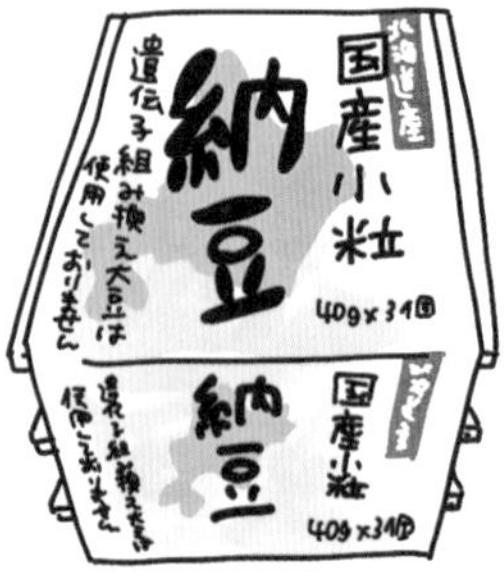

どんな表記が一番いいの?

ました。これはつまり、間違えて遺伝子組み換えの大豆が入っていたとしても、5％以下なら「遺伝子組み換えじゃないです」と言ってしまってよいということです。

しかし、改正によって遺伝子組み換え大豆の意図せざる混入が5％以下の場合には「分別生産流通管理済み」「遺伝子組換え混入防止管理済み」と表示できる、というルールになりました（表示の義務はありません）。

一方、「遺伝子組換えでない」と表記できるのは、遺伝子組み換え大豆が検査で検出されなかった場合のみとなったのです。

ですから、「遺伝子組換えでない」とはっきり表示されているものがより安全と言える、ということですね。

ただし、小規模の生産者などの場合、完全に遺伝子組み換えでない大豆を使用していても、体制などの問題で仕方なく「遺伝子組換え混入防止管理済み」と表示していることもあるようです。

とはいえ、「有機栽培の国産大豆」のように、原料にこだわっている商品の場合には遺伝子組み換えの心配をする必要はないので、大豆の品質がやはり一番重要ですね。

タレ・カラシは無添加のものを選ぶ

市販の納豆にはタレやカラシが付属していることが多いと思います。実は、このタレやカラシには添加物が多く使われています。

タレ…化学調味料、たん白加水分解物、果糖ブドウ糖液糖など
カラシ…着色料（ウコン）、酸味料、増粘多糖類など

国産で無農薬の大豆を使った納豆でも、タレ・カラシには添加物が多く使われている商品が意外に多いので注意です。タレなどは外注してつくられることが多いからでしょう。より安全性を求めるなら、タレ・カラシが無添加のものを選ぶか、自宅にある無添加の調味料を使いましょう。個人的には、おいしい納豆には醤油とネギを散らすだけで贅沢な一品に仕上がると思います。

天然の納豆菌を使用したものを選ぶ

最後が、菌についてです。納豆は大豆を発酵させてつくられます。

その過程で必要なのが納豆菌の働きです。

納豆とは本来、稲わらに包んで発酵させる食べものです。稲わらには「枯草菌《こそうきん》」という種類の天然の納豆菌が住んでおり、この菌が大豆を納豆に変えます。

ところが、現在は人工的に培養された納豆菌でつくられる場合がほとんどです。

中には臭いを少なくしたり、粘りを強くしたりなど、遺伝子操作されてつくられているものもあります。

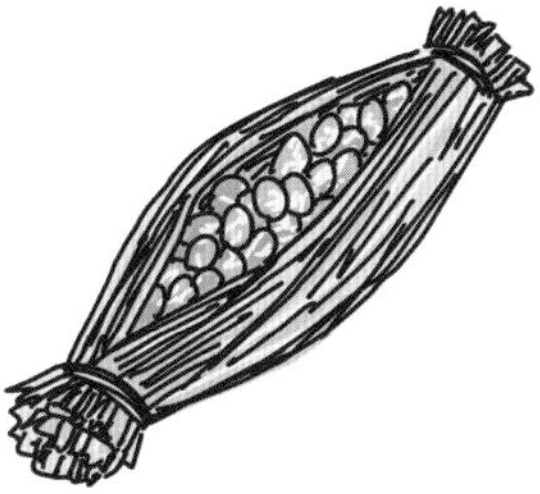

貴重な天然の枯草菌でつくった納豆

人工培養された納豆菌が有害であるというわけではありませんが、より安全性にこだわるなら、天然の納豆菌でつくられた納豆がおすすめです。

稲わらでつくった昔ながらの本物の納豆は、残念ながら一般的なスーパーで探すのはむずかしいと思います。

ただ、自然食品店やネットなどで見ていただければ該当する商品もありますので、ぜひ一度味わってみていただきたいです。

大豆の味がして、「畑の栄養をいただいている」という感覚がしますよ。

実は家でもつくれる

そんな納豆も、実は家庭でつくることができます。工程はシンプルで、①「大豆をゆでて」、②「大豆が熱々のうちに、市販の納豆菌を水に溶かした液とまぜあわせる」。

そして、③「30~40度で24時間保温」。

うまくいくと、大豆のまわりを白い菌がまといます。これが、納豆菌が発酵している証拠なんですね。

海外では納豆が手に入らないことも多いので、このように自分でつくって食べている方も多いとか。

保温するときにはヨーグルトメーカーなどを使うのが一般的です。

納豆のおすすめ

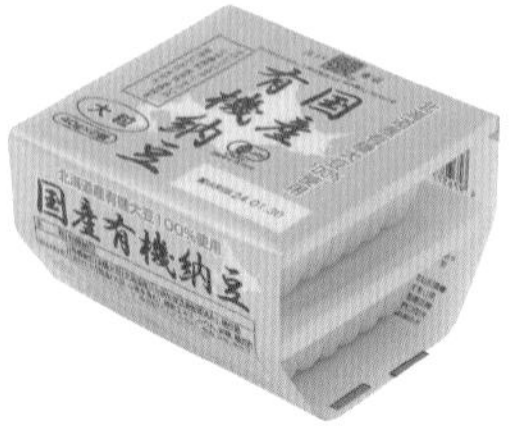

国産有機納豆

保谷納豆

国産の有機大豆を使用した納豆。付属しているタレ・カラシも化学調味料・着色料・保存料など不使用なので安心して食べられます。

また、②の工程では納豆菌を使うのではなく、市販の納豆をまぜる、本格的にわらからつくるなど、いろいろな方法がありますので、興味がある方は調べてみてください。

ちなみに、納豆の起源は諸説あり、そのなかでも有名なのが源義家《みなもとのよしいえ》の話。

平安時代、反乱を治めるために京都から奥州（岩手）へ向かっていた源義家が、馬の背に乗せていた「わらで包んでいた煮豆」が糸を引いていたのを見つけました。

食べてみるとおいしかったことから、立ち寄った各地で伝え広めたといいます。

納豆の選び方

—大豆は、国産の無農薬だとベスト
—付属のタレやカラシは無添加のものか、使用しないという選択肢もある
—天然の納豆菌でできた納豆が本来の納豆の味

パン

安いパンほど材料がシンプルでなくなる

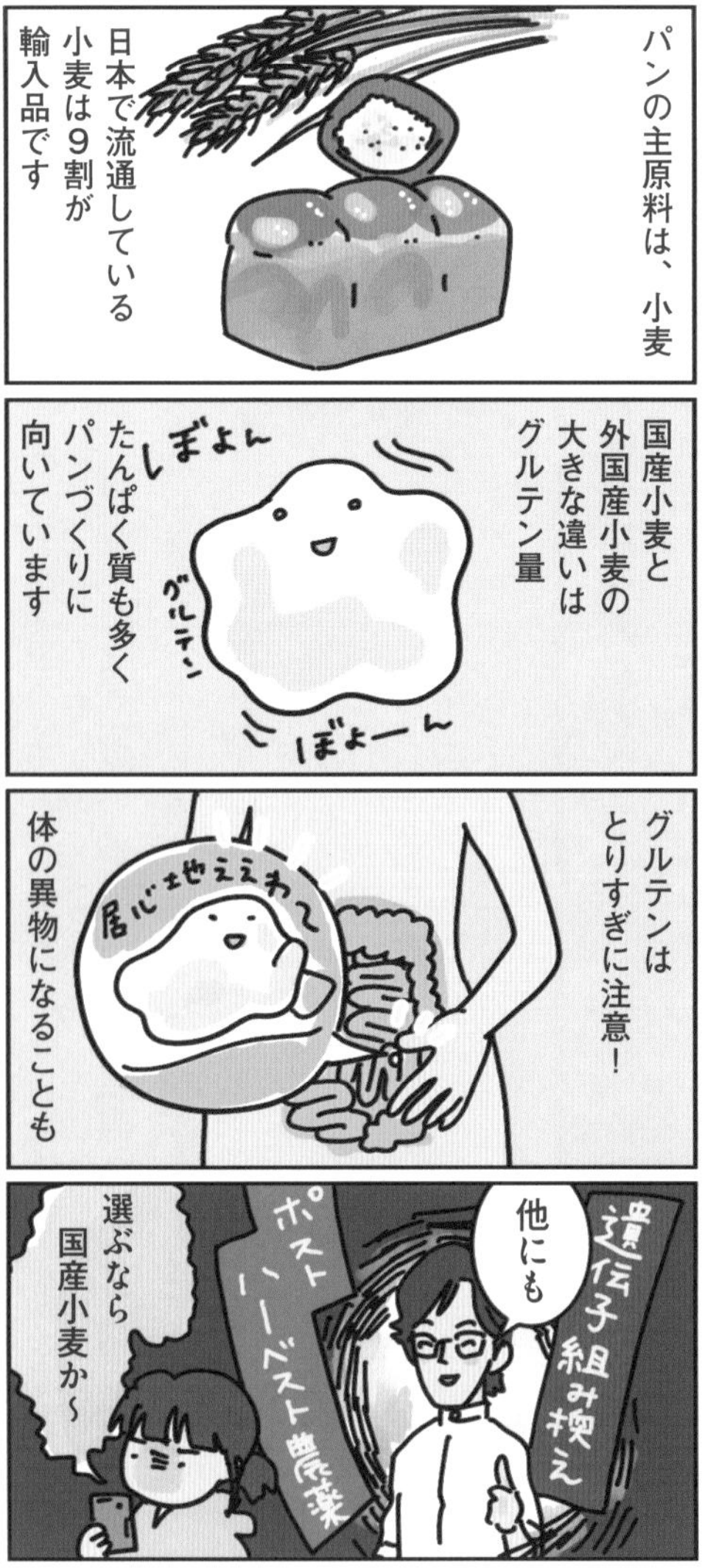
パンの主原料は、小麦
日本で流通している小麦は９割が輸入品です
国産小麦と外国産小麦の大きな違いはグルテン量
たんぱく質も多くパンづくりに向いています
ぼよん
グルテン
ぼよーん
グルテンはとりすぎに注意！
体の異物になることも
居心地ええわ～
他にも
遺伝子組み換え
ポストハーベスト農薬
選ぶなら国産小麦か～

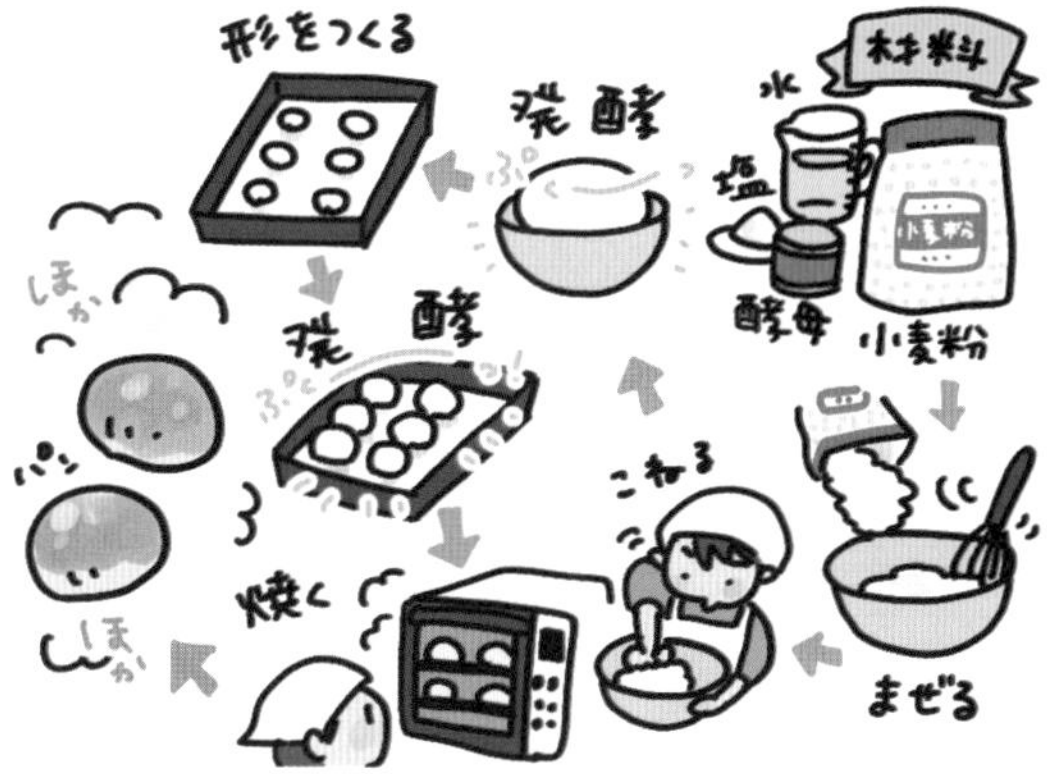

みんな大好きパン。しかし、身近になっているものほど、実はどんなふうにつくられているか知らないものですよね。

ぜひ、パンを選ぶときに知っておいていただきたいことがあります。

パンづくりの基本

そもそも、パンのシンプルな原料とはなんでしょうか?

それは、「小麦粉　酵母　塩　水」の4つです。ここに、パンによっては砂糖やバターを加えた6種類程度ですね。

これらの材料を混ぜて、こねて、生地をつくり、発酵。形をつくって、また発酵。そして焼く。これが基本的なつくり方です。

家庭でつくるならこれらの原料にこだわるとおいしいパンができるのですが、買うとなると注意するべきところがかなりあります。

まず、市販のパンに多いのが甘味料、香料、乳化剤、酢酸ナトリウムなどの添加物。

なぜこれらを使うのかというと、味つけだったり、見た目や香りをよくしたり、長持ちさせたり、短時間でつくったりするためです。

特に菓子パンや惣菜パンは添加物が多くなります。

またあまり知られていませんが、「臭素酸《しゅうそさん》カリウム」という添加物も実はパンにはつきものです。

臭素酸カリウムは、「パン生地改良剤（製パン改良剤）」「小麦粉処理剤」と呼ばれることもあり、発がん性があるということでEU諸国などでは使用が禁止されています。

日本では2024年1月現在も使われているのですが、食品の加工の際に添加され、食品の完成前には除去される「加工助剤」に該当するため、食品添加物としては表示されていないのが現状です。

ちなみに、酵母には大きく2種類「天然酵母」と「イースト菌」があります。天然酵母とは、果物の皮などについている天然の菌を培養したもの。一方でイースト菌は、パンづくりに適した菌を工業的に培養したものになります。

ショートニングとマーガリン

コンビニなどで売られているパンでよく目にするのがマーガリンやショートニングです。この2つは、ざっくりというとバターの代用品として生まれました。

マーガリンは、コーン油、大豆油など複数の油を精製し、そこに発酵乳、粉乳《ふんにゅう》、ビタミン類などを加えて、バターに似せてつくられた加工品です。

一方のショートニングとは、動物油や植物油を原料にした加工品です。もともとはラードの代用品としてつくられたもので、無味無臭、伸びがよく生地に混ぜやすいという特徴があり、広く使われています。

安価で工業的に生産ができる一方、これらの油をとることで特に心配されているのがトランス脂肪酸の問題です。

トランス脂肪酸とは、マーガリンやショートニングをつくる過程で生まれる成分で、摂取しすぎると血液中の悪玉コレステロールの増加、心筋梗塞《しんきんこうそく》などの冠動脈疾患《かんどうみゃくしっかん》のリスクが高まると言われています。

そのため、マーガリンやショートニングは海外では使用が規制されていることも少なくないのです。

パンを安く食べるには仕方ない部分はあるとはいえ、できれば避けておきたいところでしょう。

薄力粉、中力粉、強力粉は、たんぱく質の量の違い

続いて、パンの主原料である「小麦」についても見ていきましょう。

まず小麦粉には「強力粉」「中力粉」「薄力粉」という種類がありますが、これらは一般的に、小麦粉に含まれているたんぱく質の量で分類されています。

たんぱく質の多い順に「強力粉」→「中力粉」→「薄力粉」です。

「グルテン」という言葉を聞いたことがあると思いますが、グルテンとは、小麦に含まれる2種類のたんぱく質（グルテニンとグリアジン）が、水を加えてこねることで絡みあい、生まれる成分のことを言います。

このグルテンが強いと、生地に粘り気が出てきます。たとえばうどんは、よくこねてグ

ルテンを増やすことで、弾力のあるコシのあるうどんになるんですね。

パンも同じで、たんぱく質の多い強力粉のほうが生地には最適というわけです。

ただ、近年ではこのグルテンが身体に悪さをしているという指摘も出てきています。

グルテンは分解されにくいので、腸の中にとどまって異物になってしまうのです。その結果、腸の粘膜《ねんまく》に入り込みます。

ひどい場合には腸の粘膜が傷つき、腸に穴が空いたような状態になり、腸内にあるべき物質が漏れ出してしまう。これを「腸漏《も》れ」や「リーキーガット症候群」といいます。

本来、腸で排除されるべき有害物質が体内に入り込んでしまい、そのために身体のさまざまなところで炎症を起こしてしまう……と考えられているのですね。

そうした背景もあり、欧米諸国などではグルテンフリーがより叫ばれるようになってきているのです。

とはいえ、これも確定的な話ではなく、単純に「グルテンが悪者」と決めつけるのは早計かもしれません。

ただ、当てはまる気がする……たしかにグルテンはよくないかも……と思われる場合には、１００％米粉を使用したグルテンフリーのパンを選ぶのも手でしょう。

国産小麦のパンが少ない理由

もう少しだけ小麦の話をさせてください。

そもそも前提として、**日本で流通している小麦は、その9割が輸入品。国産は約1割です。**

そして実は、国産小麦と外国産の小麦は性質が違います。

一番の違いはたんぱく質の量です。

国産小麦はたんぱく質の割合が低いので、前述のグルテンの量が少なくなるのです。一方、外国産の輸入小麦はたんぱく質が多く、グルテンが多くできます。そのため、パンづくりには外国産の小麦粉のほうが向いていると言えます。

ただし、輸入小麦は遺伝子組み換え作物の可能性があること、保管や輸送中の害虫被害を防ぐためにポストハーベスト農薬が使われている可能性を考えないとなりません。

安価な小麦粉ほどその可能性は高くなりますから、原料の小麦にこだわりのある商品やパン屋さんを見つけていくことは1つとても大事なことだと言えますね。

全粒粉やライ麦という選択肢

健康を意識するのであれば、より栄養が多い全粒粉《ぜんりゅうふん》やライ麦を使用しているパンをおすすめします。

全粒粉とは、小麦の外皮を取り除かずに丸ごとすりつぶしてできた粉のこと。お米でいえば玄米と同じですね。精製された真っ白な小麦粉よりもビタミンやミネラルが豊富です。ただ、外皮をまるごと摂取することになるので、その場合は原料の小麦が無農薬かどうかは把握しておきたいところです。

一方ライ麦粉とは、ライ麦という穀物からつくられた粉のことで、全粒粉と同様にビタミンやミネラルが豊富に含まれています。

どちらも小麦粉と比べてGI値が低く、食物繊維が豊富です。

加えて、もう1つおすすめする理由は「硬い」ことです。

硬いと自然と噛む回数が増えますよね。昔から言われているように、「噛むこと」はとても重要です。唾液には有害物質を解毒する能力があるので、よく噛むことで身体の防衛にもなり、満腹感も高めてくれます。

パンの選び方

―基本的に添加物が多く入りやすい食品である

―安価なもの、菓子パンや惣菜パンなどはさらに多くなる傾向

―地元やネットなどでこだわったパンを探すのが一番安全

小麦粉や米粉のおすすめ２選

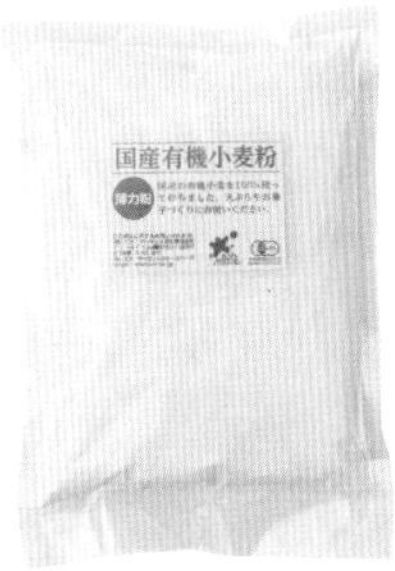

国内産有機小麦粉（薄力粉）
ビオ・マルシェ

希少な国産の有機小麦粉。輸入小麦よりも水分量が多めで、お好み焼きなども、もちもちとした食感に仕上がります。国産は安心して使えますね。

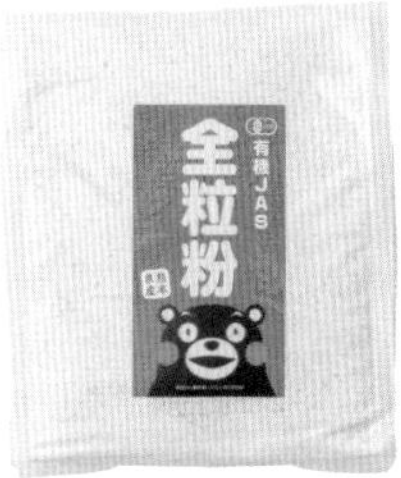

有機全粒粉
くまもとごはん

九州の代表品種「ミナミノカオリ」を100％使用したパン用の小麦粉。全粒粉なので食物繊維をはじめ、ビタミン・ミネラルが豊富。これでパンを焼くと生地がふんわりして、食感はもちもち。小麦の優しい香りがただよいます。

牛乳

おいしい牛乳はガブガブ飲めない

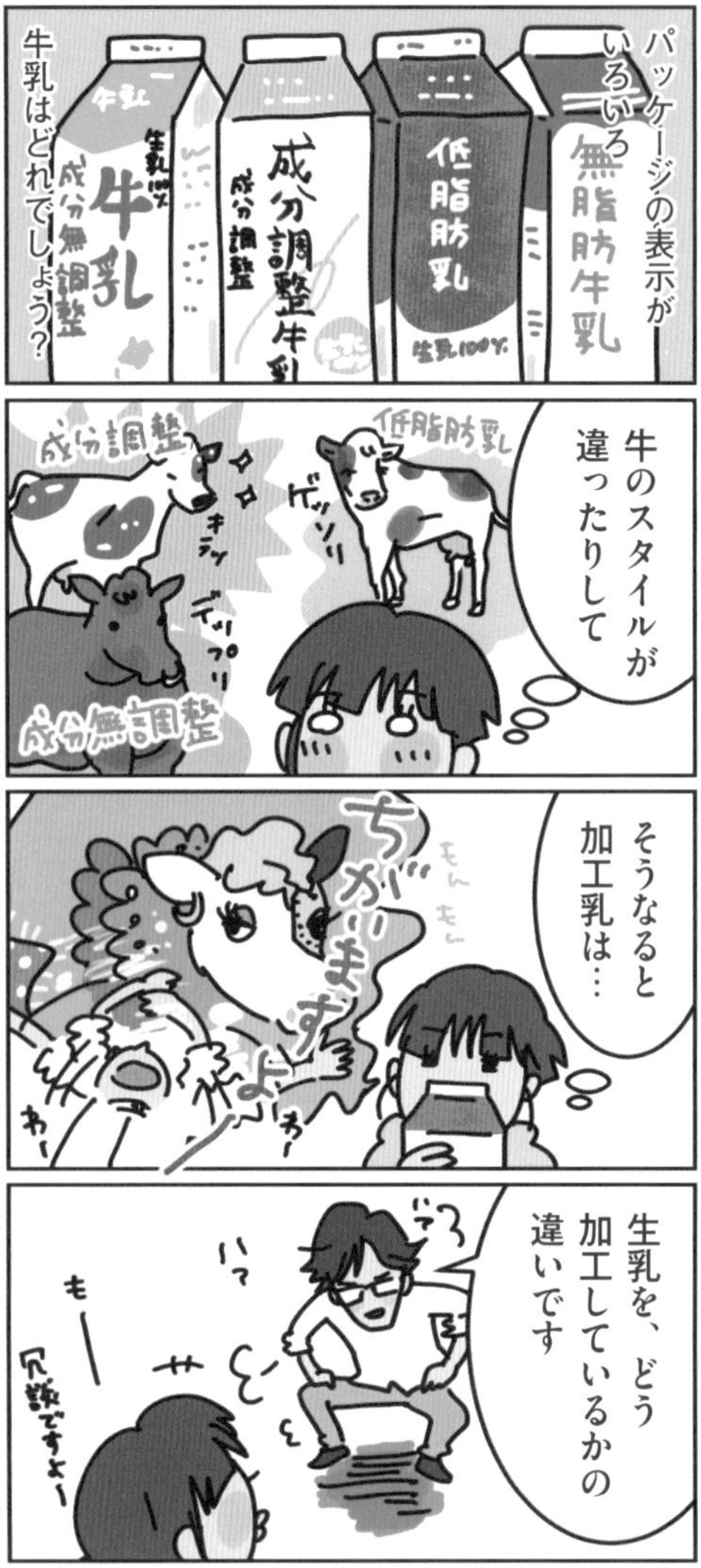
パッケージの表示が
いろいろ
牛乳はどれでしょう？
牛乳
生乳100％
成分無調整
成分調整牛乳
成分調整
低脂肪乳
生乳100％
無脂肪牛乳
牛のスタイルが
違ったりして
成分調整
低脂肪乳
キラッ
ゲッソリ
デップリ
成分無調整
そうなると
加工乳は…
ちがいますよ
もんもん
わー
わー
生乳を、どう
加工しているかの
違いです
どてっ
ハァ
もー
冗談ですよー

	乳脂肪分	内容
① 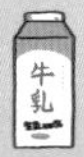 牛乳	3%以上	生乳を殺菌して、そのまま詰めたもの
② 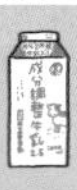 成分調整牛乳	—	生乳から乳成分の一部（脂肪、ミネラルなど）を取り除き、成分を調整したもの
③ 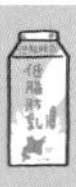 低脂肪牛乳	0.5〜1.5%	生乳から脂肪分を取り除き、低脂肪にしたもの
④ 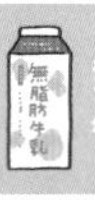 無脂肪牛乳	0.5%未満	生乳から脂肪分を取り除き、無脂肪にしたもの
⑤ 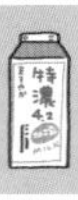 加工乳	—	生乳にバターやクリームなど乳製品を加えて、濃厚タイプや低脂肪タイプにしたもの
⑥ 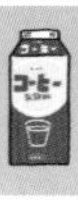 乳飲料	乳固形分3%以上	生乳や乳製品を主原料に、ビタミンやカルシウム、果汁、コーヒーなど乳製品以外のものを加えたもの

私たちがふだん何気なく買っている牛乳ですが、そこには「種類」があるのを知っていますか？

それは、商品に表示されている「種類別」という項目で確認することができます。

牛乳は全部で6種類。細かい分類は表のとおりです。

わかりづらいかもしれませんが、「下にいくほどいろいろな処理をされている」と考えてもらうといいでしょう。

たとえば、①の「牛乳」は「成分無調整のまま生乳を殺菌してパック詰めしたもの」で、水などを加えることは一切禁じられています。

「生乳」とは、牛から搾《しぼ》ったままの乳のことを言うのですが、商品に「生乳100%」と表示できるのは、「①牛乳」〜「④無脂肪牛乳」までの4種類です。

さて、この中でおすすめはどれかと言いますと、やはり①の「牛乳」です。

それ以外の種類がよくないというわけではありませんが、牛乳として品質の高いものを選ぼうとすると、ここは牛乳一択でしょう。

牛乳でこだわりたい5つのポイント

余計な加工をされていない「牛乳」をまずは選ぶこと。

これを念頭に、どんなポイントで品質に差が出てくるかを見ていきましょう。

牛乳については、大きく5つのポイントがあります。

・放牧飼育（牧草牛乳）であるかどうか
・低温殺菌かどうか
・ノンホモジナイズであるかどうか

・ジャージー牛であるかどうか
・有機JAS認証があるかどうか

放牧飼育（牧草牛乳）であるかどうか

まずは、牛乳をつくる牛たちがどのような環境で育っているかです。

選びたいのは、放牧飼育されている牛の牛乳です。

豊かな自然の中でのびのびと放牧されている牛は、牛舎で鎖《くさり》につながれて飼育されている牛よりも十分な運動ができて、ストレスがたまりにくくなります。

加えて、放牧飼育では牛の健康を考えて人工的に配合された穀物などを与えず、飼料は自然の牧草です。

牧草だけを食べて育った牛の牛乳は、濃厚なコクとスッキリとした後味が特徴です。

低温殺菌かどうか

続いてが、殺菌方法についてです。

牛乳は生きものである乳牛から搾られるものであるため、雑菌が繁殖しやすいです。

そのため、衛生上、殺菌をする必要があります。

牛乳の殺菌は、「超高温殺菌」という120～130度で2～3秒加熱する方法が一般的です。短時間で殺菌できるため、大量生産に適した殺菌方法と言われていますが、**高温で加熱すると品質が変化してしまう**ことがわかっています。

そこで、その品質を保つために用いられているのが「低温長時間殺菌」です。具体的には、63～65度の低温で30分加熱する方法がとられています。

時間がかかるので大量生産には不向きですが、牛乳本来の風味や栄養を損なわない殺菌方法です。品質にこだわりがあるからこそ、この方法をとっていると考えられますよね。

ノンホモジナイズであるかどうか

次に、いわゆる「ノンホモ牛乳」かどうかです。

牛乳は搾ったあとそのまま置いておくと、上部にクリーム層ができます。これは脂肪分が分離して、膜を張っている自然現象です。

しかし、一般的にはクリームの層ができないように牛乳に一度大きな圧力をかけます。すると、均一な液体の状態に戻るのです。この作業を「ホモジナイズ」といいます。

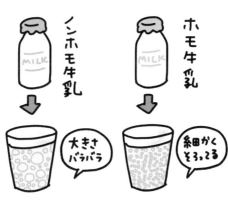

ホモジナイズとは

こうすることで牛乳の品質や味が安定し、バターやチーズなどの乳製品をつくりやすくなるんですね。

現在市販されている牛乳の多くにこの方法がとられ、「ホモ牛乳」とも呼ばれています。

反対に、この作業を行わない自然のままの牛乳を「ノンホモジナイズ牛乳」と呼びます。

ノンホモジナイズ牛乳は品質にむらがあったり、味も落ちやすいと言われますが、ホモ牛乳とノンホモ牛乳を比べると、ノンホモのほうがうま味を強く感じます。

また、ノンホモの場合は乳糖が脂肪球にくるまれているので、乳糖《にゅうとう》不耐症《ふたいしょう》の人（牛乳を飲むとお腹をこわしてしまう人）でもお腹がゆるくなりにくいとも言われています。

ジャージー牛かどうか

ジャージー牛という名前だけは知っている人も多いと思います。

イギリスのジャージー島原産のジャージー種という茶色の牛のことで、ジャージー牛から搾られる牛乳は脂肪分が4・5～5・5％とかなり濃厚なのが特徴です。

カロテン・乳糖・灰分《かいぶん》など栄養も多く含まれていて、品質の高い牛乳として知られているのです。

日本国内で飼育されている乳牛の98％は白黒のまだら模様をしている「ホルスタイン種」で、「ジャージー種」は全体の1％にも満たないといいます。

それだけ希少な牛であり、希少な牛乳といえますが、味わいは非常にリッチです。

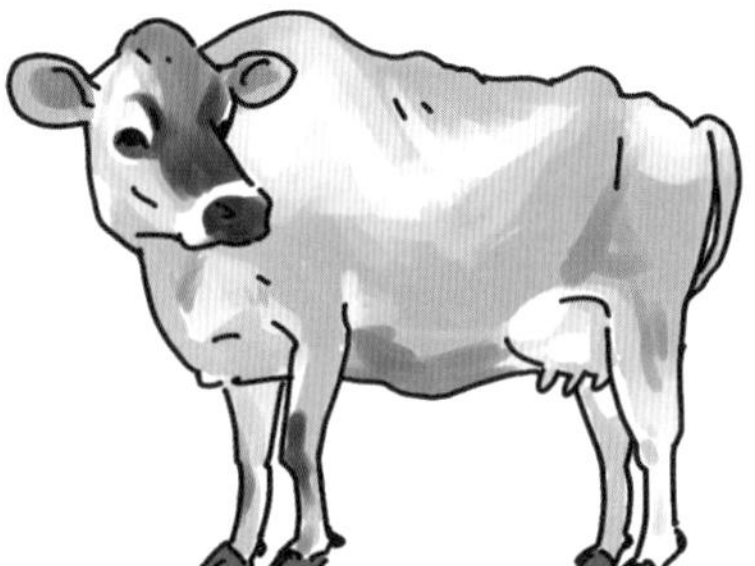

ジャージー牛

有機ＪＡＳ認証されているか

非常に珍しいですが、牛乳でも「有機ＪＡＳ」の認定を受けている製品があります。

生産者さんたちが自分たちの製品に自信を持っていて、それを広めようという志がある場合が多いので、１つの指標として参考にできるでしょう。

お値段もいいですが、それだけの価値がある牛乳です。


以上、５つのポイントをお伝えしましたが、このすべてを満たしている牛乳はほぼありません。

また、一般的な牛乳と比べてしまうと高くて驚く！　という場合もあるでしょう。

ただ、私自身の考え方として、**牛乳というのはあくまでも嗜好品としておいしくいただくのが適している**のではないかと考えています。

牛乳は、そもそも子牛を丈夫に育てるためのものです。

そのため栄養価は非常に高いですが、人によっては身体に合わなかったり、アレルギーの要因にもなるとされています。

だから、健康のためだからと言ってガブガブ飲むものではないかなとも思うのです。

実際、本当にこだわった牛乳は一口ごとの満足感が高く、おいしいお酒のようにゆっくりと味わいながら飲みたくなります。

そんな楽しみ方もぜひ一度体験していただけたらいいのではないでしょうか。

牛乳の選び方

―環境のいい場所で育った放牧牛は安心

―低温殺菌、ノンホモジナイズ、有機ＪＡＳは、生産者のこだわりの証

―ジャージー牛だとさらにリッチな味わいに

牛乳のおすすめ２選

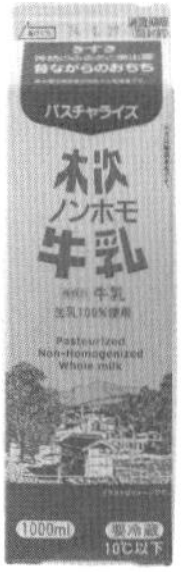

ノンホモ牛乳

木次乳業

低温殺菌、ノンホモジナイズ製法の牛乳。ノンホモジナイズなので、置いておくと上にクリームが浮いてきます。牛乳本来の味わいを楽しめます。

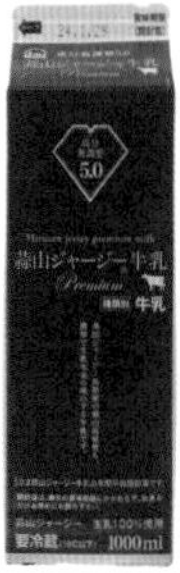

蒜山《ひるぜん》ジャージー牛乳プレミアム

蒜山酪農農業協同組合

蒜山ジャージー牛の生乳を100%使用した成分無調整牛乳。すっきりとしていながら芳醇なコクがあります。ミルクティーにもおすすめ。

日用食品

バター・マーガリン

「バターだからいい」わけでもない

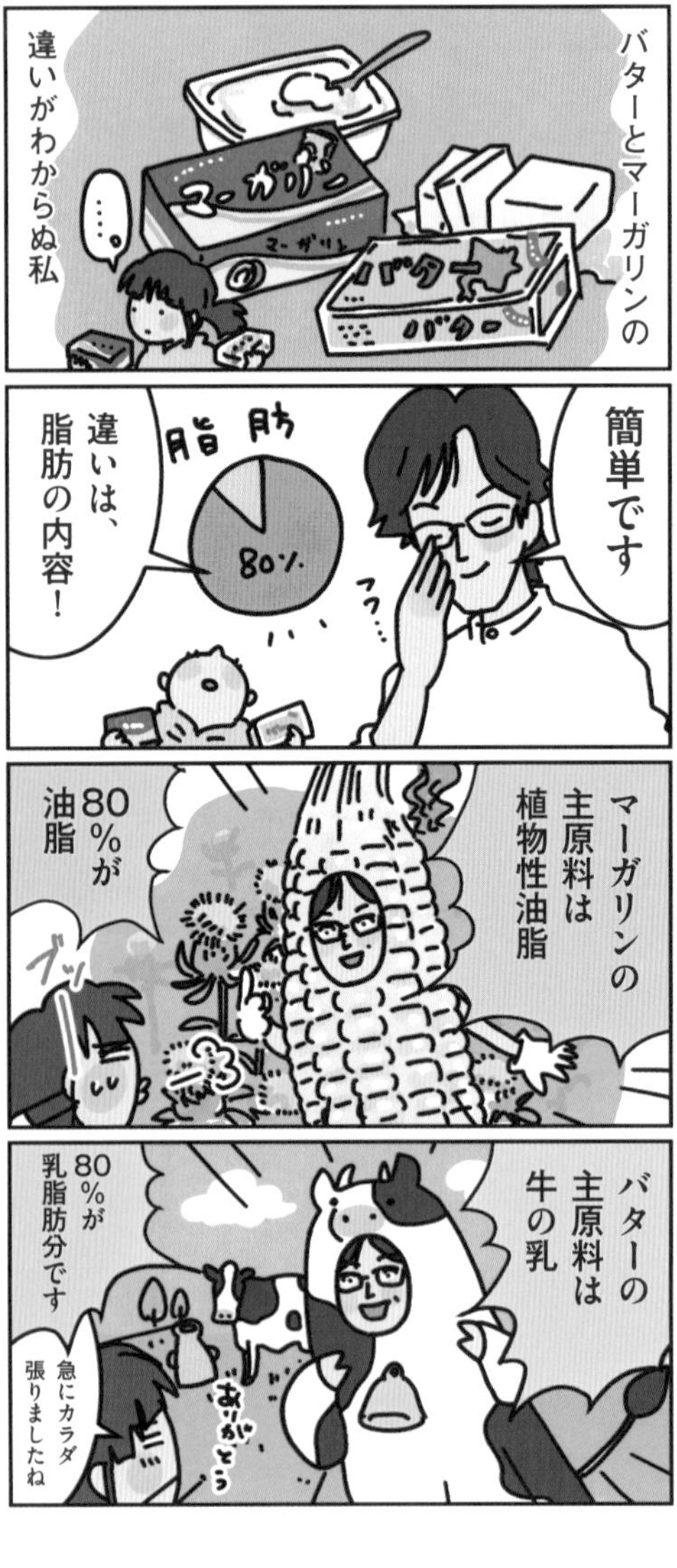
バターとマーガリンの
違いがわからぬ私
……。
マーガリン
マーガリン
バター
バター
簡単です
違いは、脂肪の内容！
脂肪
80%
フフ…
マーガリンの主原料は植物性油脂
80%が油脂
ブッ
バターの主原料は牛の乳
80%が乳脂肪分です
急にカラダ張りましたね
ありがとう

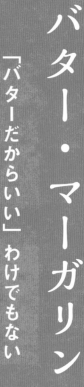

バターやマーガリンはパンにつけるだけでなく、お菓子づくりや料理にも使われる身近な食品の1つですね。

でも、「マーガリンは身体によくない！」「健康のために気をつけるなら、バターを使おう！」。そんなふうに聞いたこともあると思います。

なぜそのようにいわれるのでしょうか？　そして、それは本当なのでしょうか。

バターとマーガリンの違い

バターとマーガリンの大きな違いは、脂肪の内容です。

バターは、牛乳から分離したクリームを練り固めた食品で、動物性脂肪が主成分となっている食品です。つまり、主原料は牛の乳です。

対して、マーガリンの主成分は植物性脂肪。

なたね油・紅花油・コーン油・パーム油・綿実油《めんじつゆ》などを精製した植物性脂肪に、発酵乳・食塩・ビタミン類などを加え、乳化させてバター状にした食品です。

両者を比べるとバターのほうが固くて、乳製品らしい風味やコクがあります。

一方、マーガリンは柔らかくて、あっさりしていますね。クセがないので使いやすいのが特徴です。

のちほど紹介しますが、**実はマーガリンにも添加物を使っていないオーガニックな商品もある**のです。

結論からいうと、大切なのは素材や製法であって、一概に「マーガリンだから悪い」「バターだからいい」というわけではないんですね。

バターはいつから使われている？

そもそも、バターはいつから使われている食品なのでしょうか？

その歴史は長く、インドの経典には紀元前２０００年頃、すでにバターらしきものがつくられていたという記録があります。古代ギリシャ時代には、バターは食用としてよりも医薬品や化粧品として使われていたといわれています。

その後、紀元前60年ごろからポルトガルで食用として用いられ、ヨーロッパ各地へ広がっていきました。

日本にやってきたのは意外にも早い６世紀ごろで、日本最古の乳製品といわれる「酥《そ》」がつくられるようになりました。

酥は牛乳を凝縮したもので、現在のチーズともバターともいわれています。

その後、明治時代に入って日本でのバター製造が本格化しました。

一方、マーガリンは1869年フランスで生まれた食品です。

隣国プロシアと戦争していたフランスではバターが不足し、ナポレオン3世が代用品を探していたところに、メージュ・ムーリエ・イポリットという化学者が牛脂と牛乳を混ぜ、冷やし固めたものを考案したのが始まりだと言われています。

「マーガリンは身体に悪い」は本当？

さて、気になるのはマーガリンが身体に悪いといううわさの真相です。

マーガリンが身体に悪いといわれる理由は、一般的なマーガリンに多く含まれる「トランス脂肪酸」が原因です。

トランス脂肪酸とは、不飽和脂肪酸の1つです。

トランス脂肪酸は体内で栄養にならないので、分解・吸収できずに体内に残ってしまいます。

この蓄積が問題で、細胞やホルモンの生成に影響を与える可能性があるとされています。そのため、トランス脂肪酸を過剰摂取すると、肥満、心疾患、がん、うつ病、認知症、アレルギーなどさまざまなリスクがあると考えられているんですね。

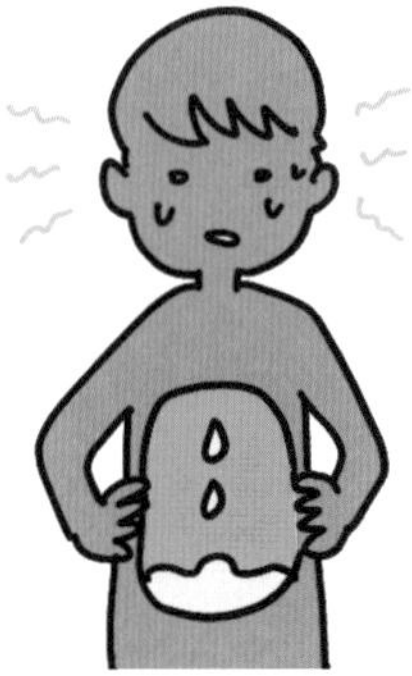
体内に残ってしまうトランス脂肪酸

世界ではトランス脂肪酸の規制が進んでおり、アメリカでは2018年にトランス脂肪酸を添加物として使うことが原則禁止となりました。ニューヨーク州やカリフォルニア州では、飲食店の揚げものなど調理での使用も禁止されています。カナダ・タイ・台湾でもトランス脂肪酸の食品への使用が禁止になり、EUではトランス脂肪酸の上限値を設定、表示を義務づけています。

また、中国・韓国でもトランス脂肪酸の表示が義務づけられています。

そんな中、日本ではトランス脂肪酸の表示義務や規制がありません。その理由としては、日本人の一般的なトランス脂肪酸の摂取量が低いからとのこと。
ＷＨＯでは１日２グラムを摂取の安全基準として設けているのですが、農林水産省の調査では、日本人の平均摂取量は１日１グラム程度だろうということで、特に制限をかけていないんですね。

近年は食品メーカーも以前に比べてトランス脂肪酸の量を減らしているので、過剰に気にする必要はないかもしれません。

ただ、ファストフードや菓子パン、コンビニで売られている揚げものなどには使われている場合が多いので、生活習慣によっては過剰摂取になりやすいでしょう。

ショートニングとファストスプレッド

トランス脂肪酸が多く含まれているのは、一般的なマーガリンだけではなく、ショートニングやファストスプレッドと呼ばれるものも同様です。

これらの食品はいずれも植物からつくられているのですが、なぜトランス脂肪酸が多いのかというと、大豆油やなたね油を固形にする際、水素を添加するからです。この製造方法の場合、化学反応でトランス脂肪酸が生まれてしまうんですね。

ショートニング

動物油や植物油を原料としたクリーム状の食用油脂のこと。マーガリンから水分と添加物を除いて純度の高い油脂にしたものと考えていいでしょう。

ショートニングは無味無臭で、焼き菓子に使うとサクサクとした食感になり、揚げ油に使用すると衣がパリッと仕上がります。そのため、さまざまな加工品に使われています。

サクサクとした食感を英語で「ショート」と表現するため、ショートニングと呼ばれるようになりました。ちなみに、ショートケーキの名前の由来は、もともとショートニングを使っていたケーキだからという説があります。

ファストスプレッド

ファストスプレッドは、マーガリンの一種です。「油脂含有率が80％未満」のものはファストスプレッドと呼ばれます。マーガリンよりも水分が多くてやわらかいため、パンに塗りやすく、使いやすいのが特徴です。

実は、日本で販売されている家庭用マーガリンの多くは、このファットスプレッドです。

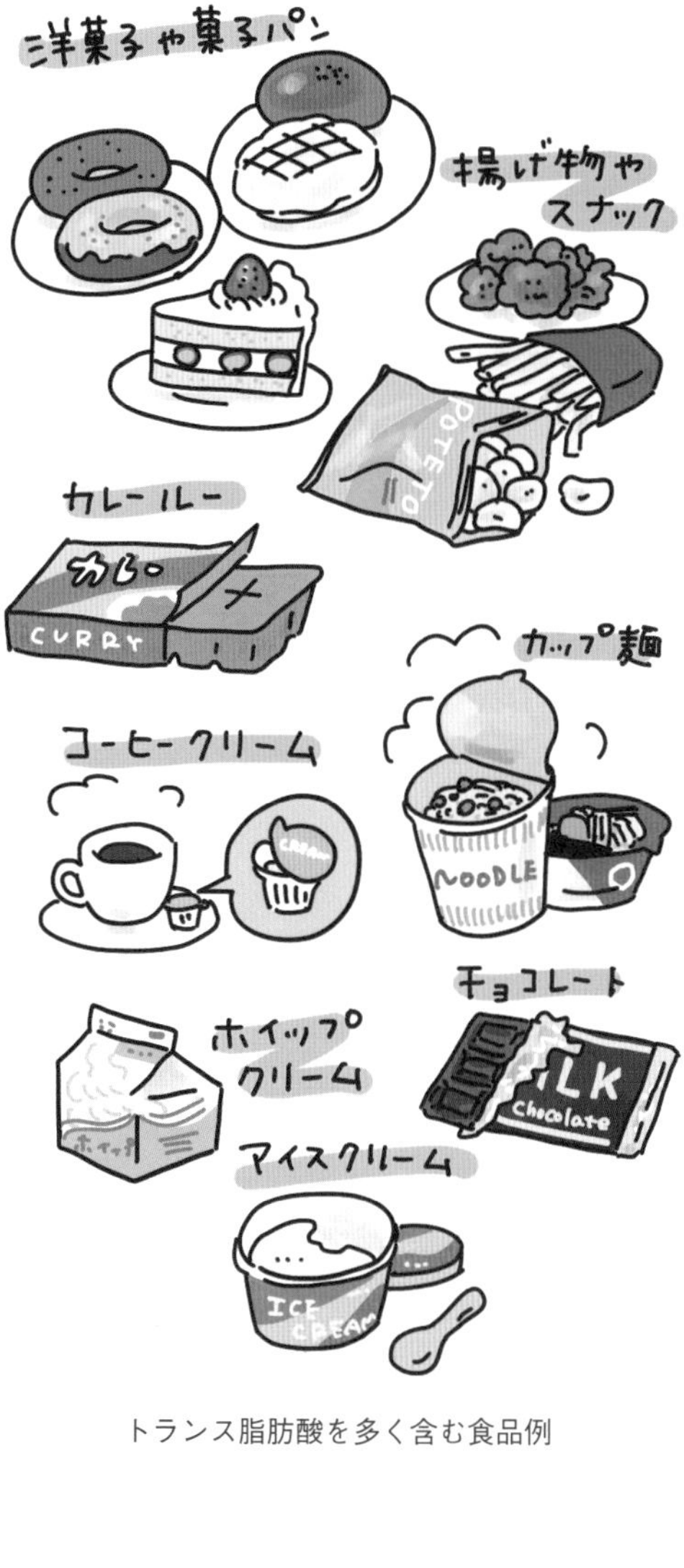
洋菓子や菓子パン
揚げ物や
スナック
POTETO
カレールー
カレー
CURRY
カップ麺
コーヒークリーム
NOODLE
チョコレート
ホイップ
クリーム
LK
Chocolate
アイスクリーム
ICE
CREAM

トランス脂肪酸を多く含む食品例

「有塩バター」か「無塩バター」か

さて、ではバターとマーガリンの具体的な選び方を見ていきましょう。まずはバターについて。

バターには、有塩か無塩かという違いがあります。

無塩バターとは、食塩を添加していないバターです。生乳自体に微量の塩分が含まれているので、「無塩」ではなく「食塩不使用バター」と表記します。一方、有塩バターは、1～2％程度の食塩を添加しており、「加塩バター」ともいいます。

用途や好みにもよりますが、塩や調味料などにこだわりたい場合には、「食塩不使用バター」を選ぶのがおすすめです。

食塩不使用バターでも通常の料理に使えますし、塩加減は自分でつけられるからです。

「発酵」か「非発酵」か

もう1つのポイントが、発酵の有無です。バター売り場では「発酵バター」と表示されたものも見かけますね。

私たちが通常口にすることが多い一般的なバターは、クリームをかき混ぜて乳脂肪分を分離させてつくられます。つまり、発酵していない非発酵バターです。

対して発酵バターは、殺菌したクリームに乳酸菌を混ぜて、発酵させてからつくる製法になります。

バター特有の風味が強く感じられることと、乳酸菌を含んでいるので、健康によい影響を与える効果が期待できますね。

注意点として、発酵バターは一般的な非発酵のバターよりも傷みやすいです。消費期限・賞味期限と保管方法に気をつけて使いましょう。

ちなみに、ヨーロッパで一般的なのは発酵バターです。ヨーロッパの伝統的な製法では、原料の乳からクリームを分離して、攪拌《かくはん》しながらつくられます。しかし、攪拌にとても時間がかかっていました。つまり、自然に発酵してしまい、乳酸菌を混ぜなくても勝手に発酵バターになっていたというわけですね。

発酵バターのパッケージ例

原料の牛乳の品質がバターの品質になる

バターの原料は、牛乳をはじめとした乳製品です。

ですから、その乳の品質がバターの品質を決めると考えていいでしょう。

牛乳を選ぶポイントでお伝えしたような、こだわりの牧場でつくられるバターは安心して食べられますね。

また希少ですが、オーガニックやグラスフェッド（牧草飼育）のバターもあります。

さらに世界には、牛乳だけではなく、水牛、羊、山羊、ヤクなどの乳からつくられるバターもありますよ。

マーガリンを選ぶポイント

続いて、マーガリンについて見ていきましょう。

前述したようにトランス脂肪酸の問題、また添加物が入っている場合が多いので、こだわる場合には注意が必要な食品です。

一方で、中にはこだわりのマーガリンもあり、たとえば乳製品を食べられないヴィーガンの人に愛用されている商品もあります。

まず、トランス脂肪酸が気になる方は、より少ないものを選びましょう。

ただ、トランス脂肪酸がどれだけ含まれているかはパッケージには記載されていません。

メーカーのホームページなどで含有率が分かる商品もありますのでチェックしてみてください。

「部分水素添加油脂《ぶぶんすいそてんかゆし》不使用」と表記されたものは、従来のマーガリンよりもトランス脂肪酸が大幅に減らされているものです。

マーガリンには香料や着色料、酸化防止剤などの添加物が使われています。

より安全性と素材の持つおいしさを求めるなら、添加物の少ないものを選ぶのがおすすめです。

原料油の品質をチェックする

よりこだわるなら、原料の油の品質もチェックしましょう。

98ページの油のパートで解説したように、圧搾《あっさく》法の油を使っていたり、遺伝子組み換えの心配のない大豆やなたねを使っているものもありますね。

また、「ヴィーガンバター」といって、ココナッツオイルなどを主成分にした動物性油脂の入っていない商品もあります。

バター・マーガリンの
選び方

—バターは動物の乳、マーガリンは主に植物油からつくられるもの
—バターは、牛乳の品質にこだわった発酵バターがおすすめ
—マーガリンは、原料の油と添加物の有無で選ぶ

バター・マーガリンのおすすめ２選

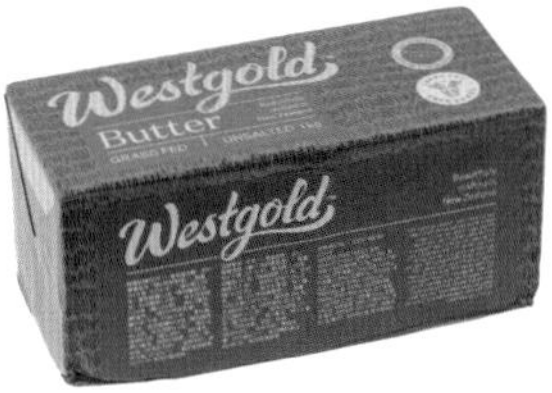

ニュージーランド産 グラスフェッドバター

富澤商店

牧草をエサとした放牧飼育の牛のミルクでつくられたグラスフェッドバター。クセがなく、サラリとした口あたり、それでいてクリーミーなおいしいバターです。

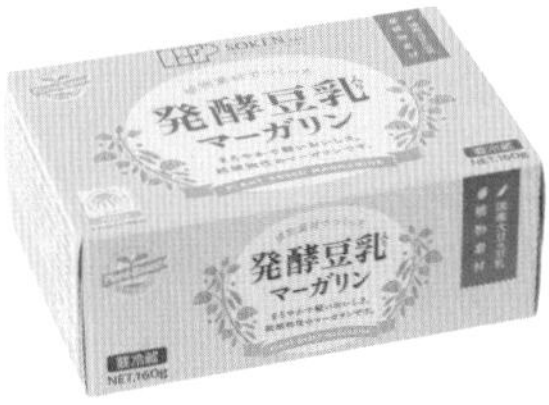

発酵豆乳入りマーガリン

創健社

植物由来の乳酸菌で発酵させた国産大豆の豆乳を使用した純植物性のマーガリンです。無香料・無着色、トランス脂肪酸の少ない製法でつくられています。

日用食品

チーズ

プロセスチーズには乳化剤が必須

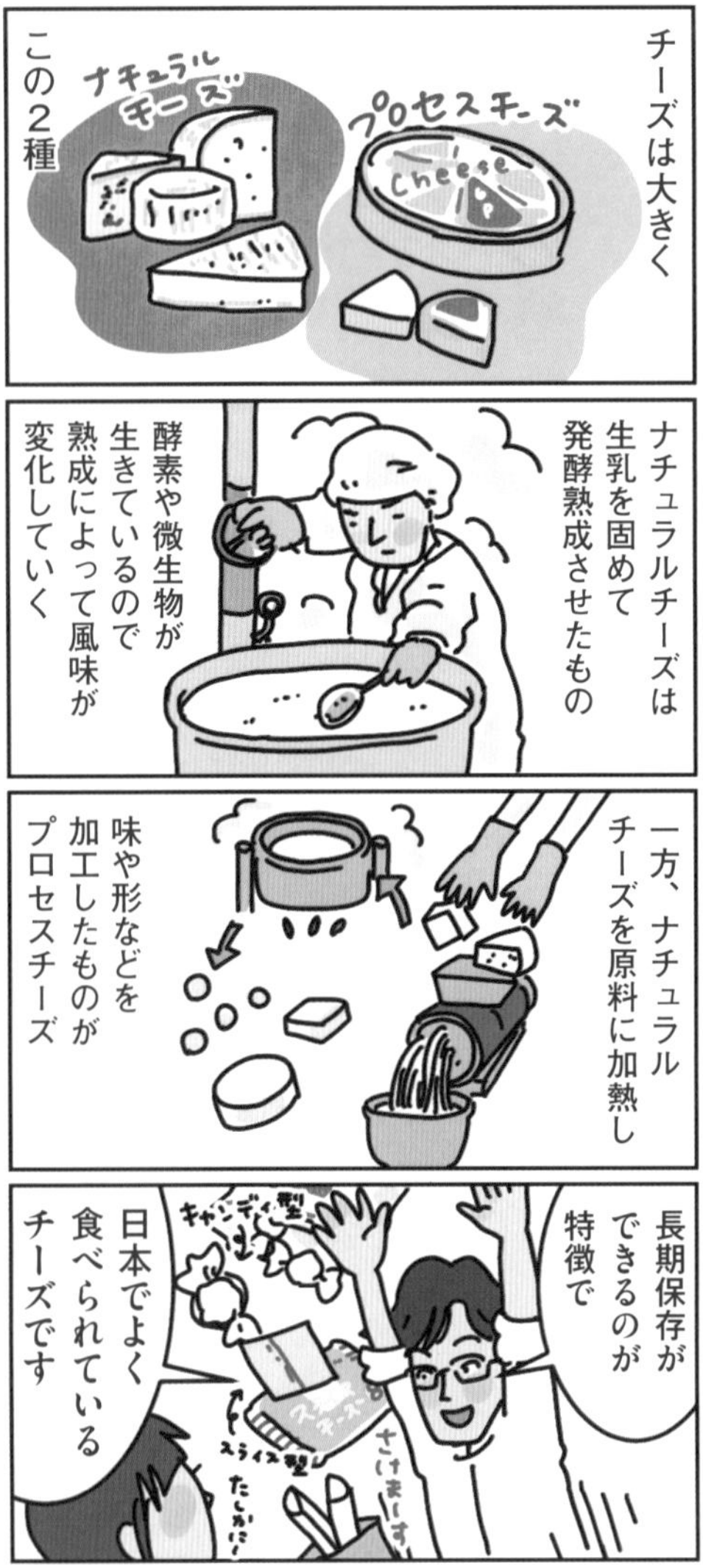
チーズは大きく
この2種
ナチュラルチーズ
プロセスチーズ
Cheese
ナチュラルチーズは
生乳を固めて
発酵熟成させたもの
酵素や微生物が
生きているので
熟成によって風味が
変化していく
一方、ナチュラル
チーズを原料に加熱し
味や形などを
加工したものが
プロセスチーズ
長期保存が
できるのが
特徴で
日本でよく
食べられている
チーズです
キャンディ型
スライス型
さけまーす
たしかに!

続いて、チーズについて見てみましょう。チーズは人類最古の食品の1つで、ヤギや羊などの家畜がはじまった紀元前6000年頃からあるのではと考えられています。料理に使ったり、そのまま食べたり。国や地域で種類もさまざまですが、その基本的な製法は牛乳などの生乳を固めて、水分を抜き、発酵させたものです。より詳しくいうと、乳酸菌や酵素の働きで乳のたんぱく質（カゼイン）を固めてつくられます。

しかし、牛、ヤギ、羊など原料となる乳の種類や発酵方法によって本当にさまざまな種類があり、非常に奥深い食品なんですね。

ナチュラルチーズとプロセスチーズの違い

チーズは、大きく分けると「ナチュラルチーズ」と「プロセスチーズ」に分かれます。ナチュラルチーズは生乳を固めて発酵・熟成させたもので、酵素や微生物が生きているので熟成によって風味が徐々に変化していくのが特徴です。

一方、そのナチュラルチーズを原料に加熱し、味や形などを加工したものがプロセスチーズです。長期保存できるのが特徴ですね。「6Pチーズ」「とろけるチーズ」「スモークチーズ」などおなじみの商品も多く、日本での消費量は高いチーズです。

ナチュラルチーズ図鑑

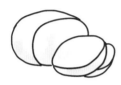

フレッシュタイプ

熟成をさせないナチュラルチーズ。ミルクや生クリームのように白く、水分が多くやわらかいのが特徴。

クリームチーズ、リコッタ、モッツァレラ、マスカルポーネなど

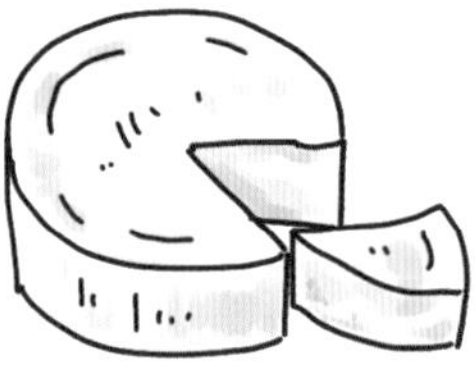

白カビタイプ

チーズの表面に白カビを繁殖させて熟成させたチーズ。白カビがつくる酵素によってたんぱく質が分解され、外側から内側に向かってやわらかくなり、風味も濃厚になっていく。

カマンベール、ブリードモーなど

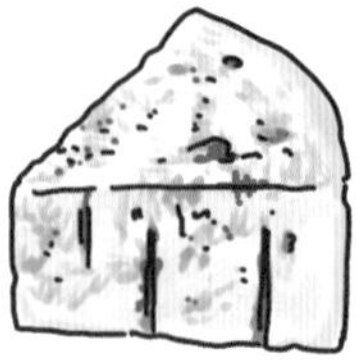

青カビタイプ

チーズの内部に青カビを繁殖させて熟成させた、別名「ブルーチーズ」。ピリッとした青カビの刺激的な風味が特徴。

ロックフォール、ゴルゴンゾーラ、ブルースティルトンなど

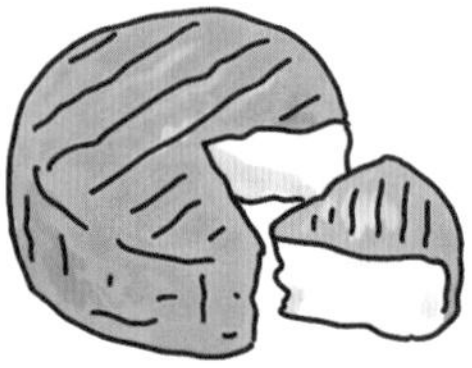

ウォッシュタイプ

チーズの表面を塩水やアルコールで洗い、リネンス菌という菌を繁殖させるチーズ。表皮は湿っており、クリーミーでやわらかいチーズが多い。表面の香りは強め。

エポワス、マンステール、モンドールなど

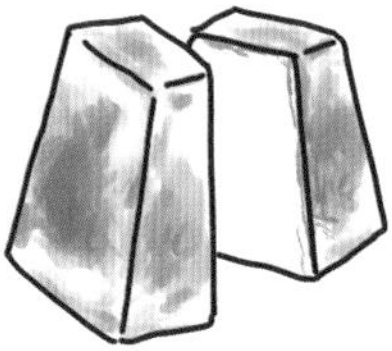

シェーブルタイプ

ヤギの乳からつくられるチーズ。フランス語で「シェーブル」という。崩れやすいので比較的小さくつくってあるものが多く、形もさまざま。

サントモール、ヴァランセなど

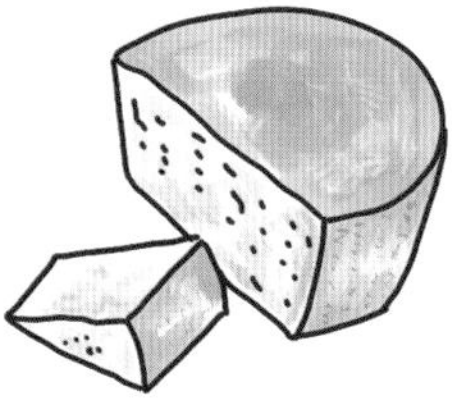

ハードタイプ

チーズの表面を固くし、長期熟成させたチーズ。長いものでは３年間熟成させることもある。時間の経過とともに水分が抜けてうま味成分が強くなり、風味も濃厚になる。

パルミジャーノ・レッジャーノ、コンテなど

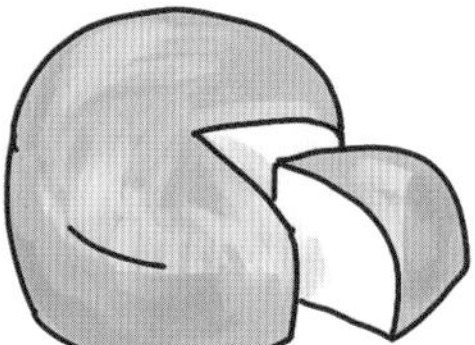

セミハードタイプ

ハードタイプに比べて水分量がやや多い。熟成期間は１～６ヶ月ほど。日本でおなじみのプロセスチーズの原料になるのはこのセミハードタイプのチーズ。

ゴーダ、チェダー、サムソー、ラクレット、サンネクテール、ルブローションなど

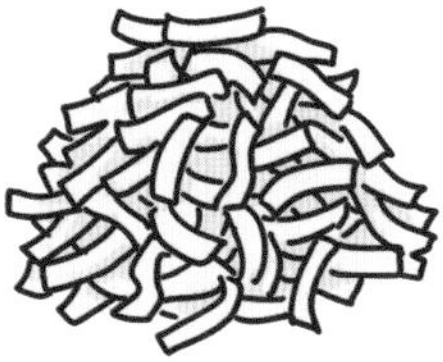

シュレッドチーズ

チーズを細かく刻んだ形のものをこういう。「ゴーダ」「チェダー」などセミハードタイプのチーズがよく使われる。「ミックスチーズ」や「とろけるチーズ」などはこのシュレッドチーズのこと。

基本的にはナチュラルチーズがおすすめ

では、チーズの選び方を見ていきましょう。

チーズは、基本的には生乳と食塩だけ記載されたものがおすすめです。

特に日本でおなじみのプロセスチーズの場合は、その製造工程で「乳化剤」がどうしても必要です。実は乳化剤は一括表示ができるので、何種類使用されていても「乳化剤」のみの記載になります。逆に言えば、どんなものが使われているのかがわからないので、不安に感じる人も多いのが実際です。

その点、基本的にはナチュラルチーズがおすすめです。

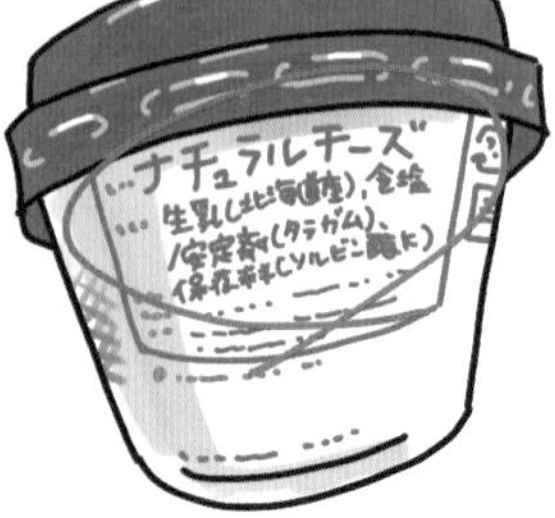

ただ、ナチュラルチーズにも保存料や安定剤などの添加物が使われている場合も多いので、表示をチェックしてみてください。

また、チーズも動物の乳からつくられる食品ですから、より安全や品質を求めるなら原料となる乳についても見る必要があります。たとえば原料が牛乳なら、牛乳を選ぶポイントでお伝えしたような、こだわりの牧場でつくられるチーズがいいですね。

希少ですが、オーガニックやグラスフェッド（牧草飼育）のチーズもありますよ。

ただ、こだわりのチーズはどうしても値段が高くなりますので、気軽に使える感じではなくなってしまいますね。そこは何を優先するかになりますが、私は牛乳と同様に、チーズも嗜好品の1つとして考えています。

チーズの選び方

―日本でおなじみのプロセスチーズは加工で乳化剤が必須
―牛乳と塩だけでつくられたナチュラルチーズが本来のチーズ
―こだわるほど価格も高くなるので、最後は自分のさじ加減で

マヨネーズ

7割油だからこそ、よく選びましょう

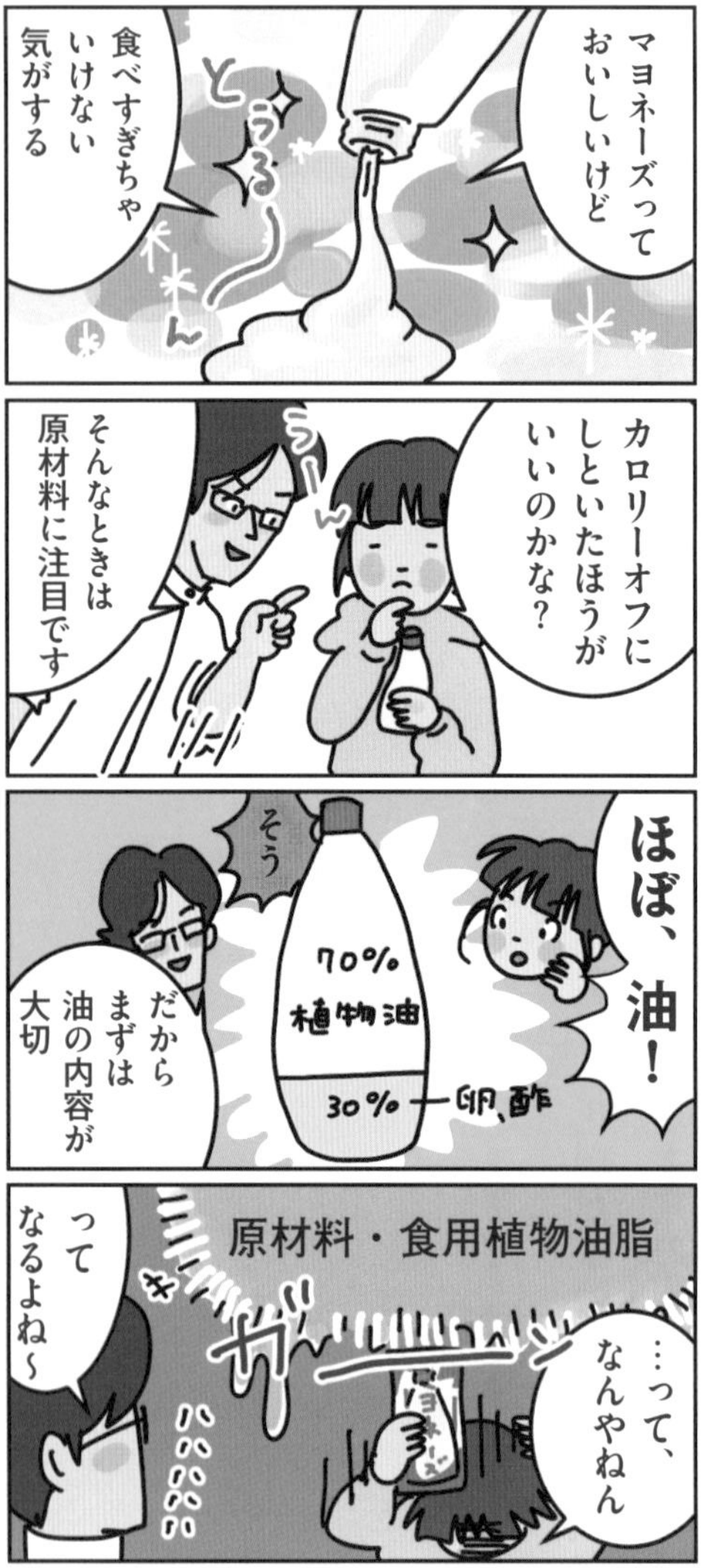
マヨネーズっておいしいけど
食べすぎちゃいけない気がする
とぅるーん
カロリーオフにしといたほうがいいのかな？
うーん
そんなときは原材料に注目です
ほぼ、油！
そう
70% 植物油
30% ー卵、酢
だからまずは油の内容が大切
…って、なんやねん
ガーン
原材料・食用植物油脂
ってなるよね～

酸味とまろやかさが特徴のマヨネーズ。さまざまな料理に使える万能調味料ですよね。

では、どうやってつくられているのでしょうか？

マヨネーズの主原料は、実は超シンプル。油・卵・酢・塩です。

つまり、それぞれの質がいいものを選ぶという目を持つといいでしょう。

しかし、一般的な商品にはうま味調味料や各種の添加物が入っています。

特に「カロリーオフ」のマヨネーズには多くなります。本来の材料から離れる分、化学的な調整が必要になってしまうんですね。

油の質＝マヨネーズの質

マヨネーズの原料を見ると、最初に出てくるのが「油」です。

実は、マヨネーズは成分の7割近くが油でできています。

ですから、マヨネーズに使われている油の内容がとても大事になってきます。

たとえば原材料に「食用植物油脂」と書いてある場合。この油の品質が良いか悪いかをなかなか判断できません。

逆にいえば、**「どんな油を使っているのか」を明確に表記しているマヨネーズは、それ**

だけ原料にこだわっているということなので安心できます。

中には、油のパートで紹介した「圧搾法《あっさく》」の油を使っているものもあります。メーカーのこだわりを感じますね。

お酢で味が変わる

また、マヨネーズに欠かせないのがお酢。味の決め手となる要素ですから、お酢の種類によって味が変わるんです。

米酢はスッキリした味わいに。リンゴ酢はまろやかな味わいに。黒酢はコクのある味わいになります。

卵にこだわったものは間違いない

よりこだわるのであれば、卵もチェックしてみてください。おすすめは卵のパートでお話しした「平飼い有精卵」です。

ちなみに、マヨネーズには「全卵型」と「卵黄型」の2種類があり、全卵型とは白身も一緒に混ぜたタイプ。卵黄型は卵の黄身だけを混ぜたタイプです。

全卵型はクリーミーな食感とすっきりとした味わいが特徴で、原材料名には「卵」と表記されています。

卵黄型は全卵を用いてつくられたものと比べてコクがあり、しっかりとしたうま味を持っています。こちらは原材料に「卵黄」と表示されています。

マヨネーズは、もちろん自分でつくることができます。

市販品に比べると日持ちはしづらいですが、一度つくってみると「あ！　マヨネーズだ！」と感動を覚えるでしょう。

マヨネーズの選び方

―主原料は、油、酢、卵、塩だけ

―添加物やうま味調味料入りのものは選ばない

―油の品質、卵の品質、酢の種類で決めるとベター

日用食品

ソース
甘さの正体「ぶどう糖果糖液糖」とは

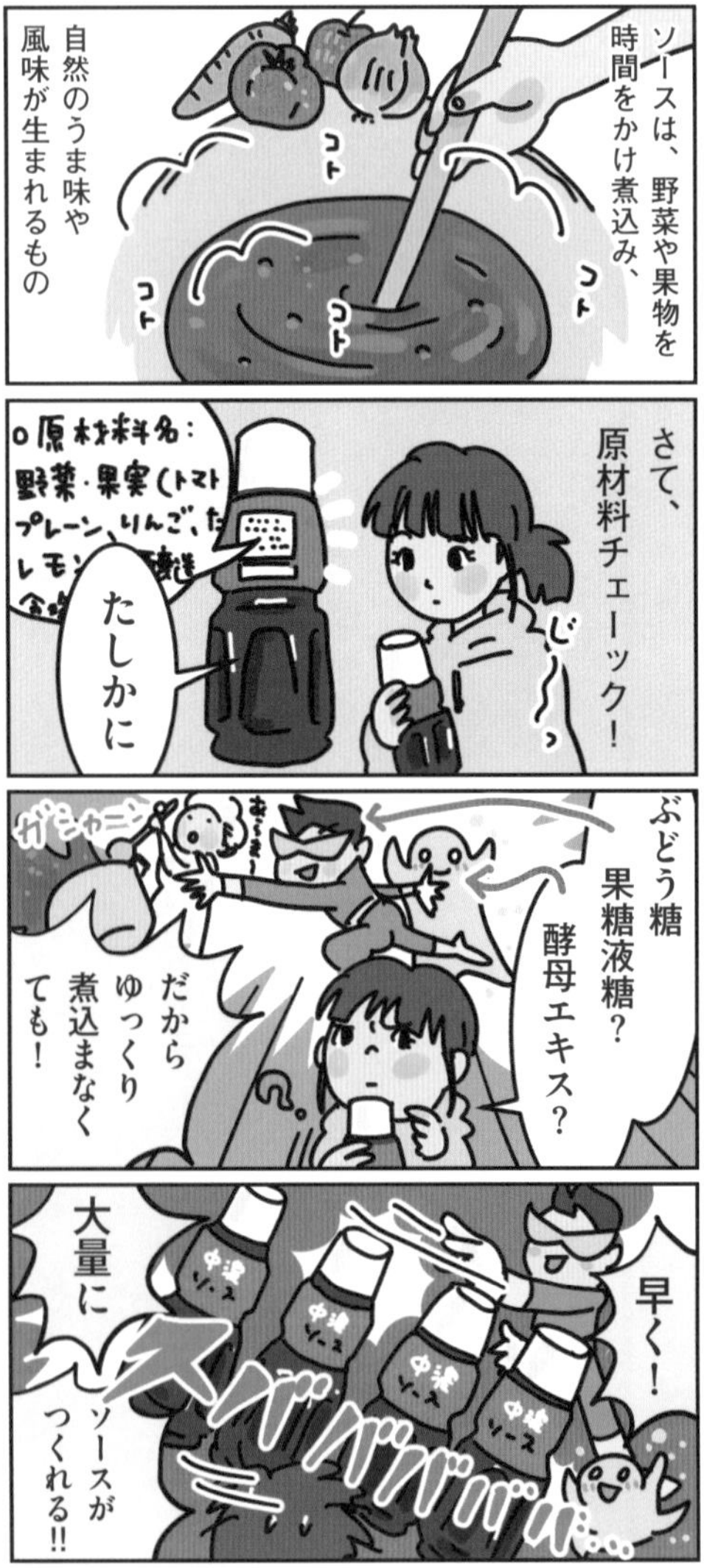

ソースは、野菜や果物を時間をかけ煮込み、
自然のうま味や風味が生まれるもの
コトコト
さて、原材料チェーック!
原材料名：
じ～っ
たしかに
ぶどう糖
果糖液糖?
酵母エキス?
だからゆっくり煮込まなくても!
ガシャーン
早く!
大量に
ソースがつくれる!!

ウスター、中濃、とんかつ、お好み焼き……食卓には欠かせないというほどメジャーなソース。しかし、**実はこれらは基本的な原料は変わりません。**野菜、果物、お酢、砂糖、塩、醤油、香辛料などでつくられており、その配分やつくり方の違いでさまざまな商品として売られているのです。

たとえば、一般的なソースの裏面を見てみましょう。原材料名には、こうあります。

> 醸造酢（国内製造）、糖類（砂糖、ぶどう糖果糖液糖）、野菜・果実（トマト、りんご、たまねぎ、にんじん、パインアップル、にんにく）、食塩、香辛料、醤油（大豆・小麦を含む）酵母エキス／香辛料抽出物

このようなソースにつきものなのが、「ぶどう糖果糖液糖」や「酵母エキス」です。

ぶどう糖果糖液糖とは、トウモロコシやサツマイモなどのでんぷんを化学的に加工して甘いシロップにしたものです。

これら以外にも、「糊料《こりょう》・増粘剤《ぞうねんざい》・着色料」などの添加物、「うま味調味料・たん白加水

分解物」などが使われている場合が多いでしょう。

本来のソースは、野菜・果物などの原料をじっくりと時間をかけてコトコト煮込みます。そうしてギュッと詰まったおいしさや風味がソースの醍醐味《だいごみ》と言えます。

本来はシンプルな原材料だからこそ、その素材にはこだわりたいですね。

原料の野菜が国産であったり、最近はオーガニックのソースも比較的手に入りやすくなってきました。ちなみに、もちろん手づくりでもできますから、レシピは342ページをご覧になってみてください。

ソースの選び方

- 添加物の入っているものは選択肢から外すのも手
- 添加物ではないが、「ぶどう糖果糖液糖」や「酵母エキス」にも注意
- 原材料にしっかりとこだわっているメーカーの商品を

ソースの種類

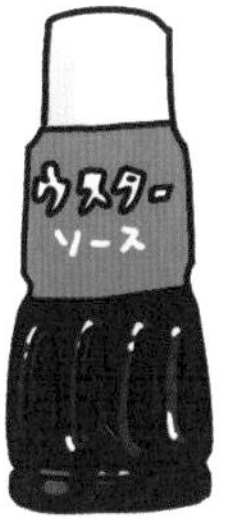

ウスターソース

イギリス発祥のソース。もともとは野菜や果物の残りに酢や塩を加えてつくったものだと言われており、液体はさらっとしている。酸味が強くスパイシーなので、揚げものや料理の隠し味などに使われる。

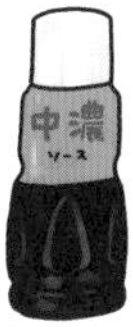

中濃ソース

実は分類としては「ウスターソース」の1つであり、原料はほぼ同じ。ウスターソースに比べて甘みが強く、とろっとしている。

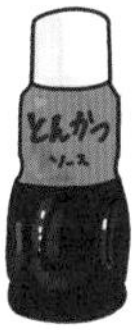

とんかつソース

これもウスターソースの一種。中濃ソースよりもさらに粘度が高く、甘みも強い濃厚なソース。

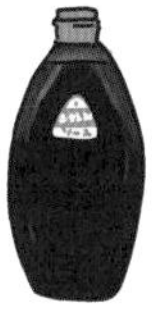

お好み焼きソース

とんかつソースに近いが、さらに甘みが強い。醤油や昆布などが入っていることも多い。

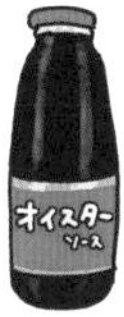

オイスターソース

名前は似ているが、ウスターとはまったくの別物。中国発祥で、牡蠣（オイスター）からつくられたソース。中華料理や炒めものなどでよく使われる。

デミグラスソース

フランス発祥のソース。牛肉、トマト、玉ねぎなどを赤ワインで煮込んだ濃厚なソース。日本の洋食でおなじみで、ハヤシライスのもとでもある。

日用食品

ケチャップ

実は中国生まれの食品です

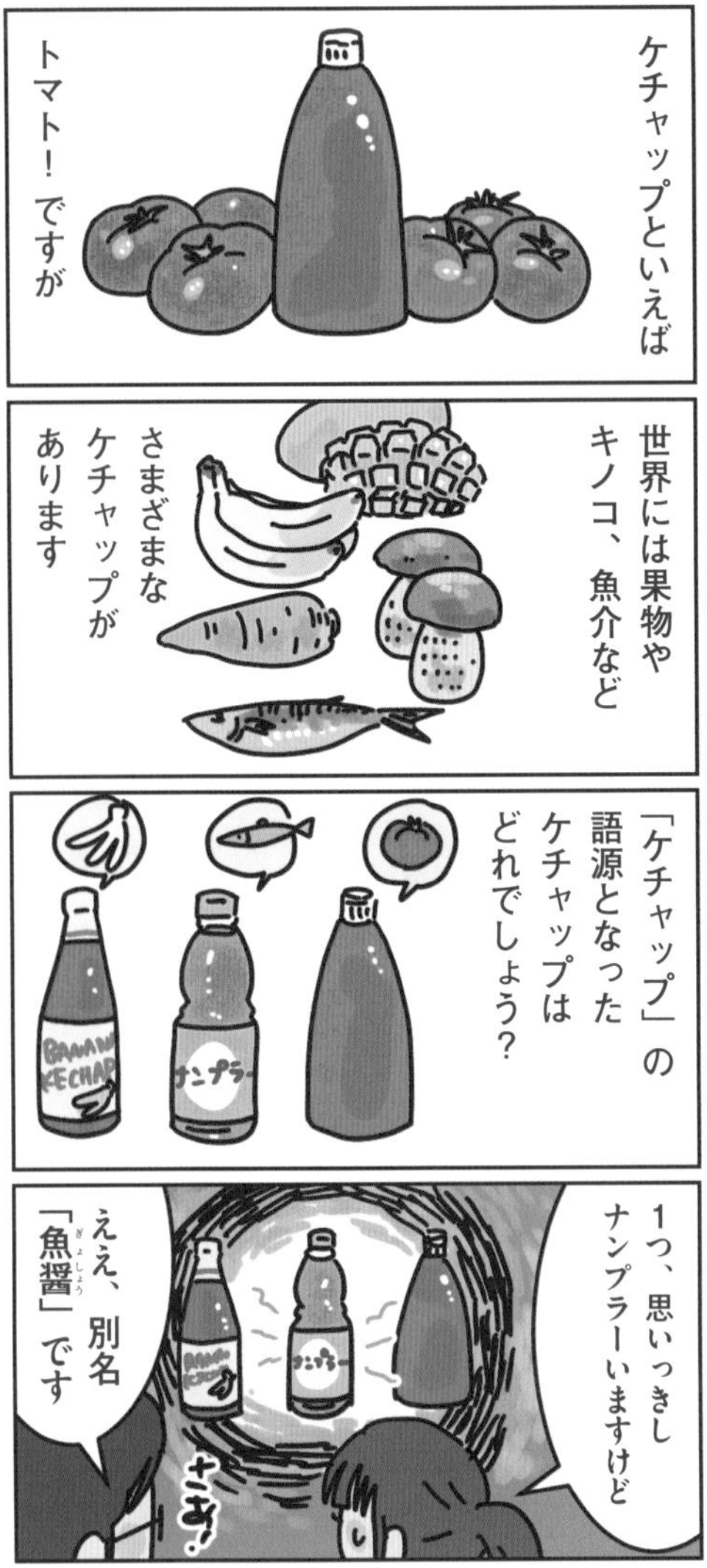

ケチャップといえば
トマト！ですが
世界には果物や
キノコ、魚介など
さまざまな
ケチャップが
あります
「ケチャップ」の
語源となった
ケチャップは
どれでしょう？
ナンプラー
1つ、思いっきし
ナンプラーいますけど
ええ、別名
「魚醤《ぎょしょう》」です
さあ！

世界にはいろんなケチャップがある

ナポリタン、オムライス、ハンバーグなどなど……さまざまな料理の引き立て役として使われているのがトマトケチャップです。

ですが、そもそもケチャップとはトマトでつくるものとは限りません。野菜、果実、キノコ、魚介類などを原料にした調味料のことをケチャップといいます。

ですから世界にはバナナを使ったバナナケチャップや、マンゴーを使ったマンゴーケチャップ、マッシュルームケチャップなどもあるんですよ。

もともとは中国の「魚醤《ぎょしょう》」（魚を発酵させた調味料）が由来とされていて、かつて中国の南部では「ケ・ツィアプ」と呼ばれていたことから、それを語源とする説があります。

比較的添加物は少なめだけれど

とはいえ、日本でケチャップといえばほぼほぼ真っ赤なトマトケチャップを指しますね。

あの甘酸っぱいトマトケチャップ、どのようにつくられているか知っていますか？

ケチャップは、トマトをすりつぶしたものに、砂糖、塩、お酢、そこに各種スパイスや玉ねぎなどの野菜を加え煮詰めたものです。

塩や酢が入っていて保存性が高いということもあり、実は比較的添加物が少ない商品ではあります。

しかし、「ぶどう糖果糖液糖」が使われていることが多いので、ここは要チェックのポイントでしょう。

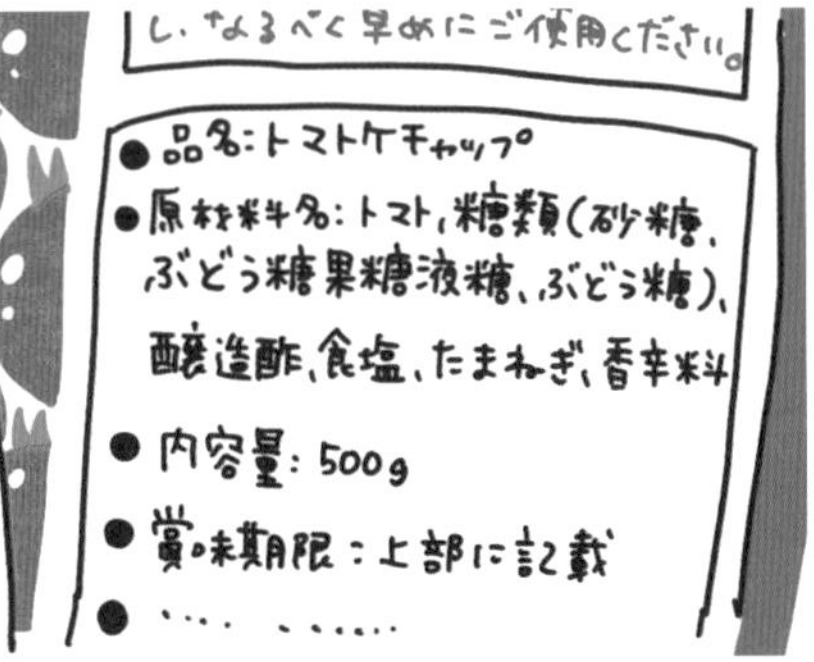

し、なるべく早めにご使用ください。
●品名：トマトケチャップ
●原材料名：トマト、糖類（砂糖、ぶどう糖果糖液糖、ぶどう糖）、醸造酢、食塩、たまねぎ、香辛料
●内容量：500g
●賞味期限：上部に記載

着色料や保存料などの添加物が含まれているものもよく見られます。

また例によって、素材の品質がいいものを選びたいところです。

具体的には、有機栽培の原料を使っているものですね。

トマトもそれ以外の原料も有機にこだわったケチャップが、最近はスーパーでも手に入るようになりました。

多少価格は高めですが、とてもおいしいのでぜひ手に取ってみてください。

そしてもちろん、ケチャップは手づくりでも簡単にできます。絶品ですよ。

レシピは次ページにてどうぞ。

ケチャップの選び方

—他の調味料に比べると、添加物は少ない傾向

—しかし、「ぶどう糖果糖液糖」は使われがち

—有機にこだわったメーカーのケチャップがおすすめ

自家製調味料のつくり方

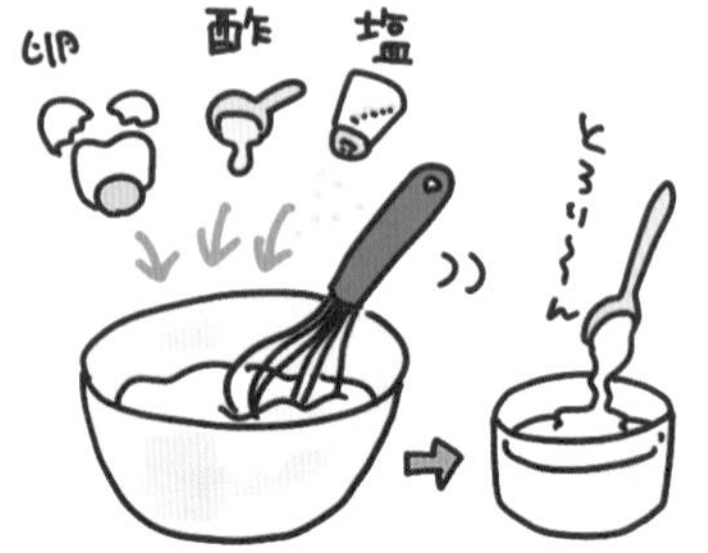

マヨネーズ

卵1個（卵黄だけ、もしくは全卵）に対し、大さじ1の酢、塩少々を混ぜあわせる。そこに油を少しずつ加えて、泡だて器やブレンダーで混ぜていき、もったりしたら完成。お酢と油の種類はお好みでどうぞ。

ソース

玉ねぎ、にんにく、セロリなどの香味野菜と、りんごなどの果物、トマト缶、クローブ、ローリエ、シナモンなどのスパイスを加えて煮込む。甘さや塩加減は醤油、酢、砂糖などで調整できます。

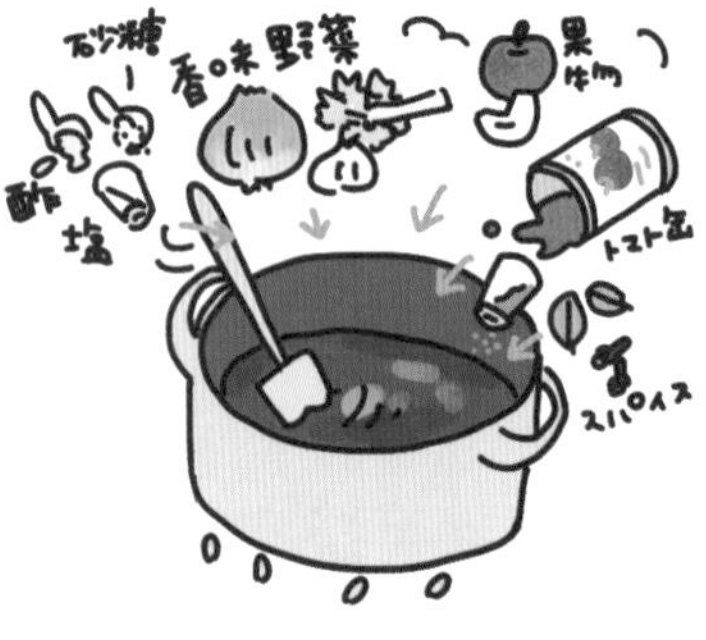

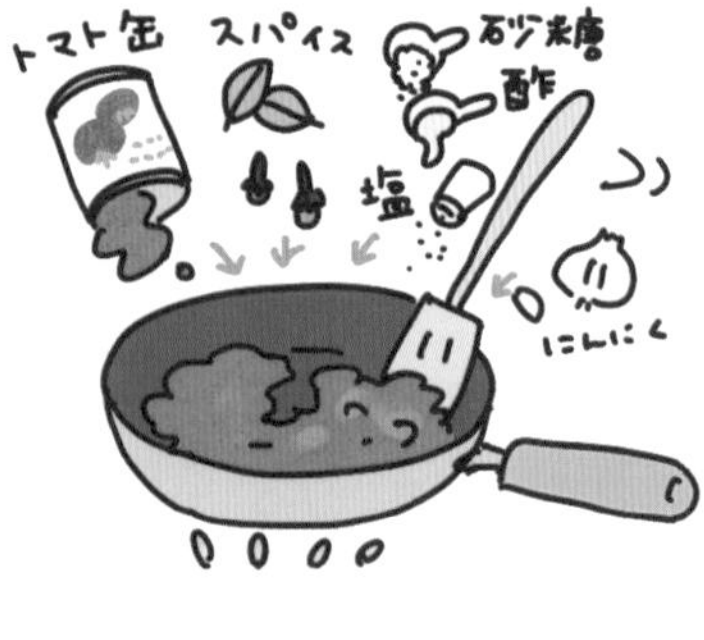

ケチャップ

トマト缶に玉ねぎ、ローリエやクローブなどのスパイスを加えて煮詰めていく。味つけは酢、砂糖、塩少々。お好みでにんにくなどを加えてもおいしいです。

マヨネーズ・ソース・ケチャップのおすすめ３選

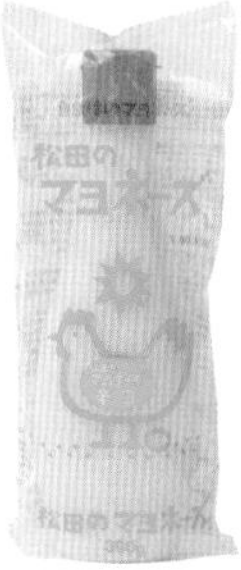

松田のマヨネーズ　辛口
ななくさの郷

平飼い有精卵、米澤製油の圧搾なたね油、国産純りんご酢、海の精（塩）など、原材料一つひとつにこだわり抜いた大人気のマヨネーズです。

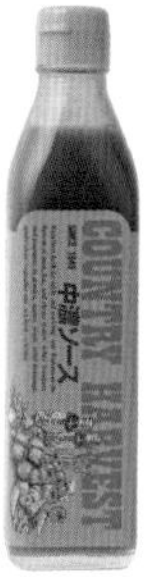

カントリーハーヴェスト 中濃ソース
高橋ソース

原料にこだわった合成添加物不使用のオーガニックソースです。素材のうま味が凝縮されて、玉子焼きやお好み焼き、焼きそば、揚げものなどにかけると絶品です！

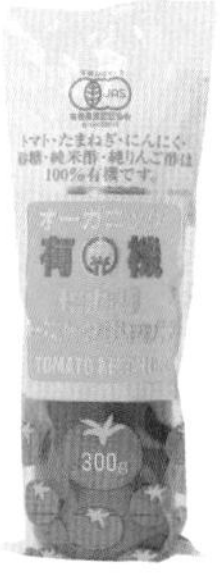

有機トマトケチャップ
光食品

自然食品店でも人気のトマトケチャップ。原料にこだわり、国産有機米 100％の有機純米酢と有機りんご 100％の有機純りんご酢を使用。トマトの味が濃厚で、そのまま食べてもおいしいです。

日用食品

はちみつ

ねらい目は国産より外国産!?

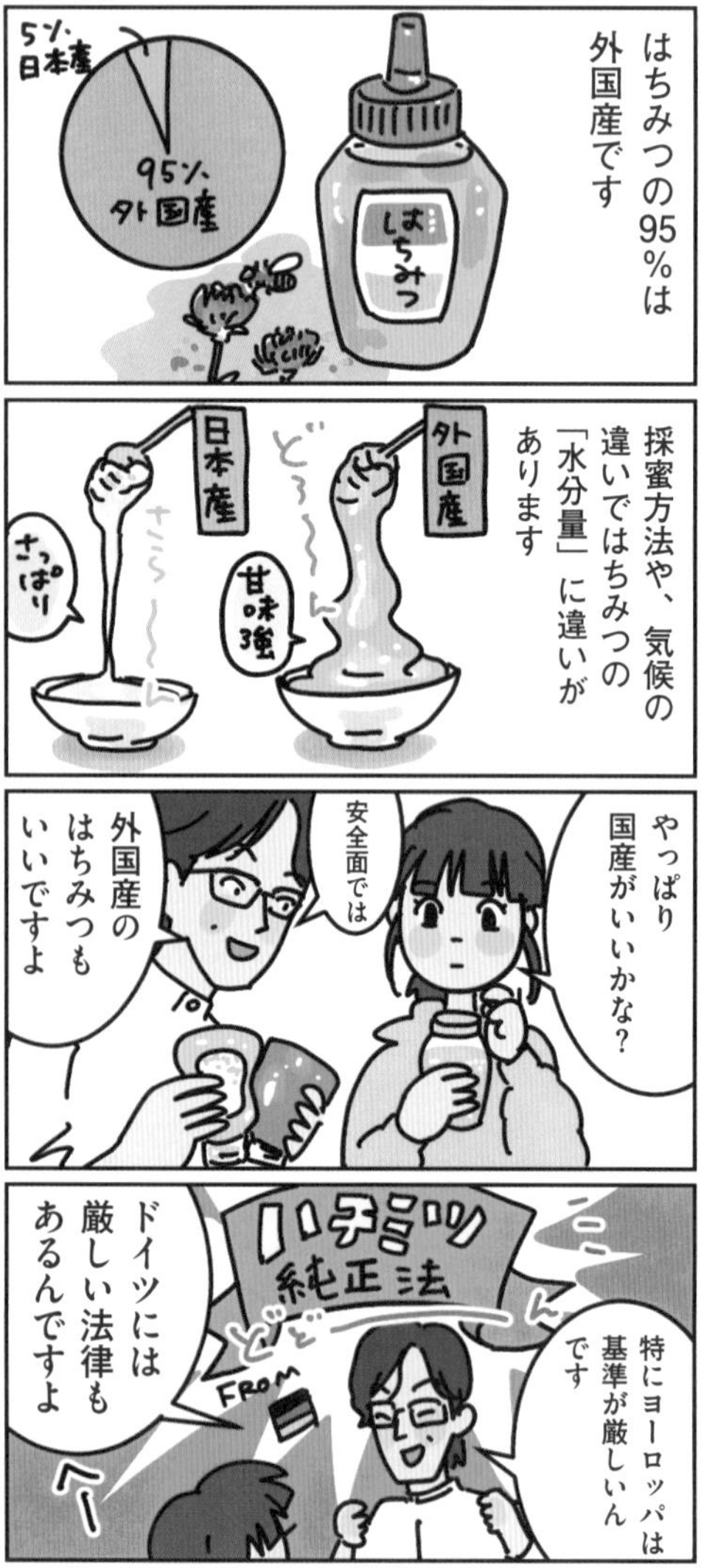

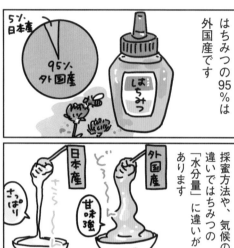

はちみつの95%は外国産です
5% 日本産
95% 外国産
はちみつ
採蜜方法や、気候の違いではちみつの「水分量」に違いがあります
外国産
どろ〜〜ん
甘味強
日本産
さら〜〜ん
さっぱり
やっぱり国産がいいかな?
安全面では
外国産のはちみつもいいですよ
特にヨーロッパは基準が厳しいんです
ハチミツ純正法
どど〜〜ん
FROM
ドイツには厳しい法律もあるんですよ
へ〜

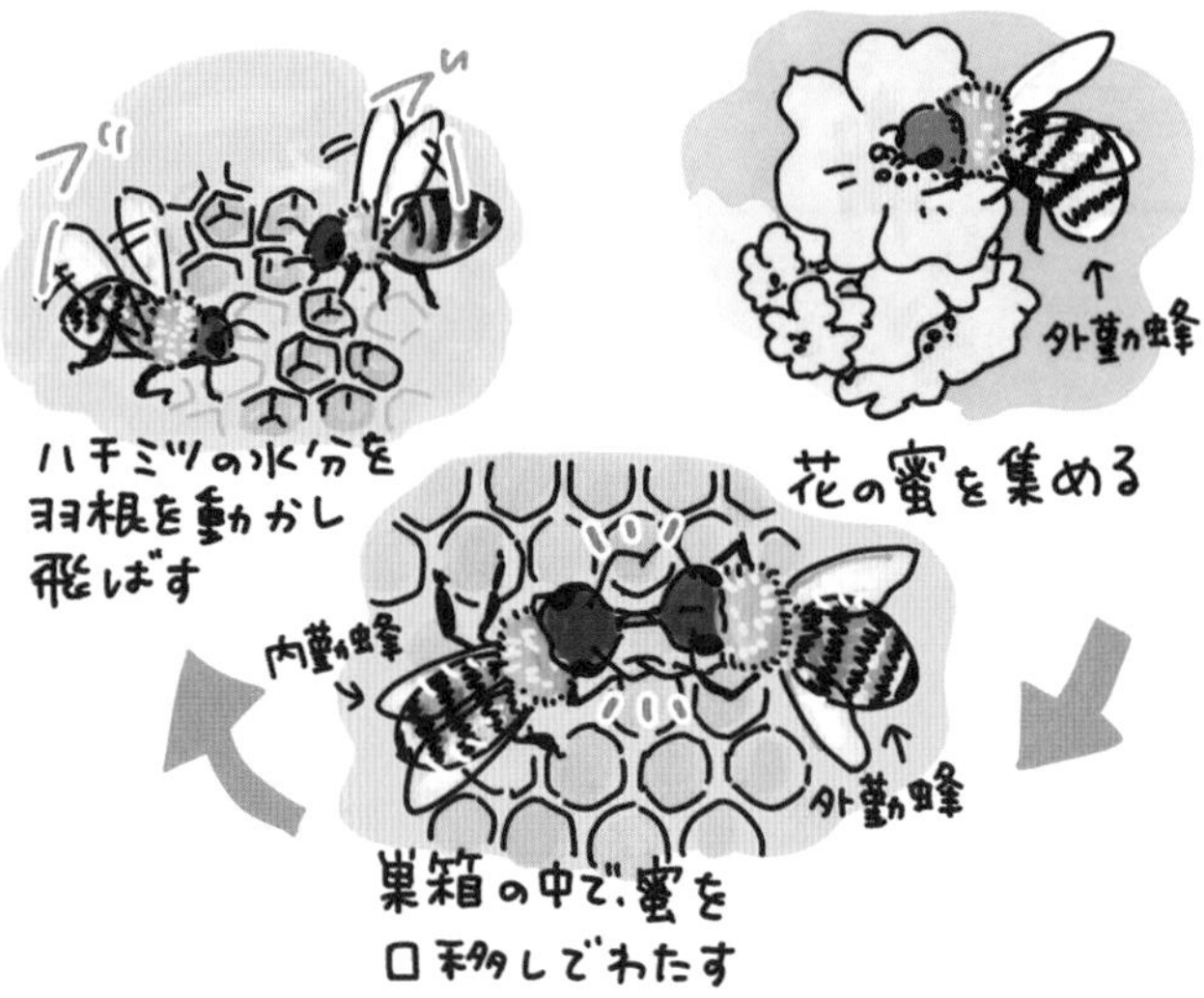
ブブ
ブン
外勤蜂
ハチミツの水分を
羽根を動かし
飛ばす
花の蜜を集める
内勤蜂
外勤蜂
巣箱の中で、蜜を
口移しでわたす

はちみつは、ミツバチたちの保存食

はちみつは栄養価が高く、古くから健康維持や美容のために使われてきました。

意外と知られていないのですが、はちみつは「花の蜜をミツバチが集めたもの」ではありません。

花の蜜をミツバチが加工することで初めてはちみつになるのです。

ミツバチは花の蜜をとると、「蜜胃《みつい》」と呼ばれる胃袋に入れて巣に持ち帰ります。

巣の中に溜め込まれた蜜は、ミツバチたちの羽ばたきによって水分を発散させて、もともとの花の蜜の糖度（40度未満）から、粘り気のある糖度（80度程度）まで変化させるのです。

なぜそんなことをするのかというと、はちみつはミツバチたちにとっての保存食だからです。その貴重な食料の分け前をいただいている……というのがはちみつの正体なんですね。

単花蜜と百花蜜

はちみつの種類は花の数だけ存在すると言われていますが、大きく分けると「単花蜜《たんかみつ》」と「百花蜜《ひゃっかみつ》」の2つに分かれます。

単花蜜とは、1種類の花から採れたはちみつ。

百花蜜とは、複数の花から採れたはちみつのことです。

蜜の源となる花にも、一般的な草花だけでなく、樹木の花、ハーブ、フルーツ、ナッツなどあらゆる種類があり、それぞれに独特の味、香り、色があります。

次ページにあるように、本当にさまざまな種類がありますが、どれを選べばいいか迷ったら、個人的にはクセのないアカシアをおすすめします。

はちみつ図鑑

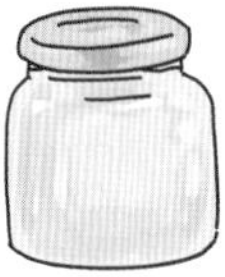

アカシア

別名「はちみつの女王」。クセがなくどんな食材とも相性がいいので、使いやすい。果糖が多く、固まりにくいのも特徴。

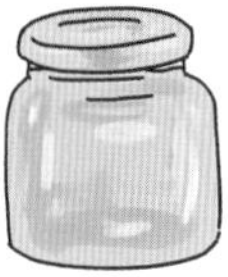

レンゲ

やさしい甘さと上品なコク、濃厚な味が特徴で、別名「はちみつの王様」。レンゲは、日本の養蜂発祥地と言われる岐阜県の県花でもある。

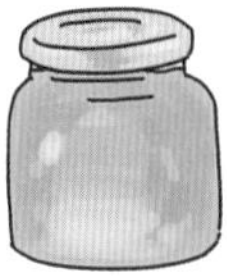

クローバー

カナダやニュージーランドでは最高級はちみつと称えられ、世界的にも人気が高いはちみつ。やさしい甘さで紅茶などにもよく合う。

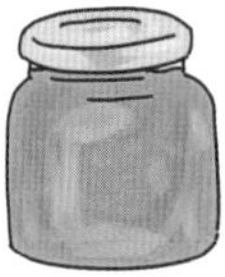

百花蜜

字のごとく、たくさんの花から採れたはちみつ。花が限定できない分、味、色、香り、風味がものによって違うのが特徴。

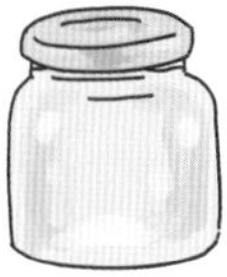

りんご

りんごの花が咲く期間は10日ほどしかないため、生産量が少ないはちみつ。濃厚な甘み、穏やかな酸味、フルーティーな香りを楽しめる。

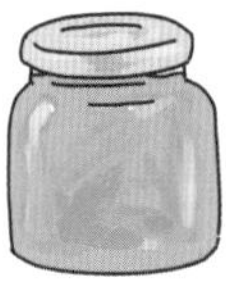

マヌカハニー

ビタミンやミネラル、特に抗菌成分のMGOを多く含み、健康効果の高いはちみつ。粘度が非常に高く、味も濃厚。漢方薬のような香りもする。

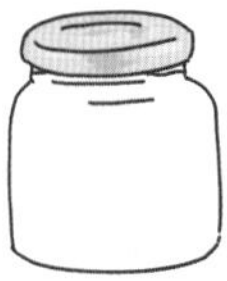

キルギス

ビタミンやミネラル、東洋のスイスと呼ばれるキルギスの高原で採取された白いはちみつ。クリームのようなふわっとした食感。

「純粋はちみつ」を選ぶ

では、具体的にはちみつの選び方を見ていきましょう。

はちみつの種類や産地なども気になるかもしれませんが、重要視したいのは、はちみつの「製法」です。商品として流通しているはちみつは、主に3つの製法に分類されます。

純粋はちみつ…自然由来のはちみつ
加糖はちみつ…はちみつに水あめ・果糖などを加えたもの
精製はちみつ…はちみつから香りや色を取り除いたもの

この中で、おすすめなのは「純粋はちみつ」。人の手をなるべく加えていない製法でつくられているはちみつです。

「加糖はちみつ」は、販売コストをおさえるために、水あめ・果糖・砂糖などを足したものです。お手頃な値段ですが、本物のはちみつとは味や栄養価は変わってきます。

「精製はちみつ」は、色や香り、栄養などが取り除かれた無色無臭の甘味料です。ふだん目にすることはありませんが、ジュースなどの加工品や化粧品に使われています。

「非加熱」のはちみつを選ぶ

「純粋はちみつ」がおすすめと言いましたが、さらにもうワンポイントあります。
それは、はちみつが熱処理されているかどうかです。
本来のはちみつは、花の蜜を採ってきて完熟されるまで、すべてミツバチが行います。

しかし、**コストカットなどの理由から自然完熟を待たずに、人工的に加熱することで甘みを引き出す（＝加熱濃縮）方法がとられている場合が多い**のです。

「純粋」と名乗れる条件は、「精製蜂蜜を使用せず、かつ、添加物を一切加えないもの」なので、加熱濃縮をしていても「純粋はちみつ」として販売できるんですね。

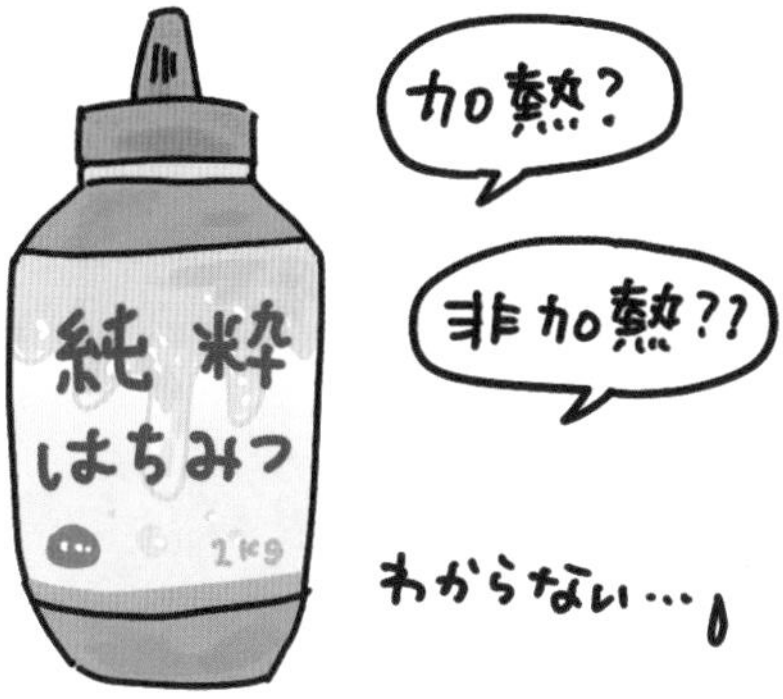

それが悪いわけではないのですが、本物のはちみつと比べるとどうしても味の濃厚さに差があり

ます。

とれたてを濾《こ》してから加熱処理せずに瓶詰めしているこだわりの養蜂場は国内外にあるので、一度そうした商品を試していただきたいところです。

ちなみに、「生」や「非加熱」と表示される商品でも、製造工程の途中ではちみつの結晶を溶かすために湯煎される場合もあります。

湯煎程度の加温では分解する栄養成分はほぼありませんが、商品や生産者さんの説明を見ると、「どこまでこだわっているか」がよくわかりますので、選ぶ指標になりますね。

「国産」か「外国産」か

では、もう1つの指標、国産と外国産ではどちらを選ぶといいでしょうか?

現在、国内で流通している国産はちみつの割合は約5%で、残りの約95%は外国産です。

国産は収穫量が少ない上に生産者が減っていることもあり、そもそも国産はちみつはとても希少なんですね。

日本で流通している外国産はちみつは、中国産を筆頭に、アルゼンチンやニュージーランド、ヨーロッパ原産などがあります。

国産はちみつと外国産はちみつの違いの一番は水分量です。

外国産のはちみつは水分含有量が「20％以下」と定められているのに対して、国産はちみつは「22％以下」とされています。

つまり、外国産のほうが水分量が少ないので、糖度が高く、甘味と粘りが強いはちみつが多くなります。一方、国産はちみつは外国産はちみつに比べて水分量が多いので、なめらかでさっぱりとした甘さが特徴です。

この違いは、海外では巣箱を動かさずに採蜜する「定置養蜂《ていちようほう》」が一般的であるのに対して、日本では巣箱を移動させながら採蜜する「転地養蜂《てんちようほう》」が主流だからです。加えて、日本は湿度が高いことも影響していると言われています。

オーガニックならヨーロッパやニュージーランド産がおすすめ

また、もう1つ考える点として「農薬の有無」もあります。

はちみつ自体に農薬が使われているわけではありませんが、はちみつは自然界の花の蜜から採られますよね。

つまり、ミツバチが生息する地域で農薬が散布されている場合、農薬の成分が周辺の植物や農作物にも飛んでいる可能性があり、そうした花の蜜からはちみつができているのです。

特に日本は農薬使用率が高いので、よほど山奥でつくられているようなはちみつでない限り、農薬の心配は出てきてしまうのです。

その点、基準が厳しいのはヨーロッパです。

たとえばドイツでは「ハチミツ純正法」という規格があり、加熱状況や酵素含有量など厳しい審査が行われています。

また、マヌカハニーで知られるニュージーランドも、はちみつに対して厳しい基準が設けられているため、安心して食べられる外国産はちみつの1つです。

もちろん、探していくと国産でも安心なはちみつはあります。

その養蜂場・養蜂家の考え方やこだわりを軸に選んでみるのも楽しいかと思います。

ボツリヌス菌の話

ちなみに、よく「1歳未満の乳児にはちみつを食べさせてはいけない」といわれますが、この理由ははちみつにボツリヌス菌が入っている場合があるからです。

ボツリヌス菌は自然界に存在する細菌で、赤ちゃんの口に入ると腸の中で毒素を出す可能性があります。それが「乳児ボツリヌス症」です。

ボツリヌス菌は120度で4分間以上の加熱をしないと完全に死滅しないといわれていますので、調理したものでも赤ちゃんには与えないのが無難かもしれません。

1歳を過ぎれば腸の働きが整うので問題ないとされています。

はちみつの選び方

—余計なものが入っていない「純粋はちみつ」がおすすめ

—「非加熱」は生産者のこだわりの証

—安全にこだわるならヨーロッパやニュージーランド産は信頼できる

日用食品

だし

だしがおいしいと、毎日しあわせ

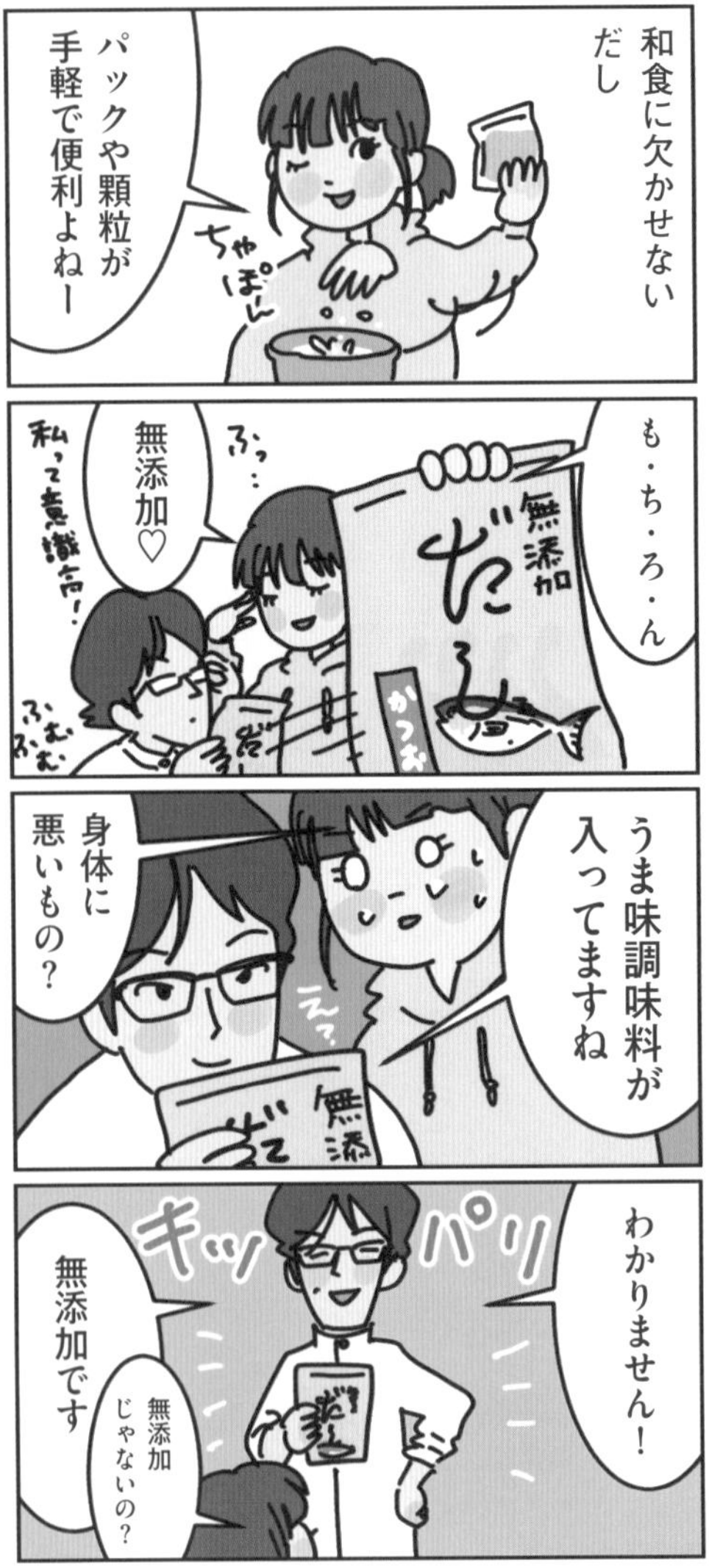

和食に欠かせないだし
パックや顆粒が手軽で便利よねー
ちゃぽん
も・ち・ろ・ん
無添加 だし
かつお
無添加♡
ふっ…
私って意識高!
ふむふむ
うま味調味料が入ってますね
身体に悪いもの?
えっ?
わかりません!
キッパリ
無添加です
無添加じゃないの?

「出汁《だし》」は毎日の料理に欠かせないものです。

以前は昆布や鰹節などで出汁をあたりまえのようにとっていましたが、忙しい現代では便利な顆粒だしやだしパックが広く使われるようになりましたね。

時短で便利ではあるのですが、毎日使うものだからこそしっかりと選んでいただきたいと思います。

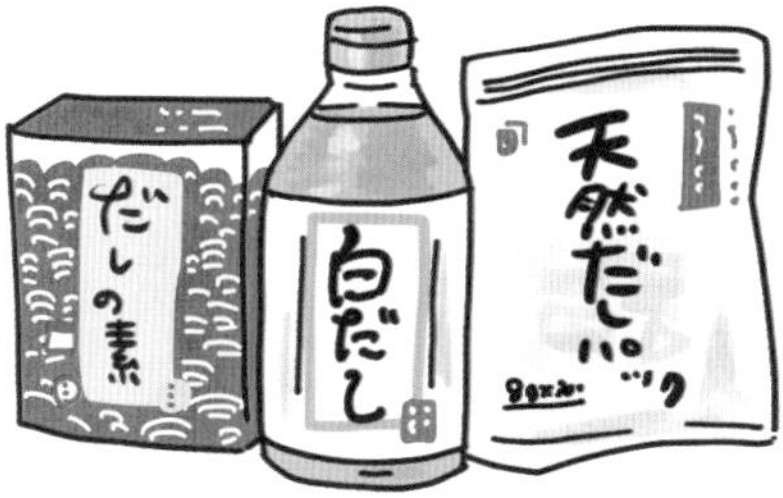

簡易だしの種類

簡易調理用のだしには、大きく「液体タイプ」「顆粒《かりゅう》・粉末タイプ」「パックタイプ」があります。

液体タイプのだしは、水で薄めるだけで料理に合わせた濃さに調整できます。すぐに溶けるので使いやすいのが特徴です。

顆粒・粉末タイプのだしは、料理に加えて溶かすだけなのでとても手軽。煮出す時間も必要なく、スープや煮もの、炒めものもサッとかけるだけで便利です。

パックタイプのだしは、煮出すだけで本格的なおいしい出汁がとれます。出汁をとったあとも、袋の中身を使えるものもあります。

まずは添加物、うま味調味料の有無をチェック

だしを選ぶときにまずチェックしてほしいのが、余計なものが入っていないか。添加物としては「着色料」や「保存料」がよく含まれています。

また、「無添加」とパッケージに書かれていても、「調味料（アミノ酸等）」「酵母エキス」や「たん白加水分解物」は原材料によく入っているので、気にする場合はよく見てみましょう。

もう1つ、**食塩が入っている場合が多い**ことにも注意が必要です。

実は結構な量の塩が入っていても、添加物で味が調整されているとしょっぱさを感じづらくなることもあるので、できれば塩が入っていないもののほうが安心して使えます。

素材の品質がいいものを選ぶ

材料はシンプルが一番。その上でよりこだわるなら、素材の品質が高いものを選びましょう。

国産原料にこだわっていたり、焼きあごや利尻昆布、羅臼《らうす》昆布、鰹本《かつおほん》枯《が》れ節なども人気です。表示をしっかりチェックしてみてください。

だしのおすすめ２選

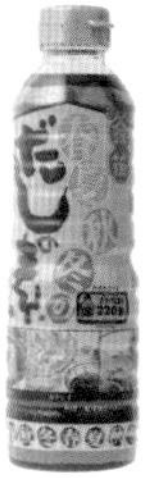

金笛　春夏秋冬のだしの素
笛木醤油

創業から200年以上続く蔵元のこだわりのお醤油を原料につくられた液体タイプのだしの素。だしだけでなく、つゆとしても使えます。その名のとおり、いつでもどんな料理にでも合います。

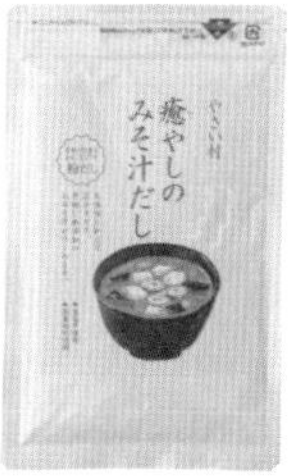

癒やしのみそ汁だし
やさい村

鹿児島の自然食品店から生まれた人気商品。いりこ、かつお節、しいたけ粉末、昆布粉末、すべて国産で無添加。余計なものが入っていないシンプルな粉末だしは、その名のとおり日常に「癒やし」を与えてくれます。

つくってみると簡単な出汁のとり方

そんな商品もいいのですが、自分で出汁をとるのもおすすめです。面倒くさいイメージがあると思いますが、実際にやってみるとそんなことはありません。

かくいう私も、出汁をとるって面倒くさそうだなぁと考えていた1人なのですが、やってみると驚きました。「これでよかったんだ!」というくらい簡単なのです。

だしパックなどを都度買うよりもずいぶん安上がりですし、何より、自分でとった出汁はほっこりとするおいしさがあります。やめられなくなりますよ。

だしの選び方

- 無添加でも、「酵母エキス」や「たん白加水分解物」は入っている
- 塩が入っていることも多いので注意
- いい素材でシンプルにつくられたものが一番

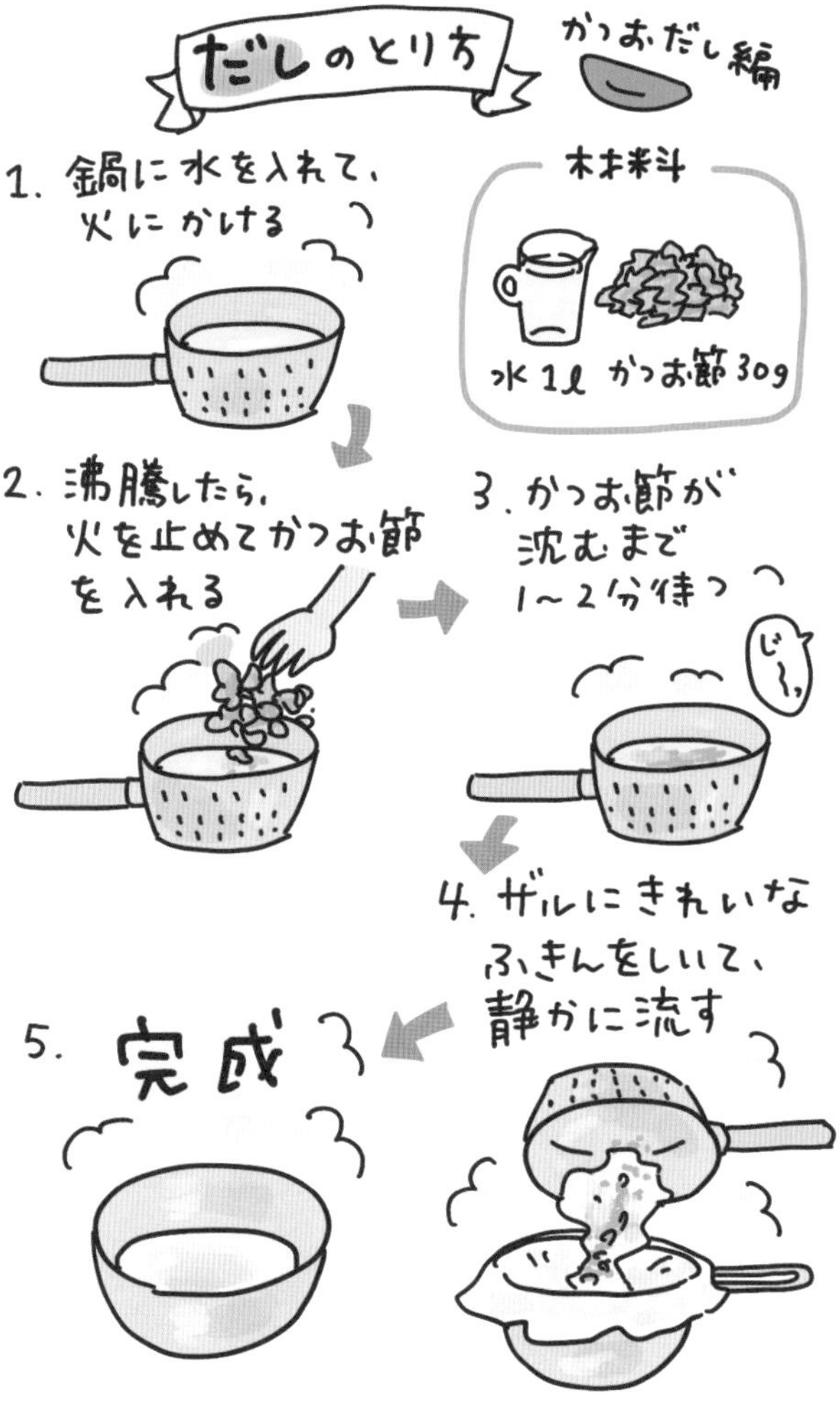
だしのとり方
かつおだし編
材料
水1ℓ
かつお節30g
1. 鍋に水を入れて、火にかける
2. 沸騰したら、火を止めてかつお節を入れる
3. かつお節が沈むまで1〜2分待つ
じ〜っ
4. ザルにきれいなふきんをしいて、静かに流す
5. 完成

日用食品

梅干し

本物の梅干しは「食べる薬」

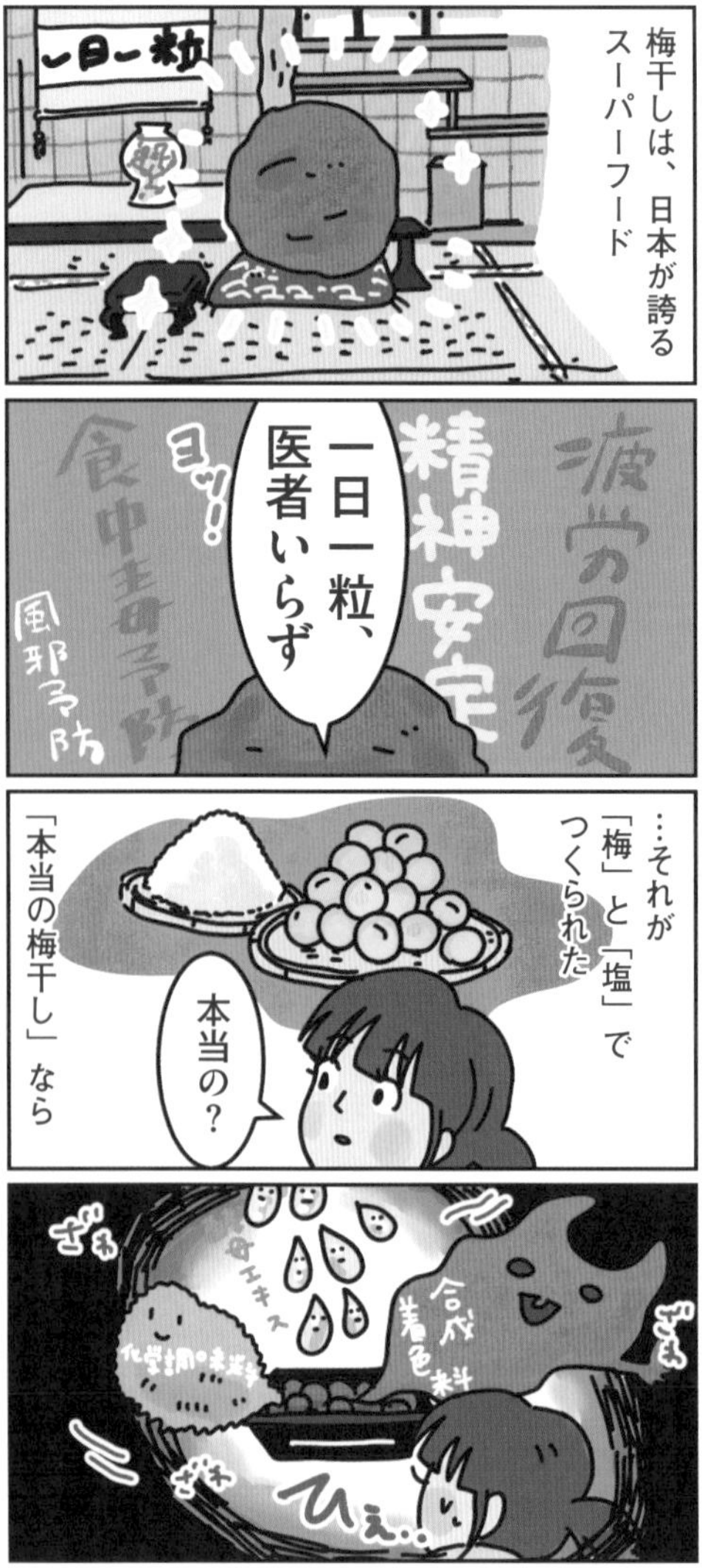
一日一粒
梅干しは、日本が誇る
スーパーフード
一日一粒、医者いらず
ヨッ！
疲労回復
精神安定
食中毒予防
風邪予防
…それが
「梅」と「塩」で
つくられた
「本当の梅干し」なら
本当の？
ざわ
合成着色料
化学調味料
ざわ
ざわ
ひぇ…

日本の伝統食として欠かせないのが漬物です。日本は世界一の「漬物大国」といわれ、さまざまな漬物があります。

その中で、まずは特に代表的な「梅干し」を見てみましょう。

日本には梅干しにまつわることわざが多くあります。

「梅はその日の難逃《なんのが》れ」 朝に梅干しを1粒食べれば、その日1日災難から逃れられる

「梅は三毒を断つ」 梅は食毒・水毒・血毒を消す

「一日一粒で医者いらず」 梅干しを毎日1粒ずつ食べれば、体調を崩すことはない

戦国時代においても梅干しは代表的な「陣中食《じんちゅうしょく》」だったようで、戦いのさなかに梅干しを食べると、呼吸が整って気持ちが落ち着いたそうです。他にも、梅干しを見ることで唾液がよく出て息切れを防ぐ効果があったとか、傷口の消毒や食中毒の予防にも活用されていたなど、大活躍だったようです。

つまり、昔からスーパーフードとして知られていたんですね。

民間療法としても、梅干しをお茶に入れて飲むと疲労回復、風邪の予防、精神安定に役

立つと言われ、こめかみに梅肉を貼ると頭痛が治まると言われています。

そのまま食べるだけではなく、梅肉エキスや梅干しの黒焼きなど、不調を整える万能薬として使われてきました。

また、梅干しは酸っぱいので酸性かなと思ってしまいますが、**実はアルカリ性。身体を温める陽性食品でもあります。**

ストレスや食生活で酸性に傾いた血液を中和してくれますし、冷え性に悩む人が多い現代こそ必要な食品だと言えますね。

梅干しのつくられ方

そもそも、梅干しとはどうつくられるものでしょうか？

梅干しはシンプルで、完熟した梅を塩漬けし、なじんだところで天日干しにします。

このとき、色や香りをつけるために赤しそを加える方法もありますし、梅と塩だけでつくった場合には「白干梅《しらぼしうめ》」と呼ばれます。

最近では、こうしてできた梅干しの塩抜きをして、カツオや昆布、はちみつなどで味つけした「調味梅」と呼ばれる梅干しも一般的ですね。

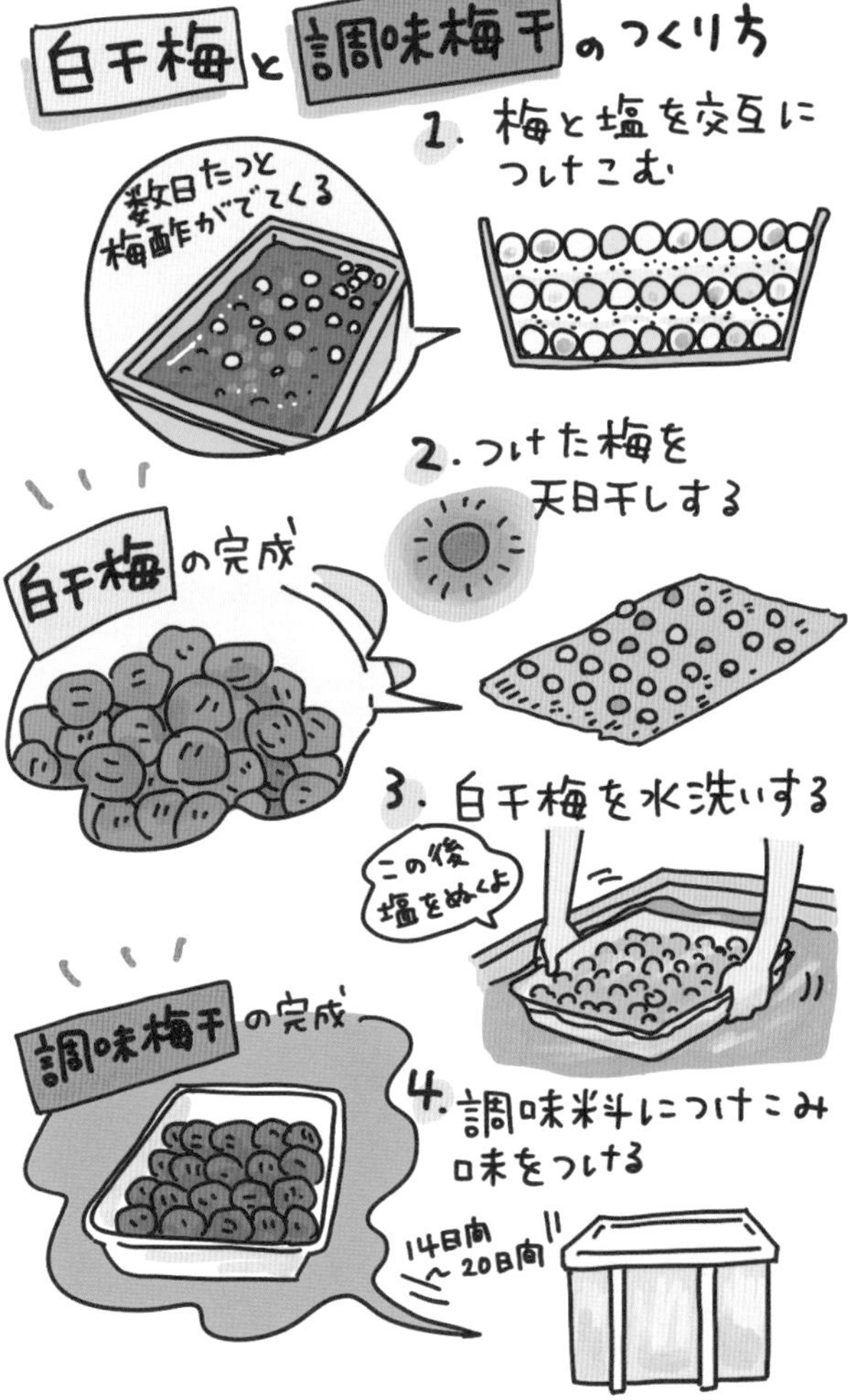
白干梅と調味梅干のつくり方
1. 梅と塩を交互に
つけこむ
数日たつと
梅酢がでてくる
2. つけた梅を
天日干しする
白干梅の完成
3. 白干梅を水洗いする
この後
塩をぬくよ
調味梅干の完成
4. 調味料につけこみ
味をつける
14日間
〜20日間

梅干しのつくり方

無添加の梅干しを選ぶ

では、梅干しの選び方を見ていきましょう。

まず、梅干しの良し悪しを決めるのは「梅」と「塩」です。

おいしい梅をいいお塩で漬ければ、それだけで梅干しはおいしくなるものです。酸っぱさ、そして強い塩分も感じるのですが、同時に梅の持つフルーティーな香りが口の中に広がり、身体にしみわたっていくような感覚がします。

一方、市販されている「調味梅」や「減塩梅干し」は、合成着色料や化学調味料、酵母エキスなどが使われている場合が一般的です。

まずは原材料を見て、「梅、塩」または「梅、塩、しそ」とシンプルなものを選んでいくほうが健康的でしょう。

調味梅を選ぶ場合も、原料に余計なものが入っていないか確認してみるといいでしょう。

梅と塩にはこだわりたい

次に、梅そのものです。梅干しは皮ごといただく食品なので、農薬や化学肥料を使用していない梅のほうがより安心です。

特別栽培や有機栽培の梅を使った梅干しを選んでみてください。

そして、梅と同じくらい重要なのが塩です。

近年、血圧の問題などで減塩の商品が注目されていますが、一番大切なのは塩の質です。

塩のパートでもお伝えしたように、塩は本来、人間にとってなくてはならない大切なもの。健康を考えて梅干しを食べるのであれば、海のミネラルが含まれている天然塩を使った梅干しを選びたいところです。

梅干しの塩分濃度は一般的には18%くらいですが、最近は10~12%のいわゆる「薄塩」の梅干しも人気ですね。

塩分濃度はお好みですが、おいしい塩を使っている梅干しを選びましょう。

梅干しのおすすめ

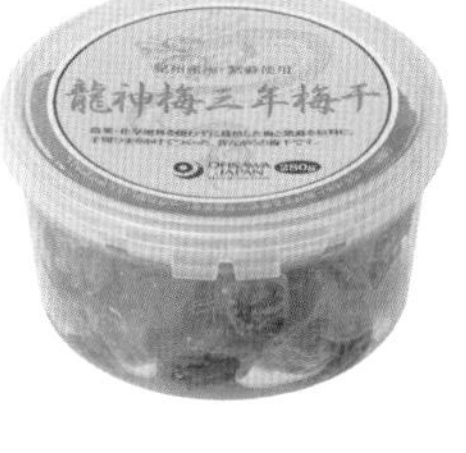

龍神梅 三年梅干

オーサワジャパン

和歌山県龍神村の豊かな自然の中で、無農薬・無化学肥料で丁寧に栽培された梅の実としそ、そして沖縄の天然塩シママースを使ってつくられた梅干し。3年熟成なので、塩味のカドも取れて味がまろやかです。

梅干しを自宅でつくろう

梅干しは材料も少なく、自分でつくるのに挑戦しやすいものです。少し手間はかかりますが、つくり方はシンプルです。

自分でつくると愛着も湧いて、「せっかくつくったのだから」と毎日のように食べられるので、日々の健康づくりにおすすめですよ。

ちなみに、梅干しの食べ方としておすすめなのが「梅醤《うめしょう》番茶」。体を温め、整腸や疲労回復にも効果のあるとされる昔ながらのレシピです。詳しくは次ページでどうぞ。

梅干しの選び方

- 梅干しは現代人にこそ必要なスーパーフード
- だからこそ、原料はシンプルで品質の高いものを選ぶ
- 最終的には手づくりもおすすめ

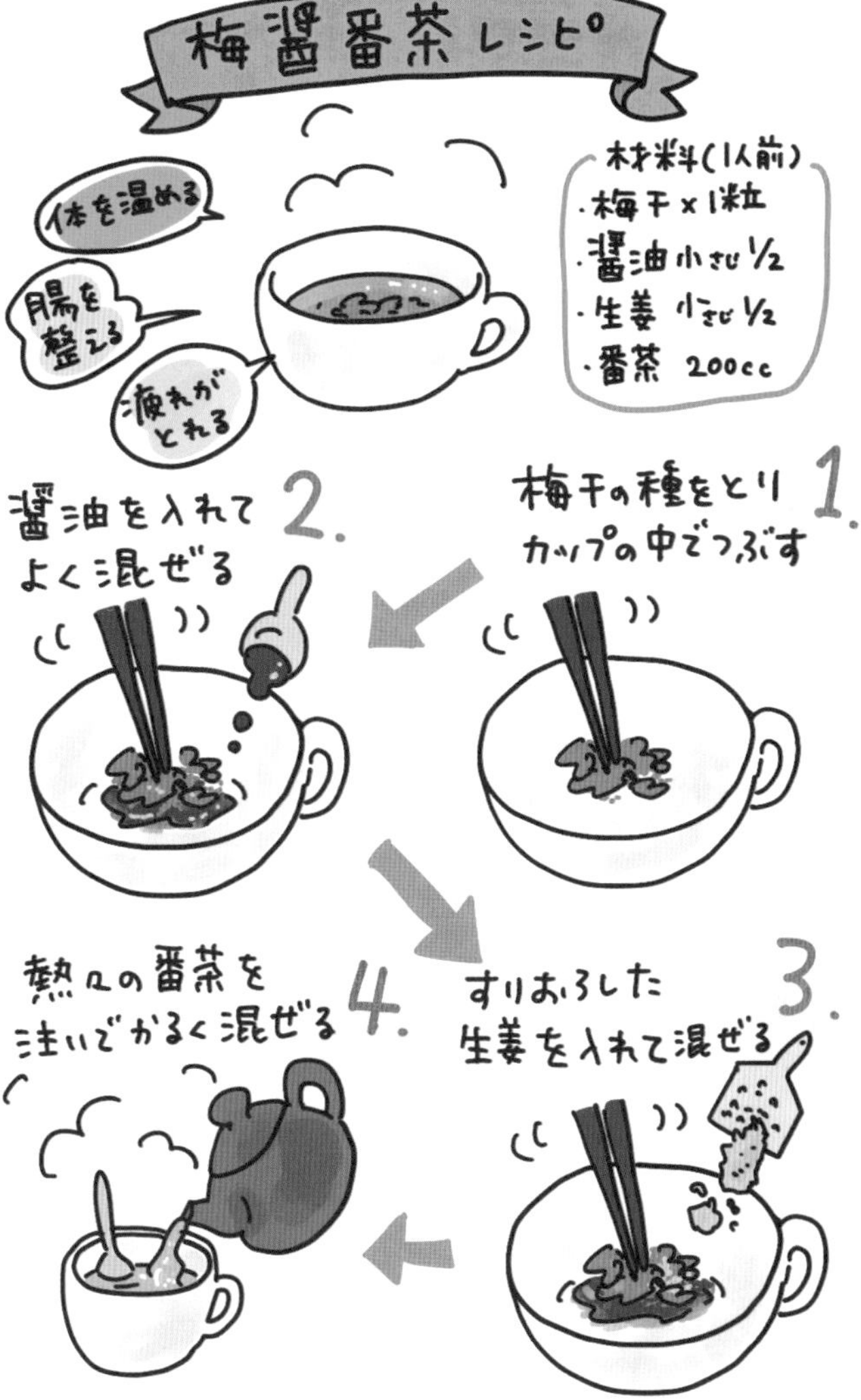
梅醤番茶レシピ
体を温める
腸を整える
疲れがとれる
材料(1人前)
・梅干×1粒
・醤油小さじ1/2
・生姜 小さじ1/2
・番茶 200cc
1. 梅干の種をとりカップの中でつぶす
2. 醤油を入れてよく混ぜる
3. すりおろした生姜を入れて混ぜる
4. 熱々の番茶を注いでかるく混ぜる

日用食品

ぬか漬け・たくあん

たくあんが黄色いのはなぜ?

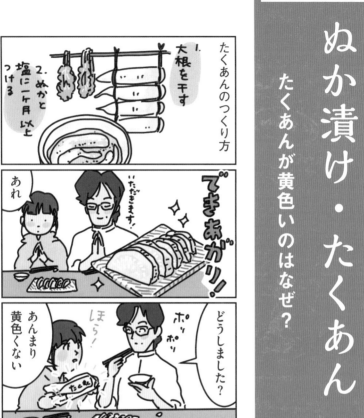

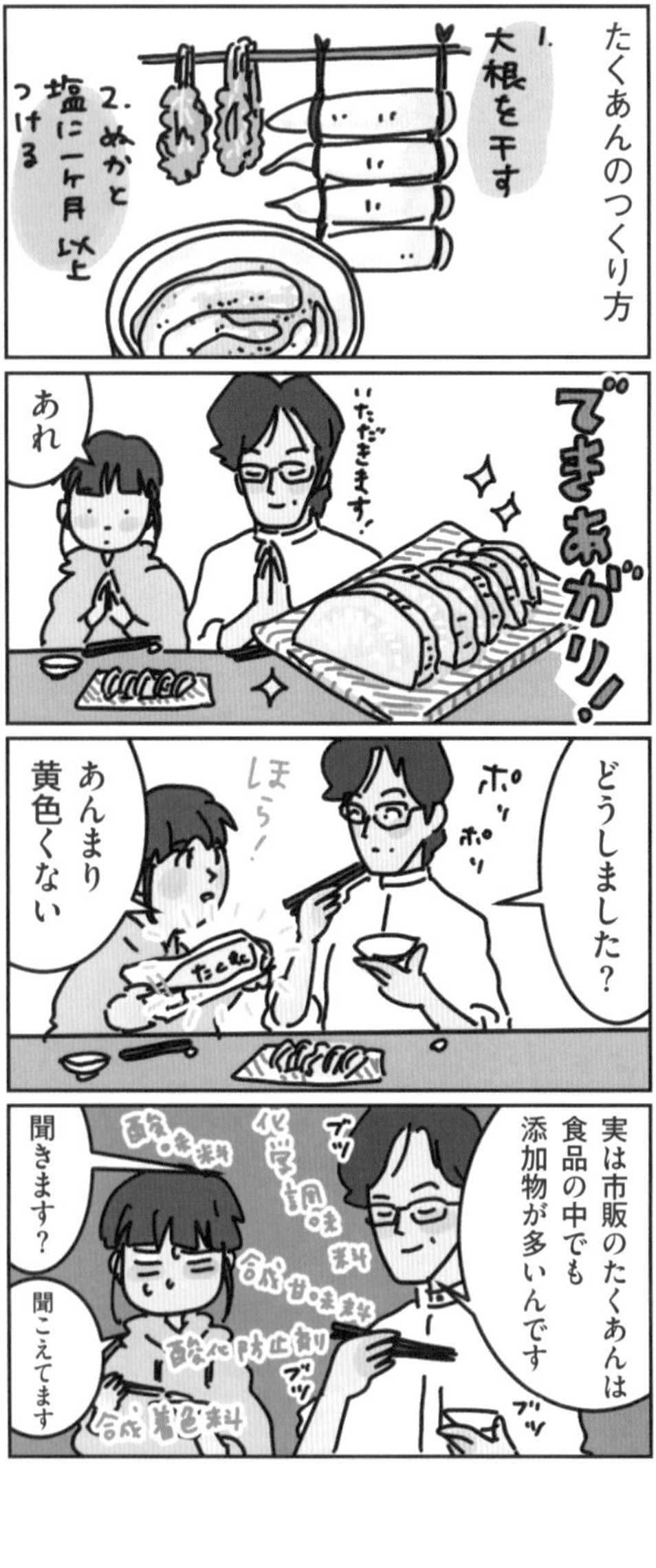

たくあんのつくり方
1. 大根を干す
2. ぬかと塩に一ケ月以上つける
できあがり!
いただきます!
あれ
どうしました?
ポリ ポリ
ほら!
あんまり黄色くない
たくあん
実は市販のたくあんは食品の中でも添加物が多いんです
ブツ
酸味料
化学調味料
合成甘味料
酸化防止剤
ブツ
合成着色料
ブツ
聞きます?
聞こえてます

続いて、ぬか漬けについて見ていきましょう。

ぬか漬けは、ぬか床に野菜などを漬けた食べもの……ですが、この「ぬか」とはなんなのでしょうか?

日本人の体調を整えてきた食べもの

ぬかとは、玄米を精米したときにできる粉末です。このぬかに塩と水を加え、昆布や唐辛子などの副素材を好みで加えてぬか床をつくります。

ぬか床は乳酸菌や微生物を増やす土台になり、ここに野菜を漬けることで、塩分、酸味、うま味などが入ったぬか漬けができるんですね。

ぬかは足りなくなれば継ぎ足していき、昔はどの家庭にも代々受け継がれてきたぬか床がありました。

その歴史は古く、大和《やまと》朝廷時代にはすでに存在していたといわれています。当時はヒエやアワといった穀物と大豆などの豆を挽《ひ》いたものに塩を加えていたそうです。

現在のようなぬか漬けが一般的に食べられるようになったのは江戸時代からで、福岡県北九州市が発祥だそう。今でも代々受け継がれるぬか床があり、中には400年以上の歴

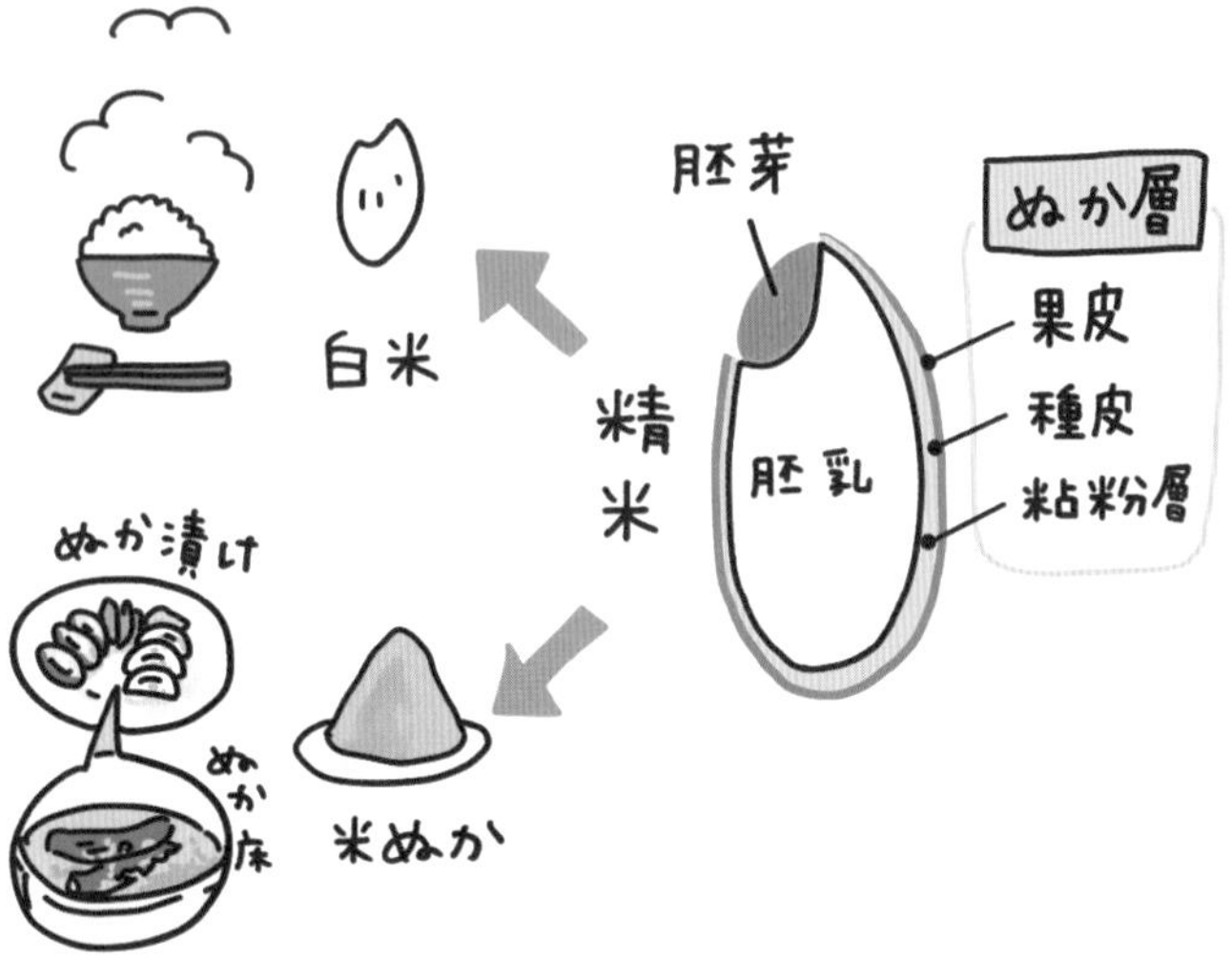
胚芽
ぬか層
果皮
種皮
粘粉層
胚乳
精米
白米
米ぬか
ぬか漬け
ぬか床

ぬか床のつくり方

史を持つぬか床もあります。

ぬか漬けは野菜の栄養とともにぬかの豊富な栄養も一緒に吸収できます。ビタミンB1や乳酸菌が豊富で、腸を整えるのにぴったりです。

また、善玉菌の1つである「酪酸《らくさん》菌《きん》」はこのぬか漬け以外にほとんど含まれていないと言われる菌で、日本人の体調を整えてきた重要な菌なんですね。

自宅で漬けるのがベストな食品

ぬか漬けのおすすめは、自分で漬けることです。

というのも、一般的に売られているぬか漬けの多くは野菜自体の品質がわかりませんし、本来の乳酸発酵をさせず、添加物で味つけされています。

ぬか漬けは少量を毎日食べていきたい食品ですから、そのつど購入するよりも、手づくりのほうが毎日の暮らしの中に組み込みやすいとも言えます。

ですから、一番はぬか漬け屋さんのおいしいぬか床を購入して、自分の好きな野菜を好きなペースで漬けていくのが安心・そしておいしい食べ方でしょう。

最近では冷蔵庫で保存できる「ぬか床キット」も売られており、始めるハードルは低いと思います。

その際は、無農薬のお米からできたぬかを選べるとより安心ですね。

ちなみに、玄米を自分で精米していると米ぬかがたくさんできるので、こだわりの「自家製ぬか床」にチャレンジしてみるのも楽しいですよ。

「たくあん」もぬかを使った漬物

ぬか漬けと似ているのがたくあんです。たくあんもぬかを使って発酵させる漬物なのですが、ちょっとつくり方が違います。

たくあんに使うのは、ぬか床ではなく「乾燥したぬか」です。

まず、①「収穫した大根を天日干しして水分を抜き」、②「ぬかと塩に1ヶ月以上漬け込んで熟成発酵」させます。

たくあんの黄色は、何かで着色をしているわけではなく、この発酵過程で生まれる色です。**大根に含まれる辛み成分が発酵によって黄色い色素に変わるんですね。**近年、この成分にはがんを予防したり血糖値をおさえる効果があることがわかってきました。

しかし、こうした昔ながらのたくあんは、今では食べたことがある人のほうが少ないかもしれません。

実際市販のたくあんは、化学調味料・酸味料・酸化防止剤・合成甘味料・合成着色料などが使われており、実は添加物が多い食品の1つなのです。

ですから、「本物の味を試したい」という場合は、原料（大根、塩、ぬか、唐辛子など）にこだわった生産者の方から買うといいでしょう。

自分でつくるのもそうむずかしくはないので、一度チャレンジしてみるのもいいでしょう。

ただ、ぬか漬けと違ってこれがなかなかおいしくできないのですが……上手な人の漬けたたくあんは絶品です。

ちなみに、漬物は塩分が多い食品として敬遠されることも増えてきました。

たしかに昔から日本人の食事は塩分が多いとは言われてきたのですが、２０１７年に国立健康栄養研究所が調査した結果によると、１日あたりの塩分摂取量でもっとも多くを占めていたのは「インスタントラーメン・カップラーメン」だったそうです。

そう考えると、やはり大事なのは日々の食べ方なのかなと考えてしまいますね。

ぬか漬け・たくあんの選び方

—ぬか漬けは日本人の腸を整えるのに最適な食品
—原料にこだわったぬか床で漬けるのがおすすめ
—たくあんも伝統的な方法でつくられたものをぜひ一度

日用食品

練りもの

ちくわが安いのは、本当は変

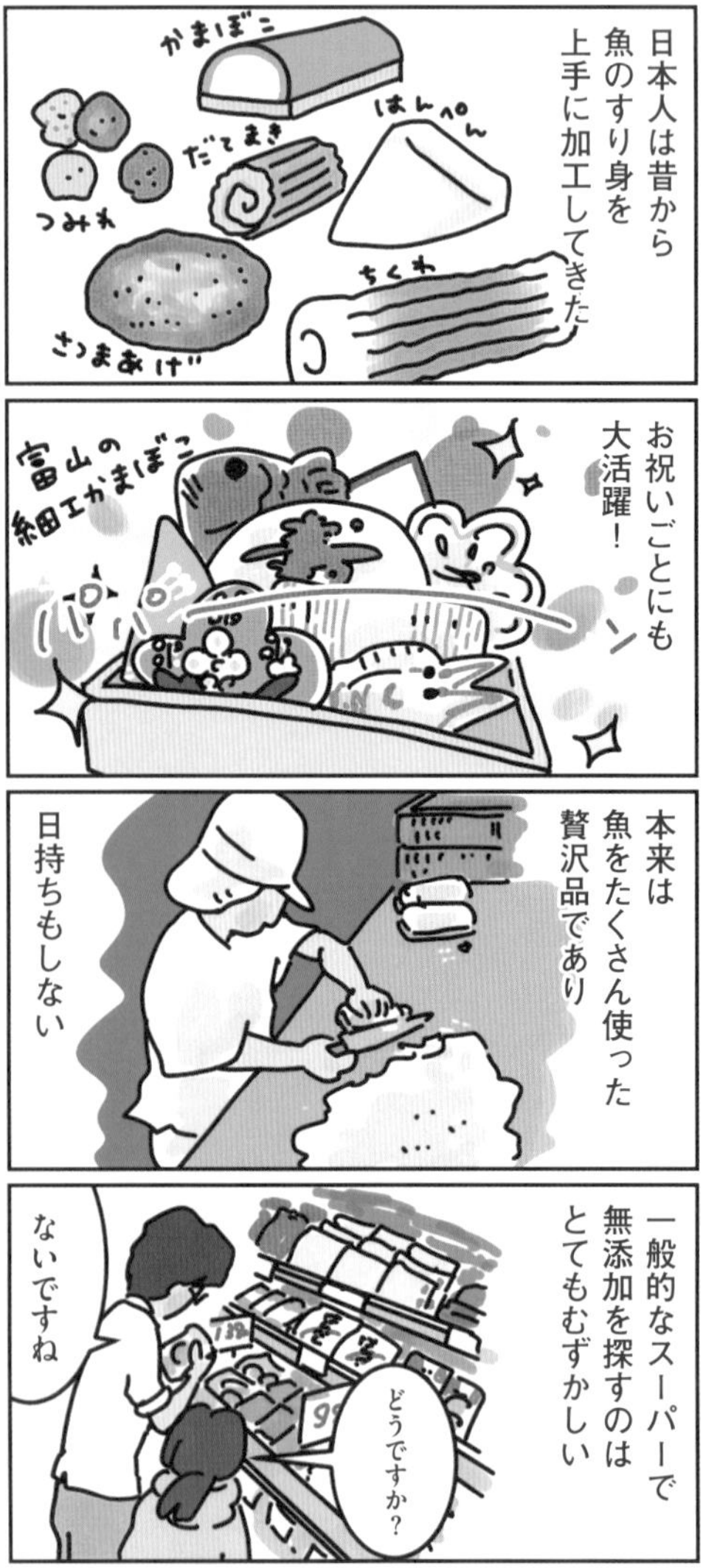
日本人は昔から魚のすり身を上手に加工してきた
かまぼこ
はんぺん
だてまき
つみれ
ちくわ
さつまあげ
お祝いごとにも大活躍!
富山の細工かまぼこ
パパーン
本来は魚をたくさん使った贅沢品であり
日持ちもしない
一般的なスーパーで無添加を探すのはとてもむずかしい
どうですか?
ないですね

おでんに入ったちくわやはんぺん、お正月のかまぼこや伊達巻などなど……日本には魚のすり身を原料にした「練りもの」を食べる文化があります。

魚の練りものは東南アジア、中国の沿岸部などでも古くから食べられてきましたが、明確な歴史はわかっていません。

日本で初めて文献に登場したのは平安時代で、当時の貴族の行事や儀礼などを記した『類聚雑要抄《るいじゅうぞうようしょう》』に宴会に出されているのが記録されています。

つまり、お祝いのときに食べる特別な食べものだったんですね。

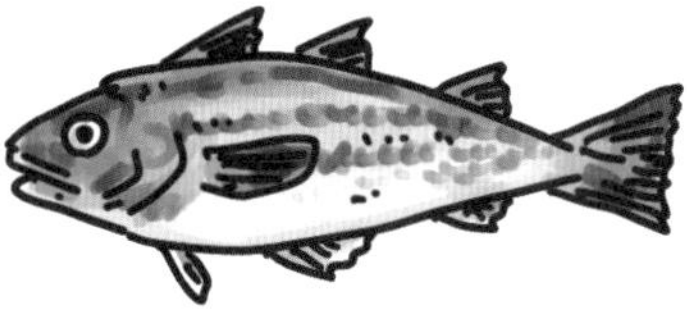

原料に使われるスケトウダラ

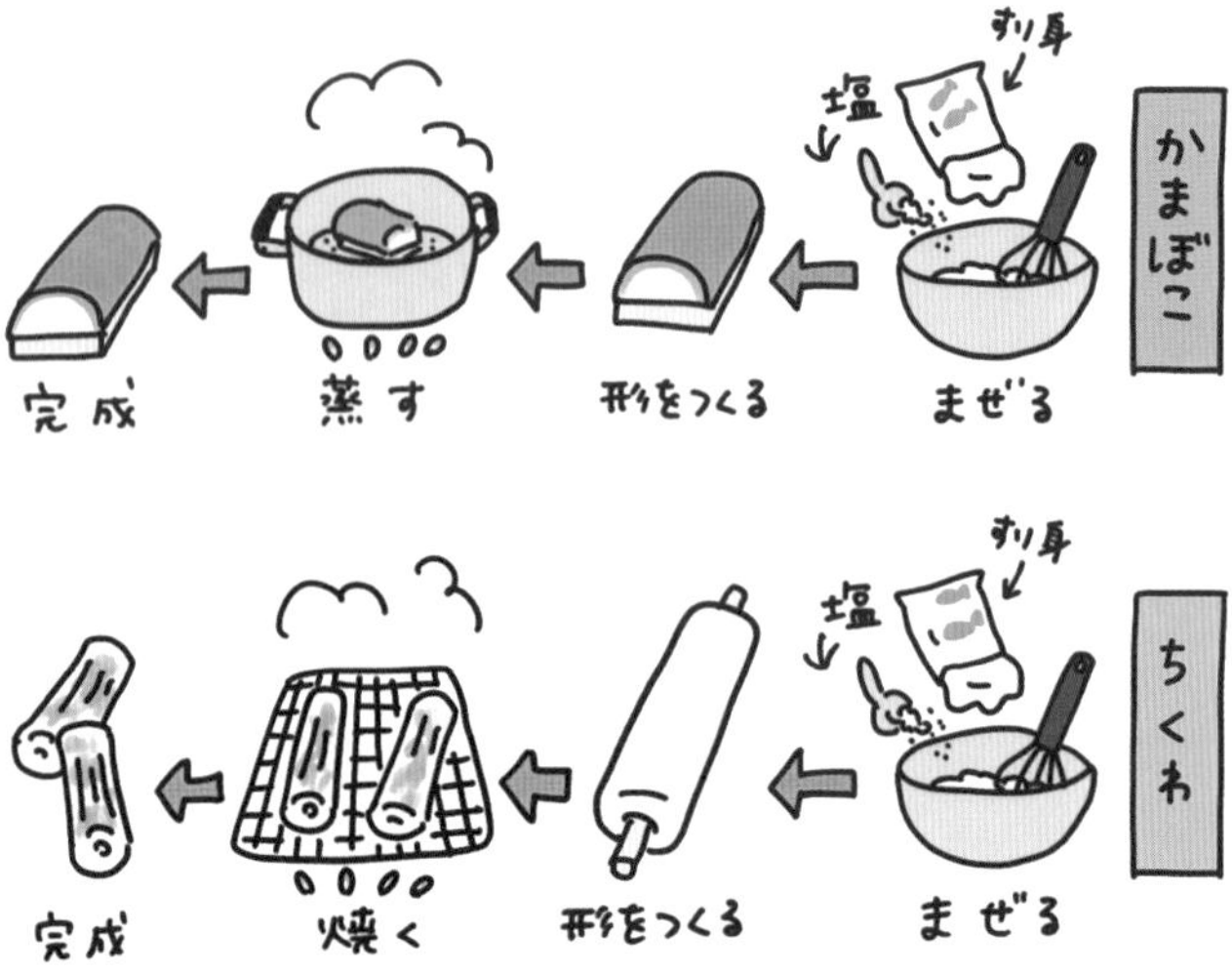
かまぼこ
すり身
塩
まぜる
形をつくる
蒸す
完成
ちくわ
すり身
塩
まぜる
形をつくる
焼く
完成

練りもののつくり方

伝統的な練りもののつくられ方

練りものにはさまざまな種類がありますが、基本的なつくり方は同じです。①「魚の身をすりつぶし」、②「食塩や副原料を加えて練り」、③「成形して加熱」です。

最後の加熱方法には、焼く・蒸す・煮る・揚げるなどがあり、その方法によって見た目や味も変わってくるんですね。

たとえば、ちくわは焼く、かまぼこは蒸す、といった具合です。

原料としてもっとも使われている魚が「スケトウダラ」で、他にはアジ、ホッケ、タイ、マイワシなどが使われています。
当然ながらどんな魚を使うかで味も食感も変わり、生産者のこだわりが出るポイントでもあります。

添加物は「基本的に使われている」

では、練りものを選ぶポイントを見ていきましょう。

基本的に、一般的に市販されている練りものには食品添加物が多く使われています。というのも、練りものは魚をたくさん使った贅沢品であり、本来日持ちするものではありません。

そこで、コストをおさえるために水やでんぷんを加えて量を増やします。しかし、そのままだと安定しないので、結着剤で固めて食感よく仕上げ、足りない味はうま味調味料などを使って調整します。

さらに、日持ちをよくするための保存料、着色料を使って鮮やかな色をつけることもある……というように、このような工程が加わっています。

気になる方はなるべくシンプルな原材料のものを選びましょう。

こだわりの生産者から買う

大量生産される商品には、説明したように添加物も多いのですが、一方で製造方法や原料にこだわった生産者さんもいます。

使う魚、塩、砂糖、だし、卵などの素材もそうですが、アレルギーのことを考慮して卵白や小麦粉を使っていないもの、ミネラルを含む天日塩を使ったものもあります。

また、ソルビン酸カリウムなどの保存料を加えなくて済むようにコールドチェーン（低温流通）や包装技術を上手に使っている場合もあります。

こうしたこだわりはコストもかかりますが、安全でよりおいしい練りものを届けたいという生産者の思いが形になっていると言えるでしょう。

ちなみに、かまぼこには板がつきものですが、これは安土桃山時代からあった形だといわれています。

つくるときに形を整えやすいのと、持ち運びに便利というのがその理由。また、木は蒸したり冷やしたりするときに余分な水分を吸ってくれるので、おいしさを保ったり、腐敗防止の効果もあるんですね。

練りものの選び方

——本来は高コストで保存も効きづらい贅沢品
——そのため、安い商品ほど添加物の種類は増える
——生産者のこだわりがわかる商品を選ぶ

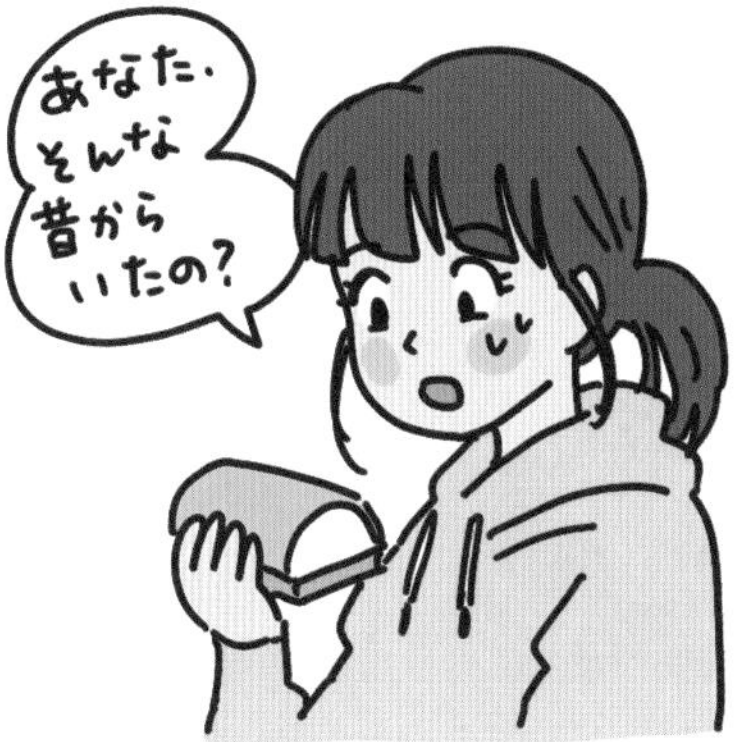

缶詰

「容れもの」まで含めて缶詰である

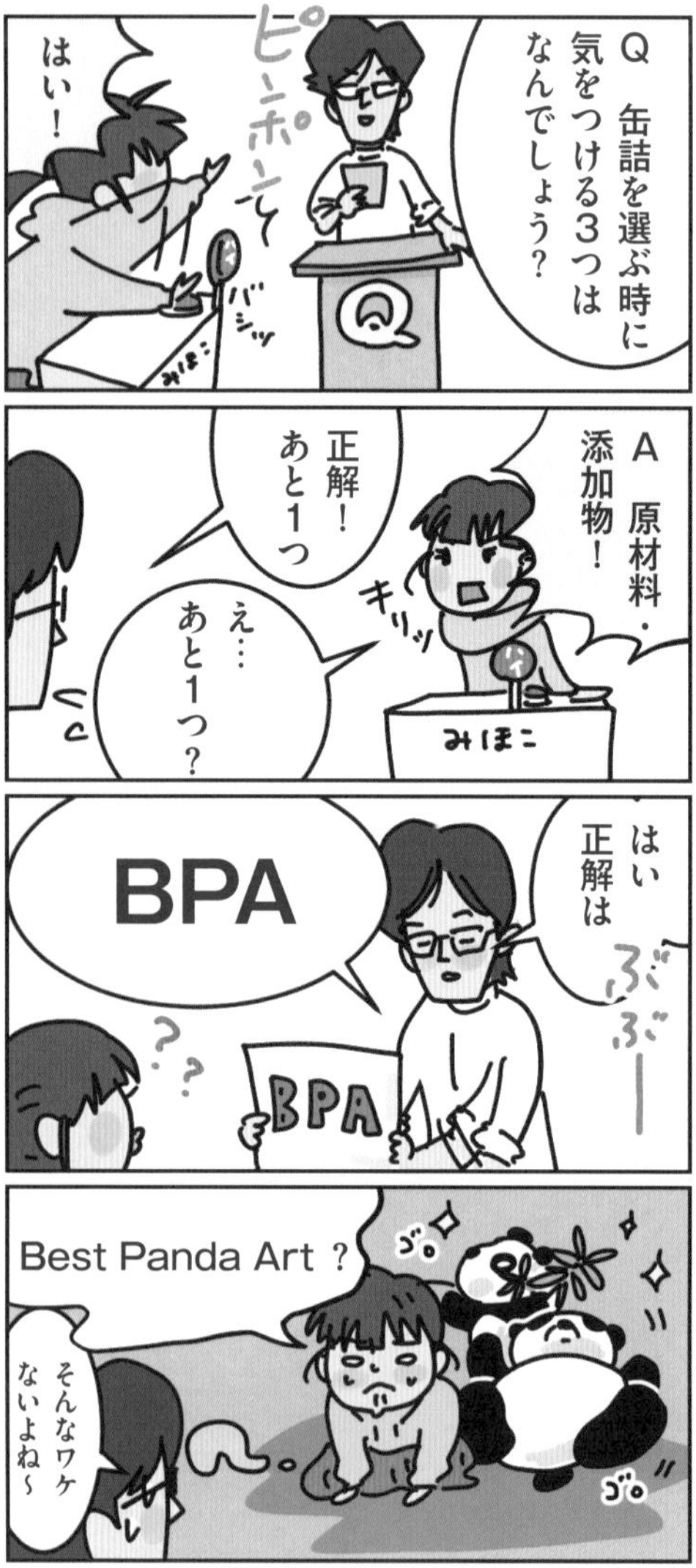

Q 缶詰を選ぶ時に気をつける3つはなんでしょう？
ピンポーン
バシッ
はい！
みほこ
A 原材料・添加物！
キリッ
正解！あと1つ
え…あと1つ？
みほこ
はい正解は
BPA
ぶぶーー
BPA
Best Panda Art ？
ゴ。
そんなワケないよね～
ゴ。

添加物の有無や原材料の質を確認

トマト缶、サバ缶、ツナ缶……最近ではおつまみ用の高級缶詰など、家庭で常備されていることが多いのではないでしょうか。

だからこそおさえておきたいポイントがいくつかあります。

缶詰は基本的に添加物が少ないです。

というのも、缶詰やレトルト食品は、一般的に「レトルト（高圧釜）」による120度以上で4分間以上高温高圧殺菌を行っています。

そのため微生物の繁殖などの問題がありません。さらに、食品衛生法でも一定の基準が設けられていて、保存料・殺菌量は使ってはならないことが定められているのです。

ですが、中には「増粘剤《ぞうねんざい》」や「うま味調味料」「異性化糖（ぶどう糖果糖液糖など）」が使われているものもあります。

「増粘剤」はサバ缶に使われることが多く、粘度を高めたり、分離を防止するために使われている添加物です。

また、ツナ缶にはうま味調味料が使われることが多いです。たとえば高級缶詰であってもしっかりと添加されている場合もあるので、気になる方は要チェックですね。

魚介類に限らず、醤油や味噌といった味がついている缶詰にはこうした添加物が入っていることが多くなります。反対に、水煮缶には少ない傾向ですね。

そもそも**原料にこだわっているメーカーであれば、魚の内容であったり、使用している調味料、油がどんな内容のものかが明記されています。**

そうした商品は素材を大切にしている証拠なので安心して手にとりやすいでしょう。

安全重視なら「BPAフリー」の缶詰

次に、ぜひ知っておきたいのが「ＢＰＡ」です。

実はほとんどの缶詰にはＢＰＡ（ビスフェノールＡ）というコーティング剤が使われています。

中身が外にこぼれるのを防ぐために使用されるもので、「ポリ塩化ビニル」や「エポキシ樹脂」の原料としても使われています。プラスチック製品、一般的なラップなどにも幅広く使われているのですが、食品に直接使用しているものではないので、パッケージへの表示義務はありません。

ＢＰＡについて指摘されているのは、体内に取り込まれるとホルモンに影響を与えて、高血圧やがんなど生活習慣病のリスクを高める可能性です。特に妊婦さんは気をつけたほうがいいものとして近年は広く知られてきました。

缶詰について言えば、**ＢＰＡは熱や酸、また油で溶け出しやすい**ことが知られています。お伝えしたように、缶詰は高温で殺菌処理されますので、そのときにＢＰＡが溶け出しているのでは？　とも考えられているのです。

中でもトマトは酸性が強い食品ですから、トマト缶はよりＢＰＡが染み出しやすいと言われています。

数は少ないですが、ＢＰＡ不使用の缶詰も探せばきちんとあります。「ＢＰＡフリー」などで探してもらえると出てきますので、ぜひ考慮に入れていただきたいところです。

ちなみに、トマト缶はイタリア産のものが多いですが、イタリアの商品でも、実は中身に使われるトマトが中国産などの場合があります。

現状、加工食品には原料の産地を表記する義務はありません。そのため、どの国で栽培されたトマトを使ったとしても、**最後に缶詰として加工したのがイタリアであれば、イタリア産**となるんですね。

中国産だからよくないとは一概には言えません。肝心なのはその内容ですが、残念ながらそこまで調べる方法はないので、最後はメーカーへの信頼で選ぶことになります。

たとえば次ページでおすすめ商品として紹介している創健社の有機トマト缶は「イタリア南部のプーリア州・ルチェーラにある限定農場で栽培された有機トマトだけを使用」と明確に記載されています。

逆に言えば、中身にこだわっている会社はこうしたことをきっちりと書いているので、選ぶときの指標になりますね。

缶詰の選び方

- 余計なものが入っていない缶詰を選ぶ
- 缶詰は希少だが「ＢＰＡフリー」が安全
- 素材に自信を持つメーカーの缶詰は安心感が高い

缶詰のおすすめ３選

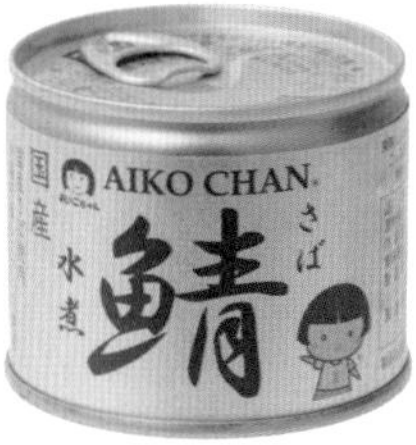

あいこちゃん鯖水煮

伊藤食品

脂の乗った国産のサバを沖縄の天然塩シママースのみで煮た人気のサバ缶です。伊藤食品のあいこちゃんシリーズは品質がよく、無添加なので安心して買えます。サバ缶以外もチェックしてみてください。

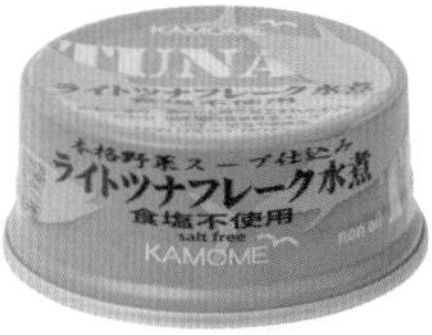

ライトツナフレーク

かもめ屋

鮮度管理されたキハダマグロを原料に、圧搾なたね油、国産野菜のスープ、赤穂の天塩で味つけされたこだわりのツナ缶です。しかも、希少な BPA フリーの缶詰。

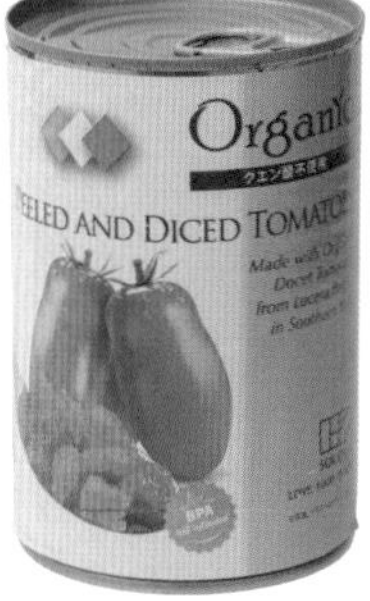

有機ダイストマト缶

創健社

イタリア南部のプーリア州・ルチェーラにある限定農場で栽培された有機トマトだけを使用した安心安全にこだわったトマト缶。クエン酸不使用でトマト本来の甘味とほどよい酸味が味わえます。希少な BPA フリーの缶です。

加工肉

きれいなピンク色は添加物のおかげ

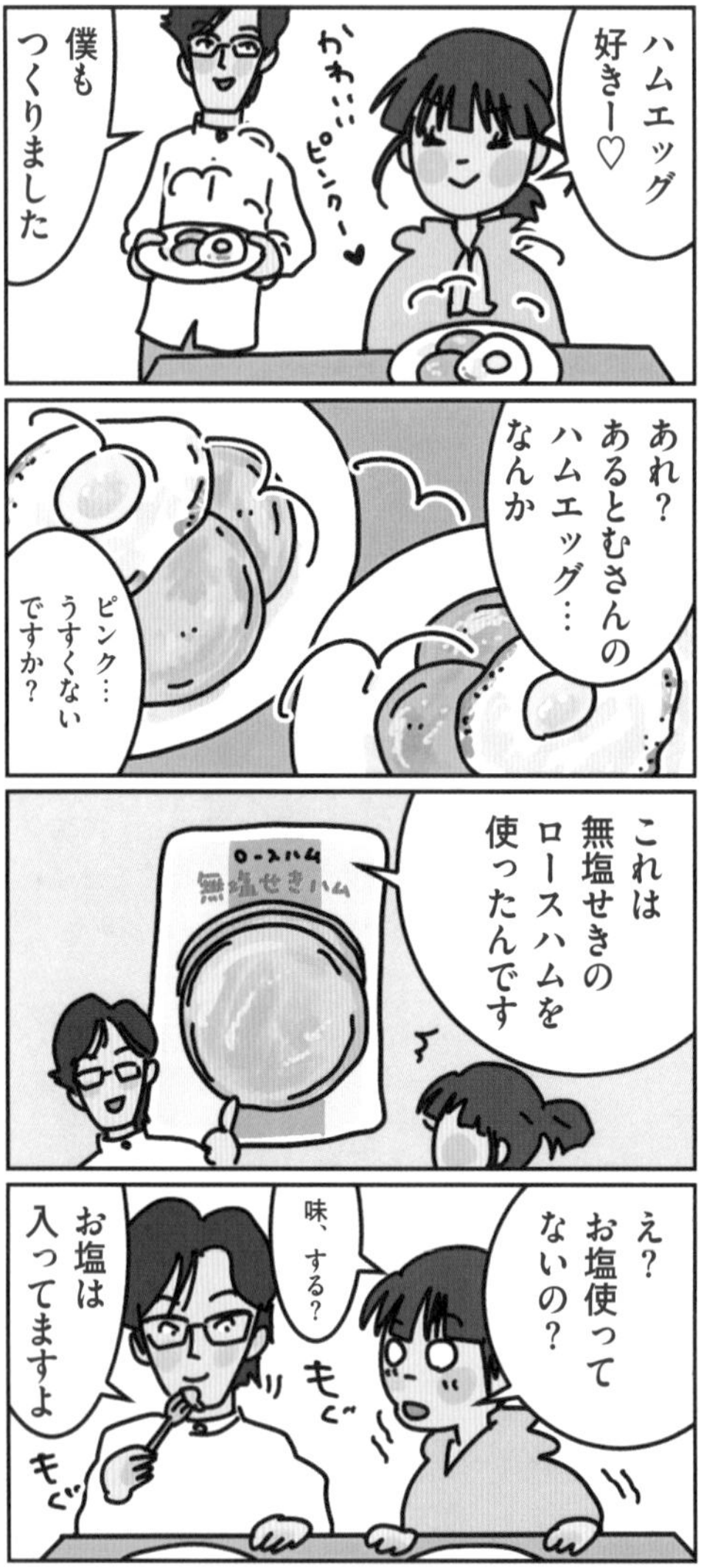

ハムエッグ好きー♡
かわいいピンクー♥
僕もつくりました
あれ？あるとむさんのハムエッグ…なんか
ピンク…うすくないですか？
これは無塩せきのロースハムを使ったんです
ロースハム
無塩せきハム
え？お塩使ってないの？
味、する？
もぐ
お塩は入ってますよ
もぐ

肉の加工品には発色剤がつきもの

ハムやソーセージ、ベーコンなどの加工肉。おいしくて使い勝手もいいので、朝食やお弁当など、日常的に食べている方も多いでしょう。

しかし前提として、加工肉は食品添加物が非常によく使われる食品です。

特に有名なのが発色剤。発色剤は、着色料とは違います。着色料は色をつけるためのものですが、発色剤はお肉の色を鮮やかに安定させるためのものです。

よく**「着色料は絵の具を塗るようなもの、発色剤はニスを塗るようなもの」**と表現されますが、わかりやすいですね。

ちなみに、発色剤はお肉以外にもいくらやスジコ、たらこにも使われています。「亜硝《あしょう》酸《さん》ナトリウム」「硝酸《しょうさん》カリウム」と書かれていたら、発色剤だなと思ってください。

発色剤の目的は大きく3つあり、1つはお肉の鮮やかな色を保つこと。茶色がかったお肉よりも鮮やかな赤色のほうが食欲をそそりますよね。

2つ目は、細菌の増殖をおさえる役目もあります。特に食中毒を引き起こす「ボツリヌス菌」をおさえる効果があることで知られています。

そして3つ目は、お肉特有の臭みを消すことです。獣《けもの》臭さや血生臭さをおさえることができます。

しかし、「亜硝酸ナトリウム」には、お肉やお魚に含まれるアミンという物質と結びついて、ニトロソアミンという発がん性物質が生まれることがわかっています。

ちなみに、**「無塩せき」というのは発色剤を使用していないこと。**塩を使っていない、というわけではありません。

「無添加」というのは文字どおり、発色剤だけでなく添加物を使っていないものを指します。そうして安全を考えてくれているメーカーの商品を選べると安心ですね。

加工肉の選び方

- **そもそも加工肉で添加物を避けるのはかなりむずかしい**
- **発色剤（亜硝酸ナトリウム、硝酸カリウム）は避けるのが無難**
- **できるだけこだわりのメーカーのものを選びたい**

加工肉の種類

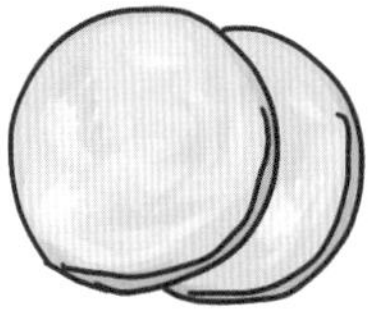

ハム

ハムとは、「豚のもも肉」を塩漬け・加工した食品。日本で一般的なロースハムは、豚ロースを味つけして加熱したもの。うま味調味料、発色剤、酸化防止剤、保存料、肉に含まれる水分量を増やす増量剤（リン酸塩）などがよく使われている。

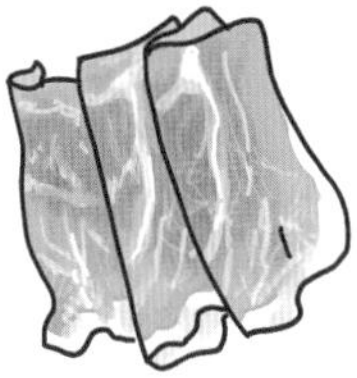

生ハム

その名のとおり加熱していないハム。塩漬けした肉を乾燥・熟成させることで細菌をおさえているので、生食ができる。イタリアのプロシュート、スペインのハモンセラーノなどが代表。探せば無添加もある。

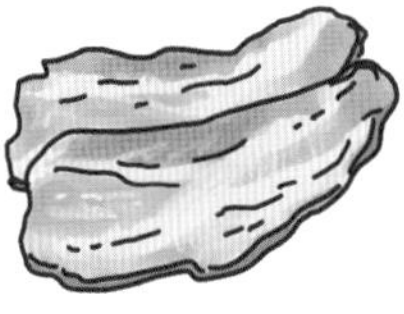

ベーコン

塩漬けした肉を燻製した加工品。ハムとの違いは、燻製をしていることと、加熱をしないこと。豚のばら肉や肩肉（ショルダー）を使うのが一般的。家庭でも比較的かんたんにつくれるので、こだわりの無添加ベーコンもできる。

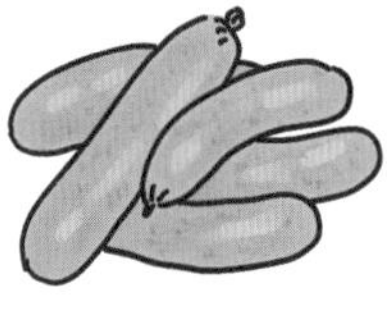

ソーセージ

塩漬けし、スパイスなどで味つけした肉を「腸詰め」してつくる加工品。羊の腸を使うと「ウインナー」、豚の腸では「フランクフルト」、牛の腸では「ボロニア」という呼び方になる。地域によって使われる肉も味つけもさまざま。

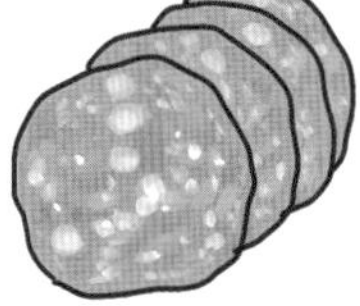

サラミ

イタリア発祥で、牛肉や豚肉を原料につくるソーセージの一種。ニンニクなどで味つけをし、低温で乾燥させるので保存が効くのが特徴。ドライソーセージと呼ばれている。

そば

「国内製造」のおそばに注意

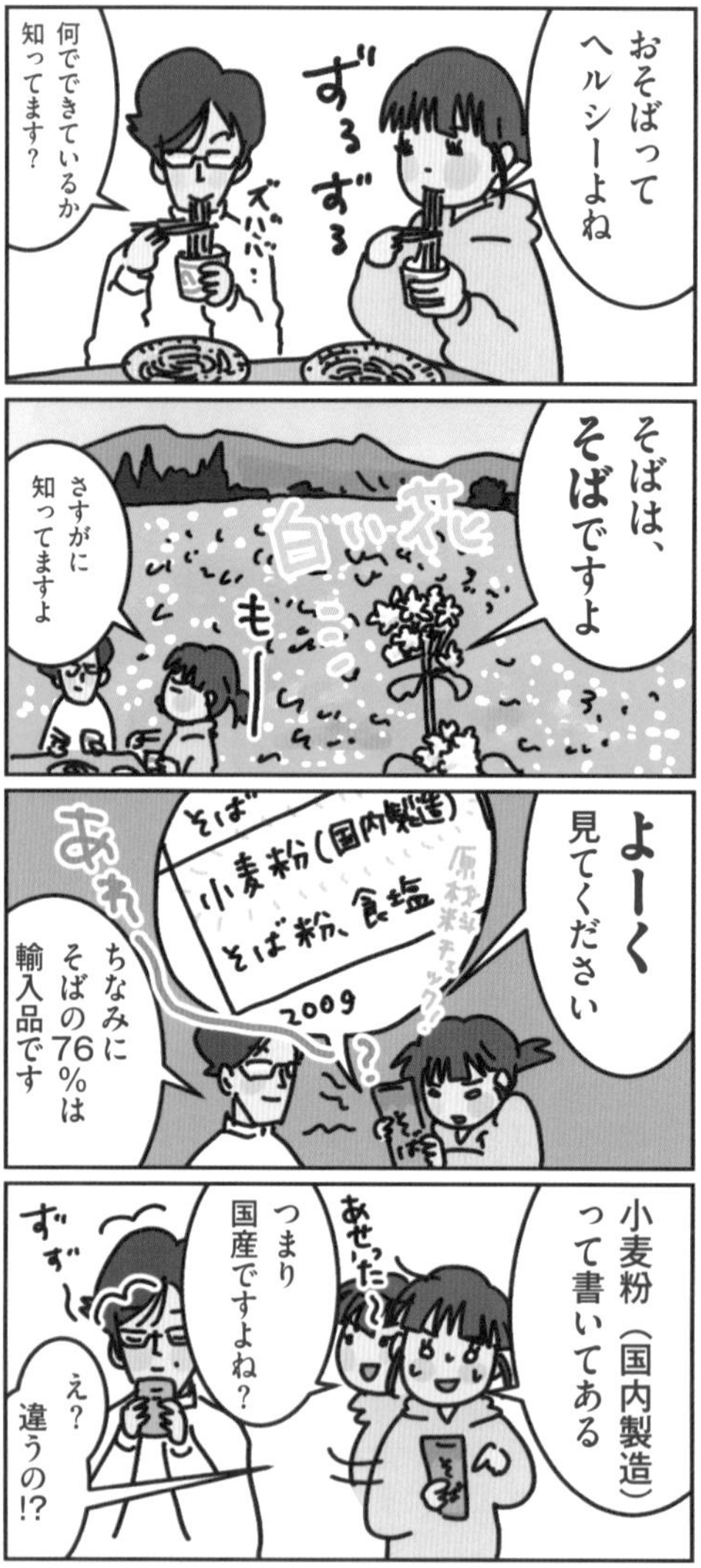

そばの種類いろいろ

日本を代表する伝統食の1つ、そば。外食でも自宅でも食べる機会が多いのではないでしょうか。

「そば」は、ソバの実を挽《ひ》いて粉にした「そば粉」と「水」を練り合わせてつくられた料理です。

奈良時代よりも前から存在していたと言われており、当時はソバの実をそのまま煮込んでおかゆとして食べたり、挽いた粉を水で溶いて薄く焼いて食べたりしていました。今のように麺（そば切り）の状態になったのは江戸時代からだと言われています。

ただ、そばは小麦などに比べてでんぷんが少ない食品です。そのため、**小麦粉、長いも、卵などを「つなぎ」として入れて麺を打ちやすくしている**ことも多いのです。

地域によってつくり方が違ったり、別の材料を入れたり、またそば粉の割合によっても味や食感が変わるなど、そんな多様性もそばのおもしろいところです。

原料の先頭に「そば粉」と書かれたものを選ぶ

そばは、お伝えしたようにそば粉が主原料です。

しかし、売られているそばの裏を見てみると……。

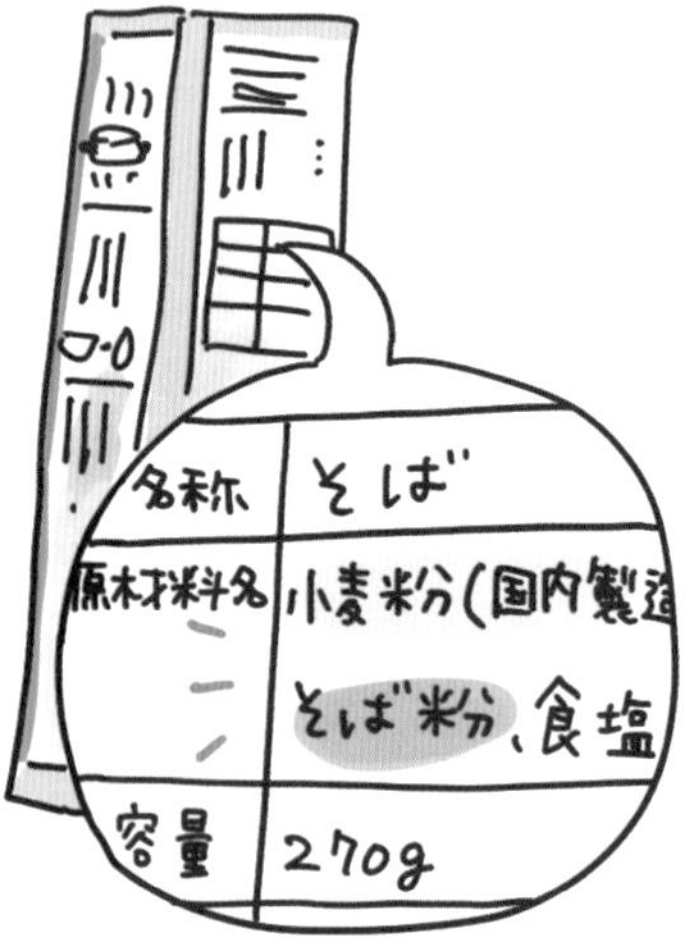

このように「小麦粉」が先にきているものも多いのです。

食品表示は「使われている量が多いものから順に書く」というルールがあります。つまり、**そば粉よりも小麦粉のほうが多く使われている**ということですね。

一概にそれが悪いわけではありません。味や品質を考えて意図的にそうしている商品もあるでしょう。

ですが、一般的にスーパーで安売りされていて、小麦粉が表示の先頭にきているそばは、単純にコストダウンのために小麦粉を多く使っている可能性が高いでしょう。

そう考えると、そばを買うならば「そば粉」が先に記載されている商品を選びたいところです。

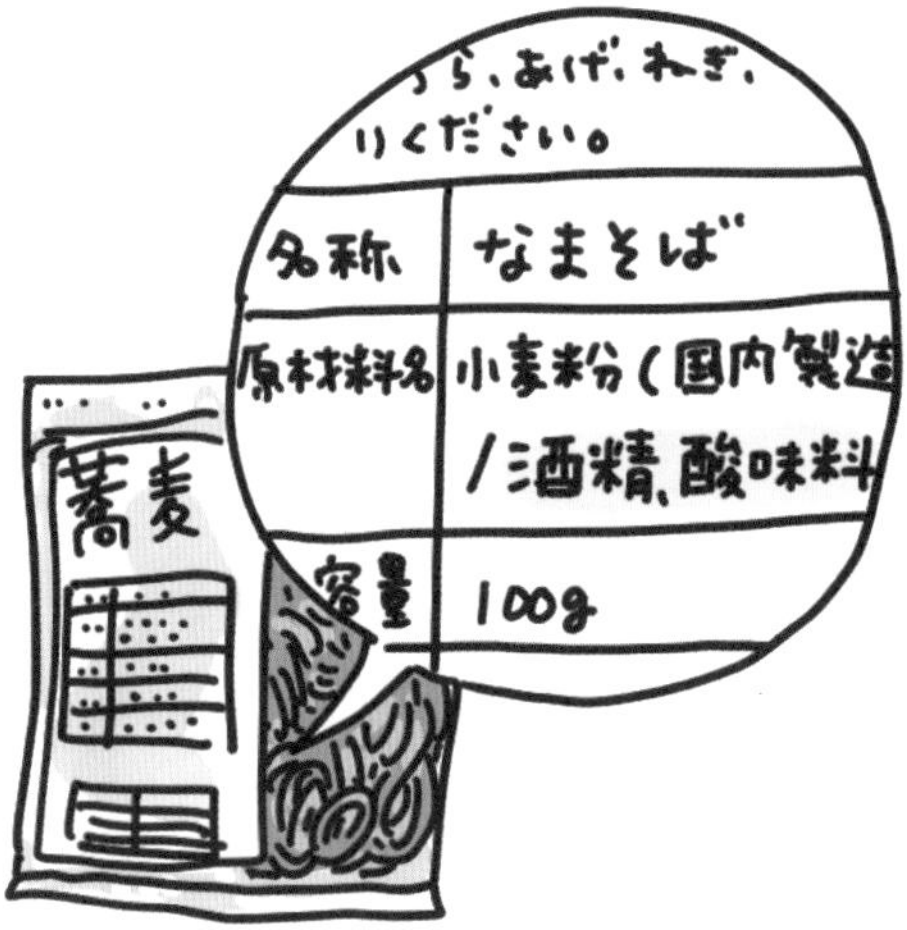

「生そば」には特に多い添加物

裏面でもう1つ注意してほしいのが添加物の有無です。

たとえば、これは市販されている生そばのパッケージ。

そば粉（国内製造）、小麦粉、小麦たん白、食塩、植物油脂／酸味料、酒精、打粉（加工デンプン）、（一部にそば・小麦を含む）

「／」の後が添加物ですね。

本来、そばの原材料は「そば粉」「小麦粉」「塩」のみです。

しかし、市販されているそばにはこのように麺のコシを出すための増粘剤や加工デンプン、小麦たんぱくなどが使われている商品があります。また、保存料として酸味料や酒精が使われることもありますね。

そばには麺を乾燥させた「乾そば」と「生そば」がありますが、特に生そばの場合には添加物が使われていることが多いので、手づくり感やこだわり感のあるパッケージであっても、しっかりと裏面を確認することをおすすめします。

「国産原料」のそばを選ぶ

そばは日本の伝統食なので国産があたりまえだと思っている人も多いと思いますが、実はそうではありません。

明治時代には約15万トンを国内で生産していたとされていたそばですが、現在は年間約14万トンのそば消費量のうち、12万トンを輸入に頼っている状況です。

農林水産省によると２０１３年のそば国内自給率は24％でした。つまり、76％が輸入品です。この輸入先のうち、8割は中国産です。

ですから、「国産」という表記がなければ、ほぼ中国産と思っていいでしょう。

よく見かける**「国内製造」という表記も、外国産を輸入して国内で加工していることを意味している**ので、国産原料ではありません。

誤解なきようお伝えしたいのですが、何も中国産だから問題があるという話ではないのです。

他の食品と同じように輸入穀物には「ポストハーベスト農薬」の心配があります。ポストハーベスト農薬とは「収穫後に使う農薬」のこと。収穫された農産物の輸送や貯蔵中に、虫や病気から作物を守る目的で使われる農薬です。

もちろん基準値は設定されてはいますが、収穫後に農薬を使うと、どうしても残留量が多くなる可能性が高くなります。

実際、過去には中国産のそば粉から基準値を超える残留農薬が検出されたこともあり、「国産」と明記されているほうがベターでしょう。

ただ、厳密に言えばそれでも、そばやつなぎに使われる小麦も、栽培時に農薬が使われている場合がほとんどですので、よりしっかりとこだわるのであれば、無農薬や有機の原料でできているものを探して商品を見ていただくといいと思います。

そばの選び方

—原料は、「小麦粉」ではなく、「そば粉」が多いものを選ぶ
—余計なものが入っていないそばを選ぶ
—外国産のそば粉は避ける（国内製造も外国産なので注意）

そば図鑑

そば粉の割合が違う！

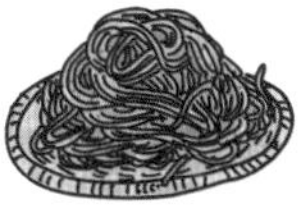

二八そば

そば粉が八割・小麦粉が二割のそば。つなぎに小麦粉を入れることでつくりやすく、多くのそばがこの二八そばだと言われている。

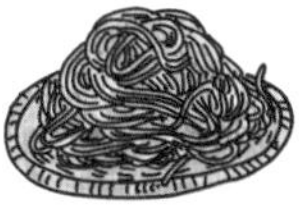

十割そば

そば粉が十割のそば。そば本来の味と香りが強く、そば粉の粒子のザラザラした食感や、歯を軽く当てただけで麺が切れる食感も特徴的。

そばの実の使う部分が違う！

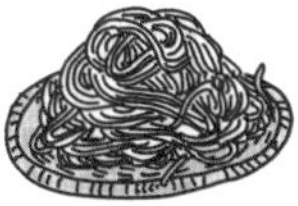

更科《さらしな》そば

「一番粉」という、そばの実の中心部分だけを粉にしたそば。そばの香りが少ない一方、ほのかに甘みのある味わいと、のどごしのある食感が特徴的。

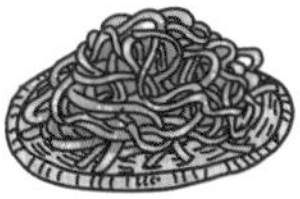

田舎そば

太く固い、そば粉の強い香りが特徴のそば。そばの外皮ごと粉にするので、色も黒っぽい。好きな人は好き、苦手な人は苦手で好みが分かれるところ。

素材が違う！ 変わりそば

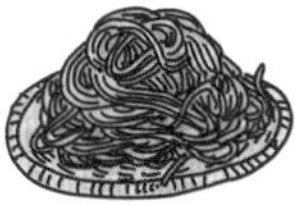

茶そば

更科そばに抹茶を加えてつくられるそば。江戸時代の中期には食べられていたという。山口県ではこの茶そばを瓦《かわら》で焼く瓦そばが名物。

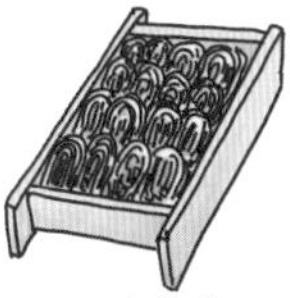

へぎそば

新潟県のご当地そば。布海苔《ふのり》という海藻を混ぜ込んでそばにしており、コシが強いのが特徴。からしをつけて食べるのが本場の食べ方。

豆知識　そばは生育期間が2～3ヶ月と短く、痩《や》せた土地でも育つ。そのため、昔から稲が凶作のときなどにまかれて、人々を飢えから救ってきた「救荒作物《きゅうこうさくもつ》」として知られている。

日用食品

パスタ

何はなくとも、小麦粉が命！

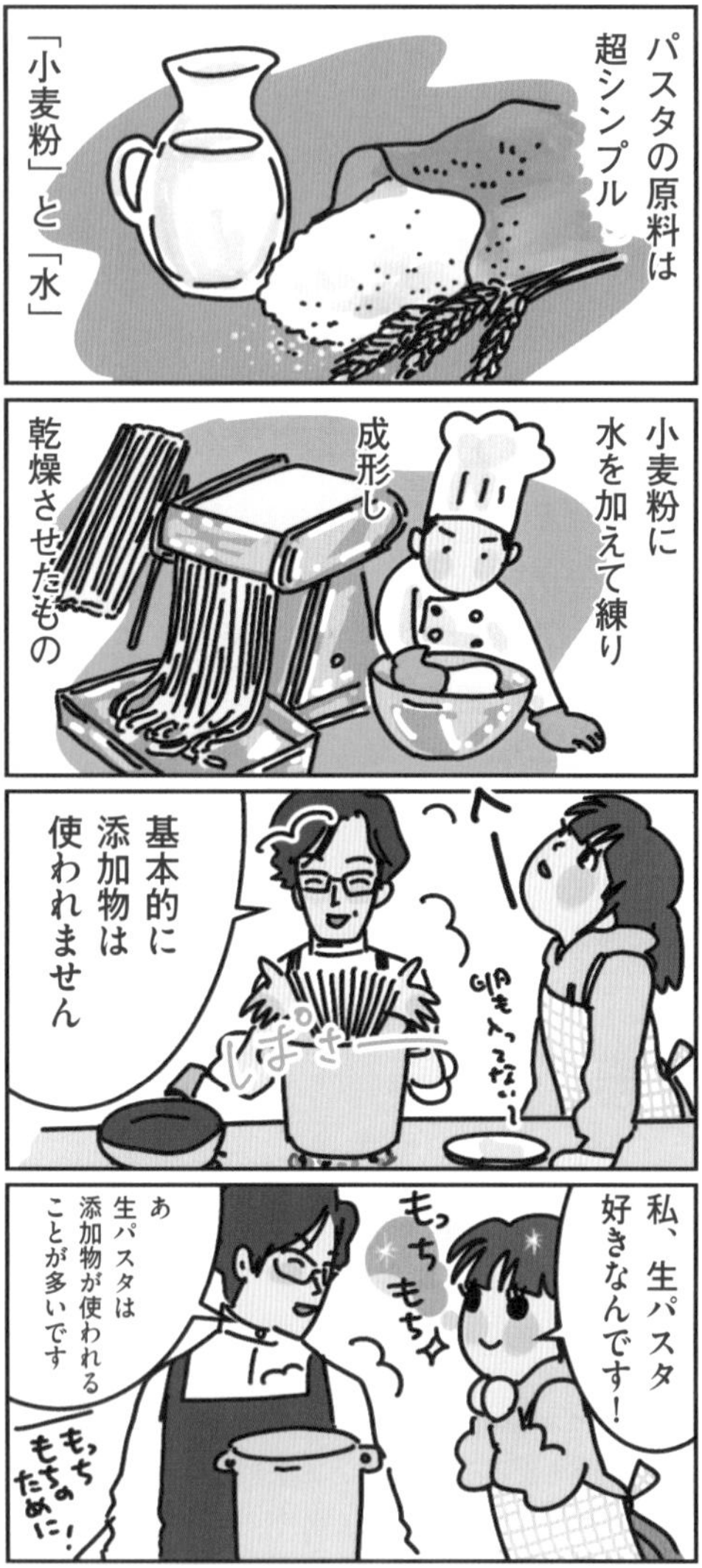
パスタの原料は
超シンプル
「小麦粉」と「水」
小麦粉に
水を加えて練り
成形し
乾燥させたもの
へー
基本的に
添加物は
使われません
ぱさー
何も入ってない～
私、生パスタ
好きなんです！
もっちもち
あ
生パスタは
添加物が使われる
ことが多いです
もっちもちのために！

パスタが黄色い理由

パスタは今や家庭料理として食べられるほど身近な食品ですが、日本でパスタが一般化したのは昭和30年代以降のこと。比較的新しい食文化なんですね。

パスタは小麦からつくられており、原材料は超シンプル。「小麦粉」と「水」だけです。小麦粉に水を加えて練り、成形し、乾燥させた食べものです。中華麺のように塩も卵もかんすいも入っていません。

それなのに、どうして黄色いのでしょうか?

それは、デュラム小麦と呼ばれる小麦をセモリナ状（粗《あら》びき）にしているからです。**デュラム小麦は薄い黄色をしているので、パスタは黄色くなる**のですね。

「デュラム」はラテン語で「硬い」を意味しますが、このデュラム粉がパスタの決め手と言えます。

イタリアでは、「イタリアで製造される乾燥パスタは、デュラム小麦のセモリナ粉100%を原料にしなければならない」と定められているほど重要な要素です。

実際、パスタを一般的な白い小麦粉だけでつくると、途端にパスタっぽさがなくなってしまいます。

そもそもパスタとはイタリア語で「小麦粉を練ってつくった食品」のこと。パスタの種類は数百種類以上ともいわれ、イタリア人の魂と言ってもいいほどの食材です。その中の1つに、私たちにはおなじみの「スパゲッティ」があるというわけですね。

オーガニックのパスタを選ぶ

さて、そんなパスタですが、ぜひ見ていただきたいのが小麦の内容です。一般的なパスタの原料は輸入小麦になります。大量生産を目的にした農作物は農薬や化学肥料はつきもので、さらには遺伝子組み換えの心配もあります。

意識的に選ぶ場合には、オーガニック認証のあるパスタなどを探してみてください。以前に比べ、最近は一般スーパーでも見かける機会も増えてきました。

たとえば「バリラ」「ディチェコ」「ガルファロ」などの有名海外ブランドの製品でも、有機栽培の小麦を原料にしたパスタも売られています。

小麦アレルギーの方向けには米粉でつくられたパスタもありますので、選択肢の1つに入れてみてください。

ちなみに、生パスタを購入する場合には、食品添加物が使われることが多いので、裏面をチェックしてみてください。

ソースとの相性で選ぶ

もう1つの観点として、「どんなパスタソースで食べるか」で選ぶのもおすすめです。

本場イタリアでは、地域や合わせるソースによってさまざまな形のパスタが食べられています。

一般的にペンネなどのショートパスタはサラダやスープなどの煮込み料理に。

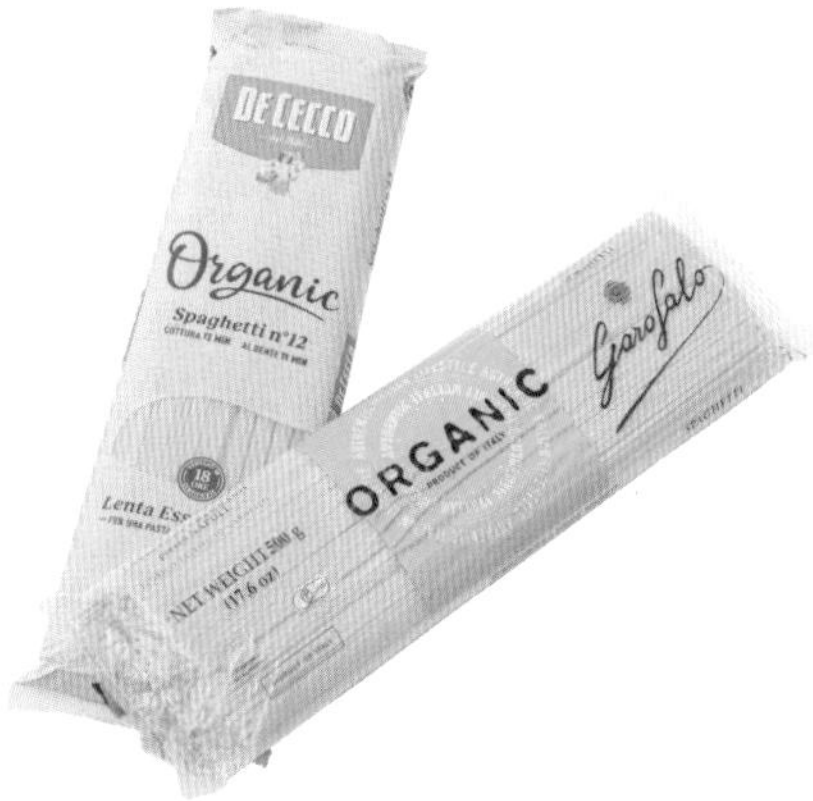

スパゲッティに代表されるロングパスタは、麺の太さによって相性が変わってきます。

考え方として、**麺は細いほどあっさり系に、太ければ太いほど味が濃いソースに合いやすくなります。**たとえば冷製パスタなどは細いパスタ、クリーム系やミートソースなどには太いパスタがおすすめです。

また、「全粒粉《ぜんりゅうふん》」のパスタもあり、お米でいう玄米のようなものですね。全粒粉パスタはクセもありますが、トマトソースや和風パスタにも合います。

本当にたくさんの種類、バリエーションがあるのですが、いろいろ試しながら選んでいくのがいいでしょうね。

パスタの選び方

─原料が「小麦」だけなので、小麦の質にこだわりたい

─オーガニック認証のついたパスタがおすすめ

─グルテンフリーの米粉パスタもある

いろんなパスタ

麺の太さで呼び方が違う

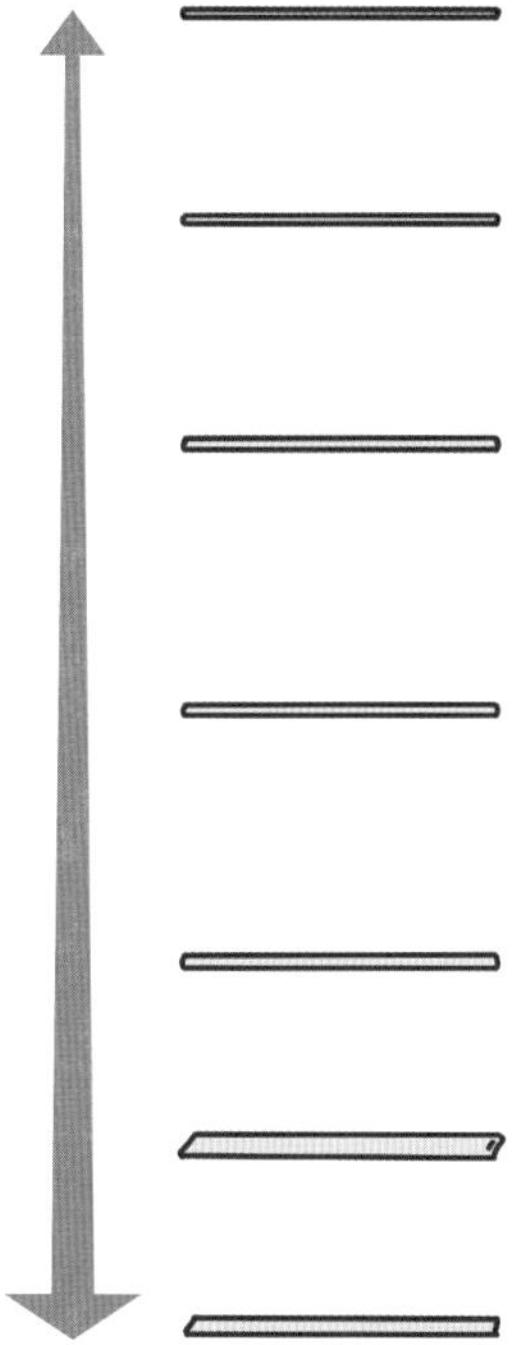

カッペリーニ
太さ 0.9 ～ 1.1 ミリの細麺。
冷製パスタ・スープパスタにぴったり。

フェデリーニ
太さ 1.4 ～ 1.5 ミリ。ペペロンチーノなどのシンプルなオイルソースと相性がいい。

スパゲッティーニ
太さ 1.6 ～ 1.7 ミリ。オイル系のパスタやボンゴレのように汁気の多いあっさりとしたソースに合う。

スパゲッティ
太さ 1.8 ～ 1.9 ミリ。日本でもおなじみのパスタで、どんなパスタソースにも合うので使いやすい。

ヴェルミチェッリ
太さ2ミリ以上の極太パスタ。別名「スパゲットーニ」。食べ応えがあり、小麦の味をしっかりと味わうことができる。

フィットチーネ（タリアテッレ）
平たい麺でカルボナーラなどに合う。

リングイネ
断面が楕円形。
ボロネーゼやペスカトーレがよく合う。

いろんな形がある

ショート パスタ

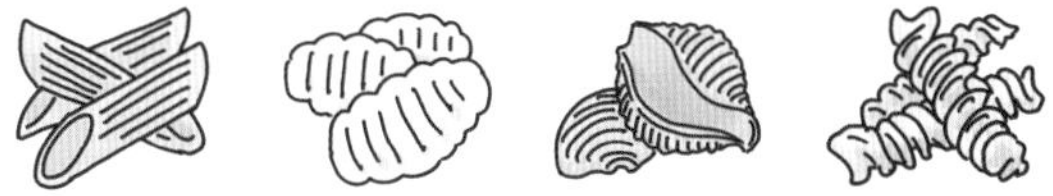

お茶
そのビタミンCはなんのため?

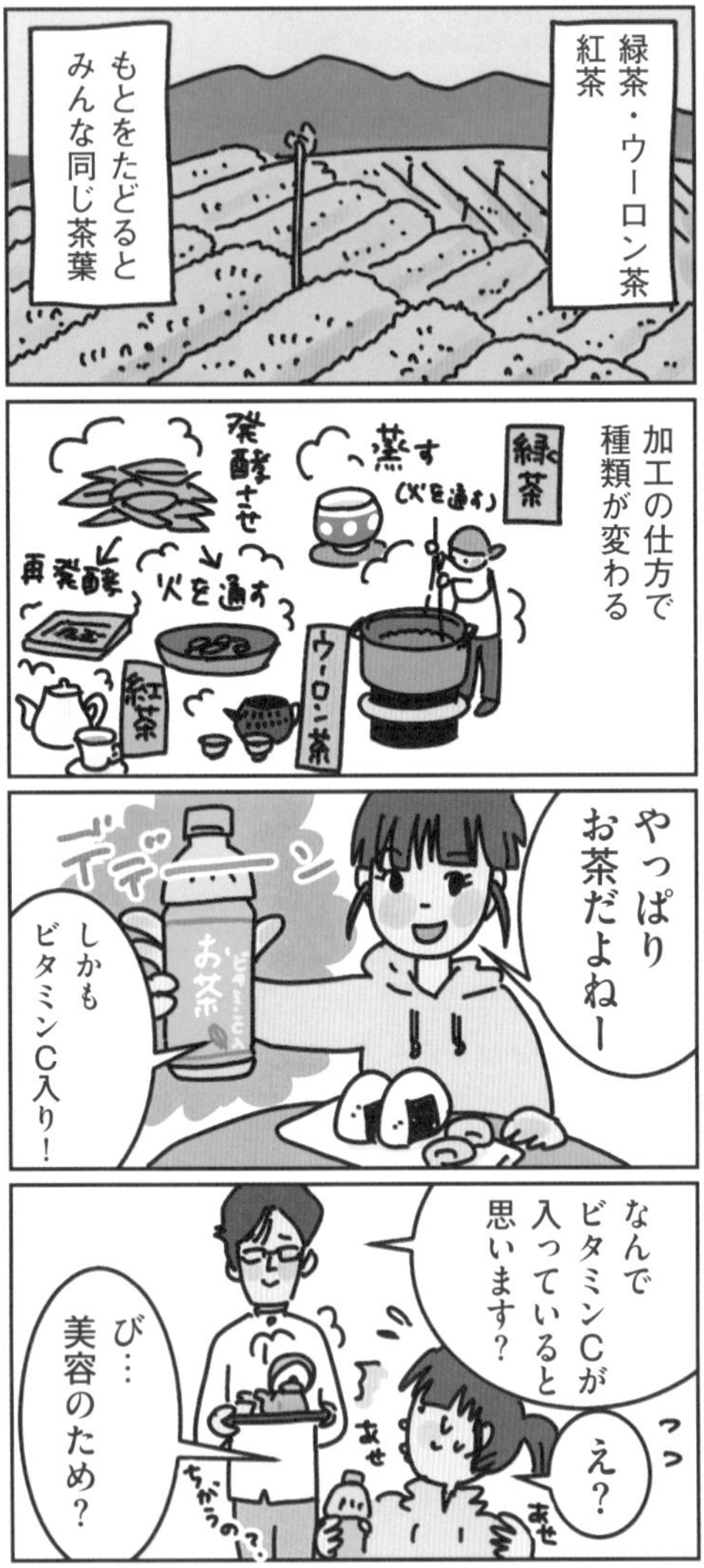
緑茶・ウーロン茶
紅茶
もとをたどると
みんな同じ茶葉
加工の仕方で
種類が変わる
緑茶
蒸す
(火を通す)
発酵させ
火を通す
再発酵
ウーロン茶
紅茶
やっぱり
お茶だよねー
しかも
ビタミンC入り!
お茶
なんで
ビタミンCが
入っていると
思います?
え?
あせ
あせ
び…
美容のため?
ちがうの?

意外と知らないお茶のつくられ方

日本で昔から親しまれている飲みものといえば、お茶（緑茶）です。

２０１５年に国立がん研究センターが発表した研究では「緑茶を飲む量が多い人ほど死亡率が低い」ことが明らかになりました。これは40～69歳の男女約９万人を、19年間にわたって追跡調査した信頼性の高い調査です。

このように「健康」のイメージが強いお茶。でも、実際にはどのようにつくられているか知らない人のほうが多いかもしれません。

まず、**緑茶、ほうじ茶、ウーロン茶、紅茶など……日常的に目にするこれらのお茶は、すべて同じ原料からつくられています。**

これらのお茶は、ツバキ科の常緑樹「チャの木」の葉からつくられています。この葉っぱを収穫したあと、どのような処理をするかによってお茶の種類が変わってくるのです。

というのも、お茶の葉は摘《つ》みとった瞬間から、少しずつ酸化が進んでいきます。

緑茶の場合は、お茶の葉や茎を摘みとってすぐに加熱してつくられます。生の状態ですぐ加熱することで、茶葉の酸化を止めるのです。

つまり、緑茶が緑色なのは「発酵していないから」なんですね。

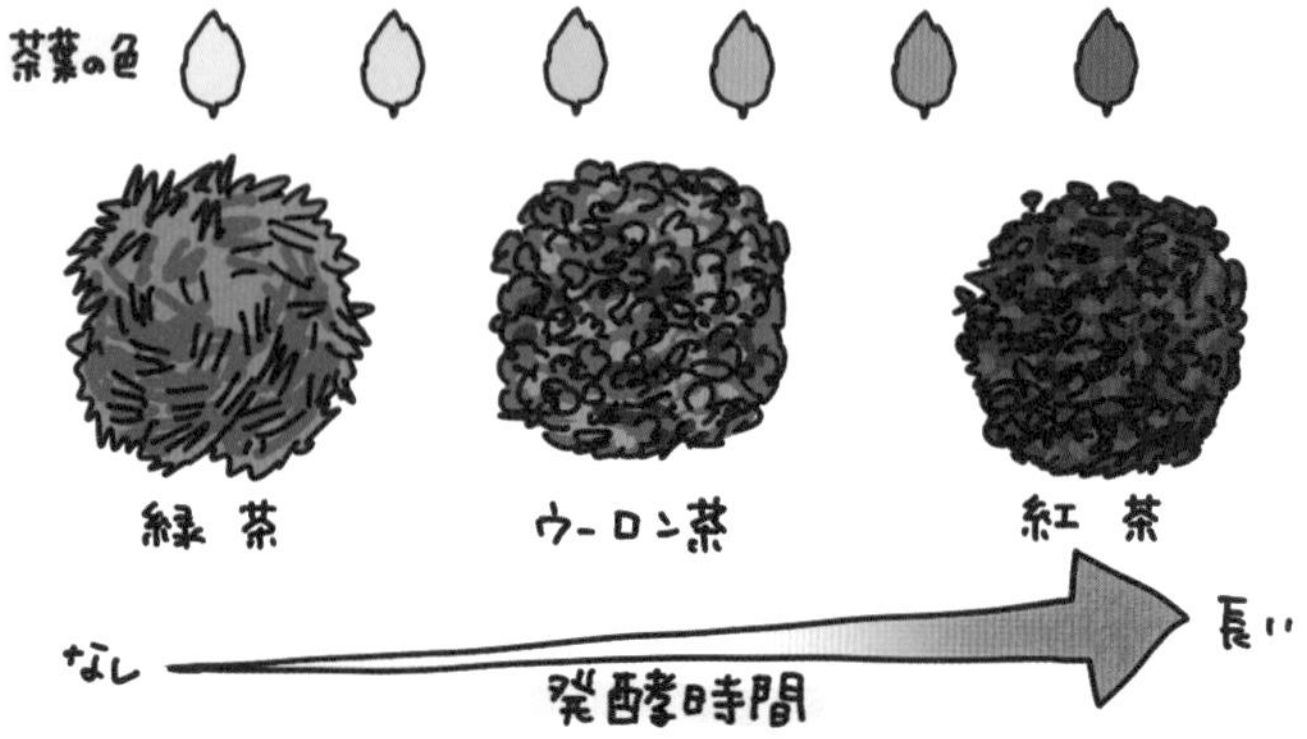

実はみんな「チャの木」の葉っぱ

このように、茶葉が発酵しないようにしてつくられたお茶は「**不発酵茶**」と呼ばれます。一方、発酵させてつくるのが紅茶（**発酵茶**）。その中間に位置するのが、ウーロン茶（**半発酵茶**）、という具合です。

さらに詳しい違いについては、このあと見ていきましょう。

ちなみに、お茶の中でも麦茶やよもぎ茶、そば茶、ドクダミ茶などの野草茶、ルイボスティーなどのハーブティーは、「チャの木の葉」からはつくられていません。

そのため、「代用茶」や「茶外茶」などと呼ばれます。

日本と緑茶の歴史

日本では「お米と緑茶はセット」というイメージがありますが、お茶は日本古来のものではありません。

もともとは中国で飲まれていて、平安時代に初めて日本に持ち込まれたといわれています。といっても、当時は貴族などの間で飲まれた嗜好品《しこうひん》で、交易のための遣唐使も廃止されてしまったので、一般には定着しませんでした。

しかしその後、鎌倉時代になると、臨済宗《りんざいしゅう》を開いた栄西《えいさい》が中国からお茶を持ち帰ります。その茶の種を明恵《みょうえ》という僧侶がもらい受け、栽培をしたのが「緑茶栽培のはじまり」といわれています。そして、その場所が京都の「宇治《うじ》」であり、宇治抹茶の起源ともいわれているのです。

さらにその後、江戸時代に宇治の農民であった永谷宗円《ながたにそうえん》が新たな製法を編みだし、それまで茶色だった緑茶が、より鮮やかな緑色を出すことができるようになります。

これが、私たちが一般的に飲んでいる緑茶、「煎茶《せんちゃ》」のはじまりです。

そんな歴史のもとで生まれた緑茶の文化ですが、加熱方法の違いによって「**釜炒《かまい》り製**」と「**蒸し製**」の2通りに分けられます。

まず、釜で炒ることによって発酵を止めるお茶が「釜炒り茶」です。

一方、高温で蒸すことによって発酵を止めるのが「蒸し製緑茶」です。煎茶や玉露をはじめとした日本茶のほとんどはこちらの方法ですね。

さらに、ここから製法などの違いによってバリエーション豊かな緑茶ができあがります。

希少な有機栽培茶

そうした種類のある緑茶ですが、お伝えしたように原料は茶葉です。ということは、当然ながら農家さんたちが栽培をしているということ。

お茶は茶葉の成分をそのまま抽出した飲みものですから、できれば農薬などの使われていないものを選びたい……ですが、無農薬のお茶というのはかなり希少です。

というのも、お茶を農薬なしでつくるというのは本当にむずかしいといわれており、農薬を使用せずに緑茶を栽培している農家さんは限られています。

ただ、いるところにはいらっしゃいます。直接口に入るものですし、より安全な緑茶を求めている人は、無農薬・有機栽培の緑茶を選ぶようにしましょう。

お茶図鑑

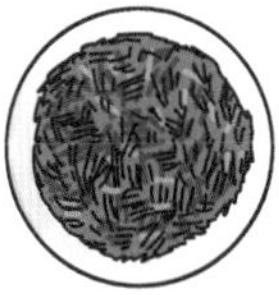

煎茶

緑茶のなかでもっとも飲まれているお茶で、全体の流通量の８割を占める。鮮やかな緑色が特徴。

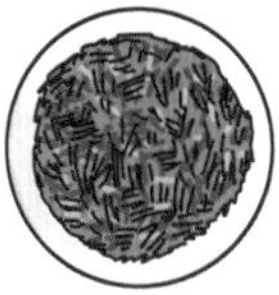

番茶

その年の新芽を摘み取ったお茶を「一番茶」、続いて摘み取った順に「二番茶」、「三番茶」と呼ぶ。一番茶がもっとも上等。

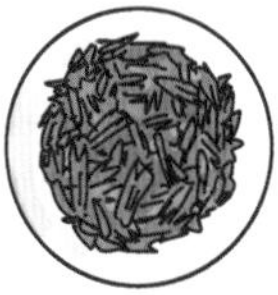

ほうじ茶

番茶や煎茶を強火で炒ることで、香ばしさを引き出したお茶。香りの主成分は「ピラジン」と呼ばれて、脳や身体をリラックスさせる効果がある。渋みが少なく飲みやすい。

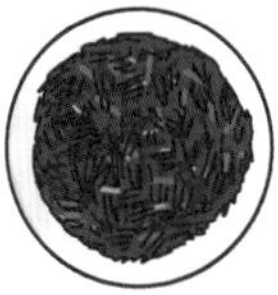

玉露

茶葉の中でも高級なお茶。新芽が２～３枚ほど開いた時点で日光を遮るという手間をかけて栽培されたお茶。アミノ酸が豊富でうま味があり、渋みが少ない。

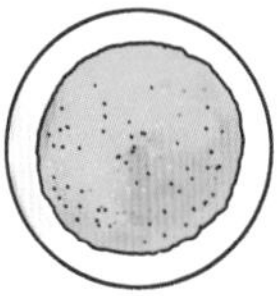

抹茶

玉露と同じように茶葉に直射日光が当たらないように栽培したお茶（てん茶）を、石臼で挽いたもの。茶の湯では、一般的に飲まれる「薄茶」と、薄茶の倍量をいれてたてる「濃茶《こいちゃ》」がある。

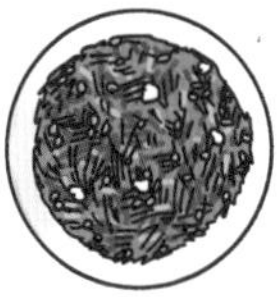

玄米茶

煎茶や番茶に炒った玄米を加えたお茶。玄米が入っている分カフェイン量が少なく、玄米の香ばしい香りが特徴。

ペットボトルのお茶ってどうなの？

お茶を飲むというと、現代ではコンビニなどで売られているペットボトル入りのお茶をイメージする人のほうが多いかもしれません。

ペットボトルのお茶は、どうなのでしょうか？

結論からいうと、急須でいれた緑茶とペットボトルの緑茶ではまったく同じとはいえません。たとえば「ペットボトルの緑茶」と「急須でいれた緑茶」を比べると、急須でいれたお茶はうま味成分のアミノ酸量が5倍以上だという結果があります。

何より、そもそもの原料の違いが重要です。

大量生産されるペットボトル緑茶の原料は、安価なものが使われる傾向があります。たとえば品質が高い「一番茶」を使うことは基本的にありませんし、それどころか、**中には茶葉の量を少なくして、うま味調味料でうま味を出している商品もあります。**

「茶葉」と原料にあっても、それがどんな場所で、どのような環境でつくられた茶葉なのか、それをどのような方法で加工しているのかが消費者にはわかりづらくなっています。

また、ペットボトルの緑茶には必ずといっていいほど「ビタミンC（L－アスコルビン酸）」が添加されています。これは酸化防止剤として使われています。

急須でいれた緑茶は、時間が経つと色が落ちてしまうものですが、ペットボトルのお茶はずっときれいな色をしていますよね。ビタミンCを添加することで、色を保っているというわけです。

そのようなことを考えていくと、一般的なペットボトルのお茶はなかなかおすすめしづらいところです。

お茶の選び方

- **ペットボトルではなく、自分でいれて飲みたい**
- **茶葉は無農薬や特別栽培のものを選ぶ**
- **茶葉の種類は好みや気分でどうぞ**

日用食品

ジュース

濃縮還元ってどういう意味？

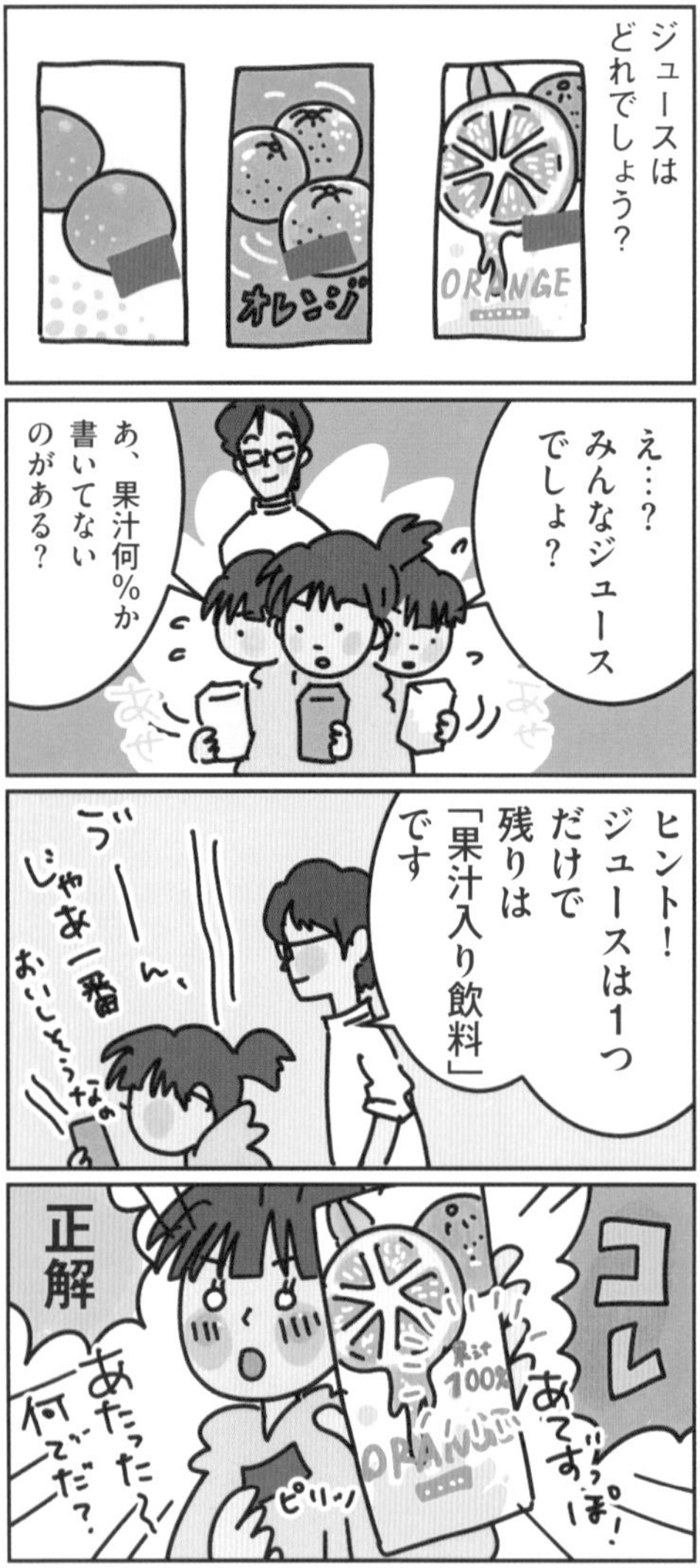
ジュースはどれでしょう？
オレンジ
ORANGE
え…？みんなジュースでしょ？
あ、果汁何％か書いてないのがある？
あせ
あせ
ヒント！ジュースは1つだけで残りは「果汁入り飲料」です
じゃあ一番おいしそうなの
コレ
正解
果汁100%
ORANGE
あてずっぽ！
あたった〜
何でだ？
ピリッ

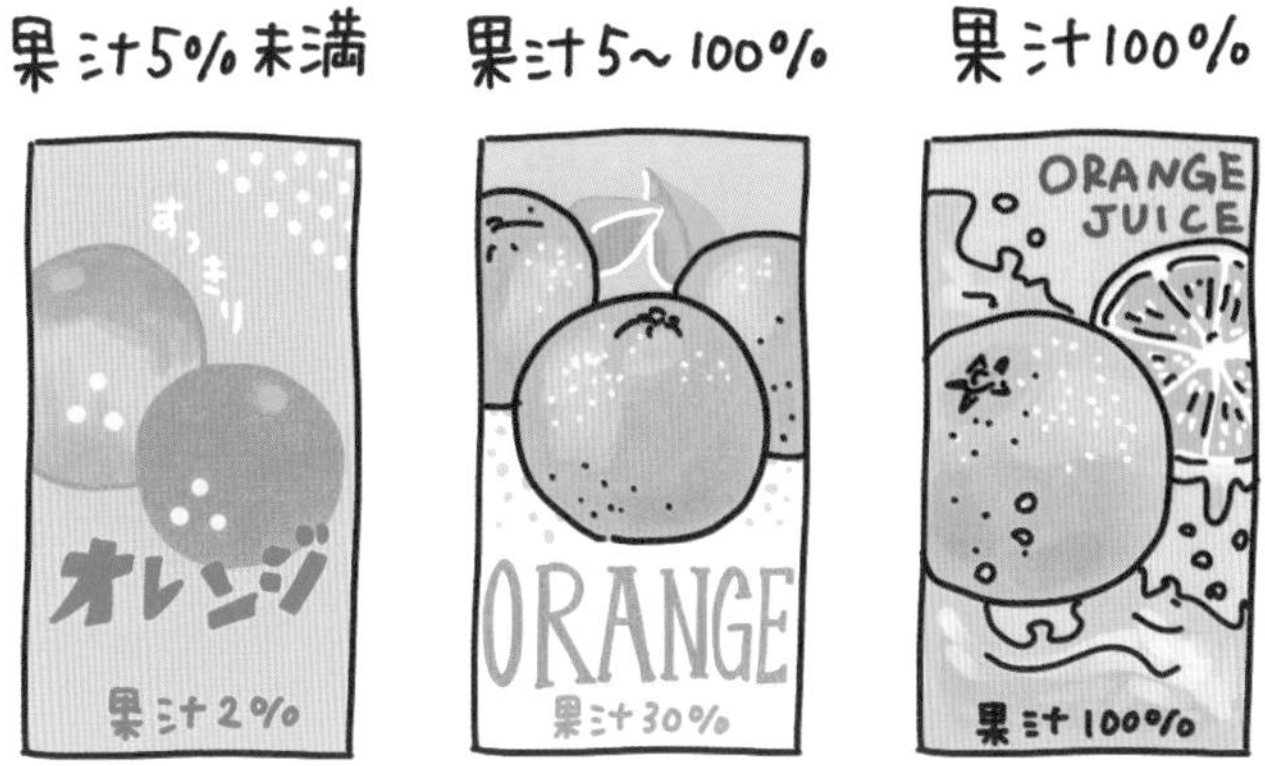

リアルな絵はNG。

リアルな絵はOK。
断面や果汁はNG

リアルな絵や、断面
や果汁、写真もOK。

「ジュース」というと、どんなものを思い浮かべるでしょうか?

りんごやオレンジ、野菜、あるいはコーラやサイダーなどが浮かぶ人もいるでしょう。

細かい話になりますが、食品表示の決まりから厳密に言うと、ジュースとは「果汁100%」の飲料だけを言います。

果汁100%未満のものは、「果汁入り飲料」と区分されます。

ちなみに、パッケージには果汁100%の場合は、果物の写真やリアルなイラストを使えますが、それ以下では制限がかかるというルールがあるんですね。

砂糖や添加物が入っていないものを選ぶ

さて、そんなジュースですが、ジュースにつきものなのが糖分です。

ジュースを選ぶときには、可能な限り砂糖などが添加されていないものを選びたいところです。

最近では砂糖のかわりに「人工甘味料」や「異性化糖」などが添加されている商品がグッと増えました。

人工甘味料は、アスパルテーム、スクラロース、アセスルファムKなど、カロリーオフをうたった商品によく使われている添加物です。

一方、異性化糖というのは、トウモロコシやサツマイモなどを加工してつくられる甘い液体です。「果糖ぶどう糖液糖」がその代表ですね。

これらは砂糖に比べてコストが安く、飲みものだけでなくさまざまな食品に使われるようになっています。

原料が穀物由来なので一見問題ないように見えますが、**果糖には満腹感を得られにくいという特徴があります。**そのため、過剰にとり過ぎてしまう傾向があるのです。

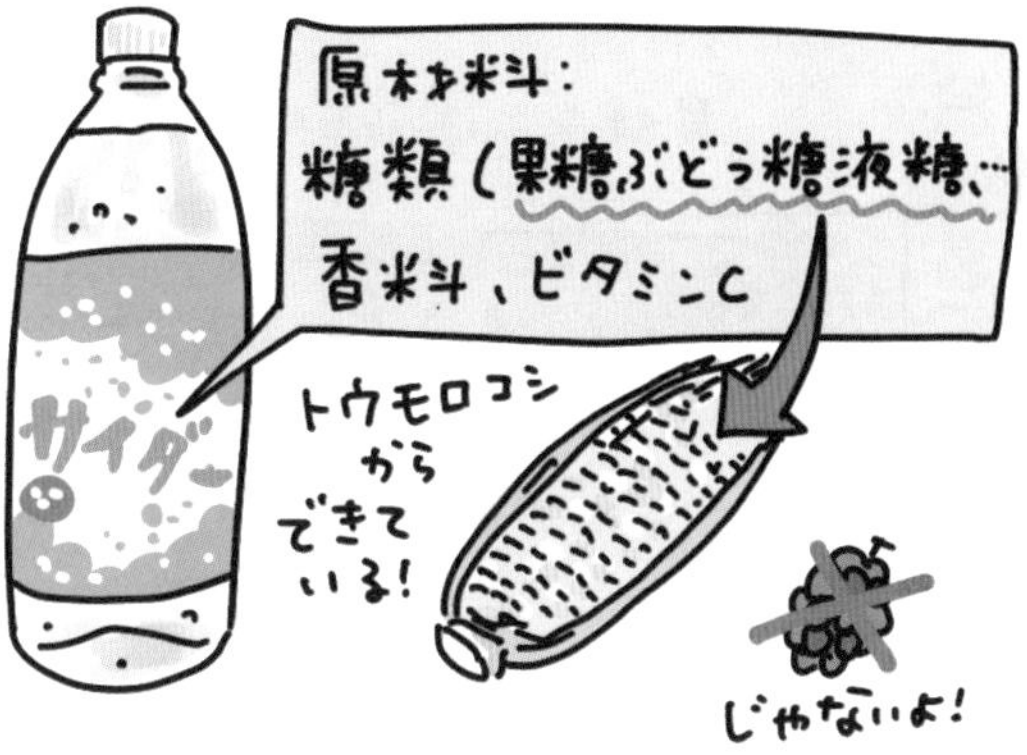
原材料:
糖類(果糖ぶどう糖液糖、…
香料、ビタミンC
サイダー
トウモロコシ
から
できて
いる!
じゃないよ!

また、原料のトウモロコシが遺伝子組み換え作物の可能性があることも気になるところ。

また、砂糖類以外にも香料や酸化防止剤が使われているジュースも多々ありますね。

健康的なジュースを飲みたいのであれば、こうした添加物や化学的につくられた糖分は避けたほうが無難でしょう。

ストレートジュースを選ぶ

ジュースとは「果汁100%のもの」を言うとお伝えしましたが、果汁100%にも「ストレートジュース」と「濃縮還元ジュース」の2種類があります。

ストレートジュースとは、搾《しぼ》りとった果汁を加熱殺菌などして、そのまま詰めたものです。あま

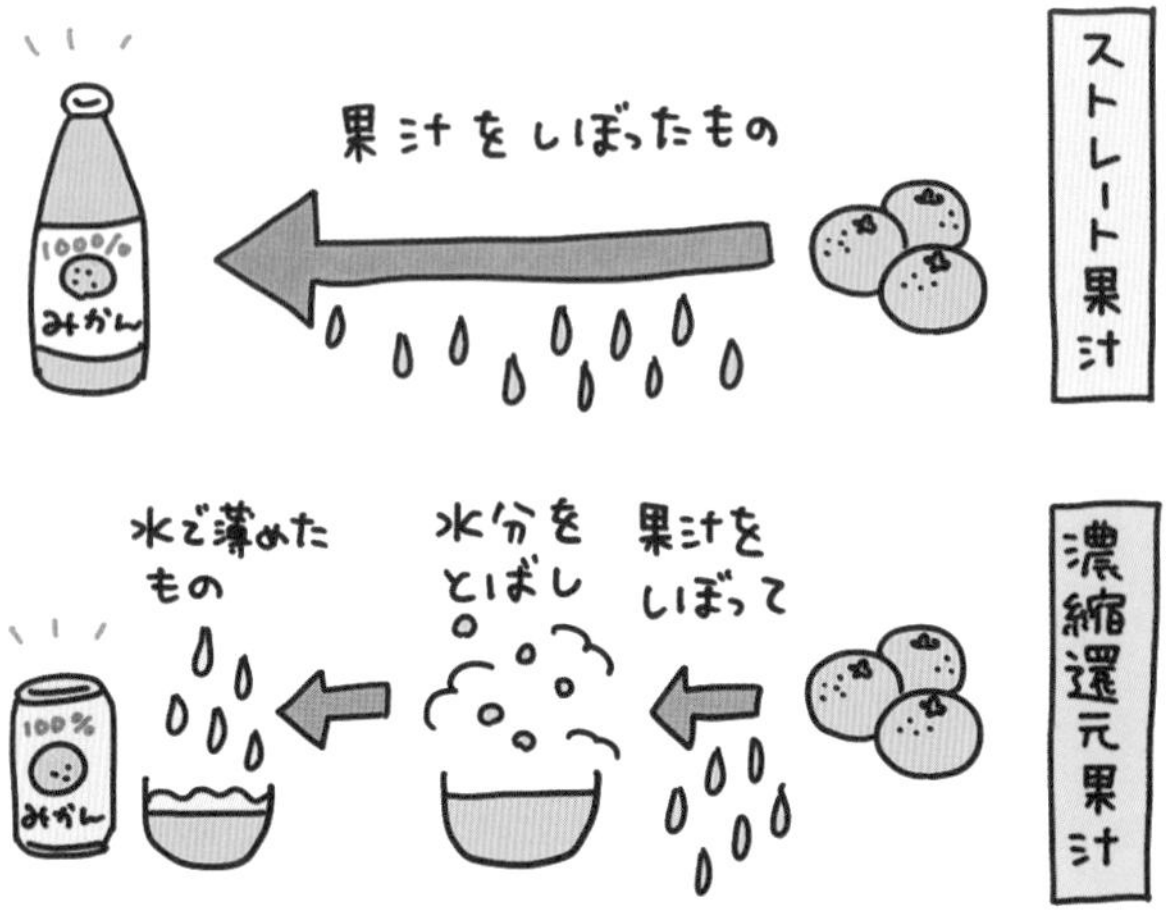
ストレート果汁
果汁をしぼったもの
100%
みかん
濃縮還元果汁
果汁をしぼって
水分をとばし
水で薄めたもの
100%
みかん

コストカットになる濃縮還元

り手を加えていないジュースですね。

対して濃縮還元ジュースは、搾った果汁を加熱するなどして水分を飛ばして濃縮し、製品化するときに水を加えてもとの濃度へと還元させたものです。

なぜこんなことをするかというと、「保存」と「輸送」のコストをカットするためです。

濃縮還元ジュースの原料は、多くは海外から輸入されます。

果物そのものを運んでくるよりも、現地で水分を飛ばしてペースト状に濃縮してから運んでくるほうが、輸送コストがおさえられます。

また、水分が飛ぶことで糖度が高くなり、生の状態よりも保存がきくようになります。ただし問題点として、いつどこでとれた果物なのか、どのように育ったのか、加工されたかなどがまったくわかりません。

そう考えると、これも選ばないほうが無難だと言えます。

国産原料のジュースを選ぶ

3つ目の点としては、果物が国産かどうかです。

もちろん国産だから安全とは言い切れませんが、輸入果物はポストハーベスト農薬や残留農薬が気になるところです。

また、口に入れるものがどこでどうやってつくられたのかを考えたとき、原産地が近いほうが余計な処理をしなくてすむだろう、とは想像できます。

国内の生産者を応援する意味でも、国産を選びたいですね。

一番のおすすめは自分でつくる

ジュースの飲み方の一番のおすすめはといえば、自分の好きな果物を選び、自宅で搾ることです。

果物は、無農薬、あるいは減農薬でつくられたものをぜひ選んでください。皮の栄養まで残さずとることができ、安心で美味しいフレッシュジュースをつくることができます。

おすすめは「低速回転ジューサー」です。

低速回転ジューサーは、その名のとおりゆっくりと果汁を搾るタイプのジューサーで、果汁が空気にふれにくく、酸化しにくくなります。また、栄養素も損なわれにくく、素材が持つそのままのおいしさが楽しめますよ。

ジュースの選び方

―砂糖、人工甘味料、果糖ブドウ糖液糖などが添加されていないものを選ぶ

―濃縮還元ではなくストレートジュースを選ぶ

―一番フレッシュでおいしいのは手づくりジュース

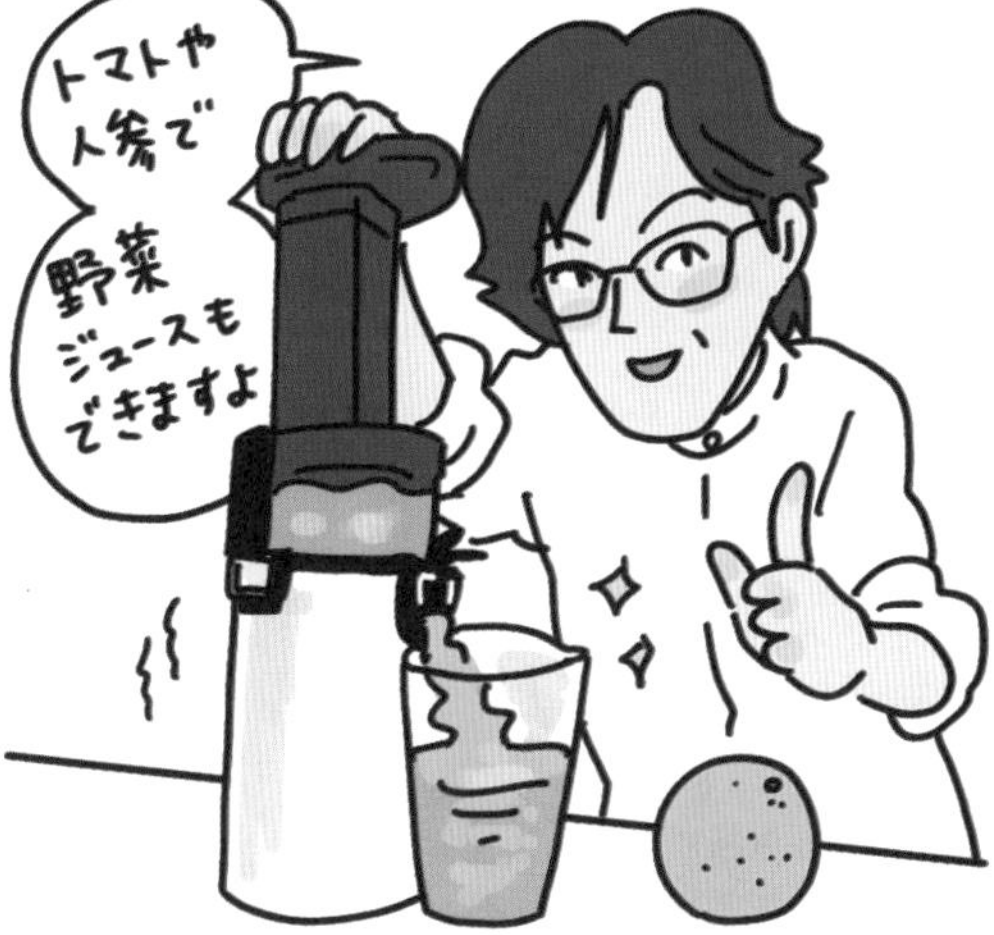
トマトや
人参で
野菜
ジュースも
できますよ

お酒

お酒にもオーガニックはある

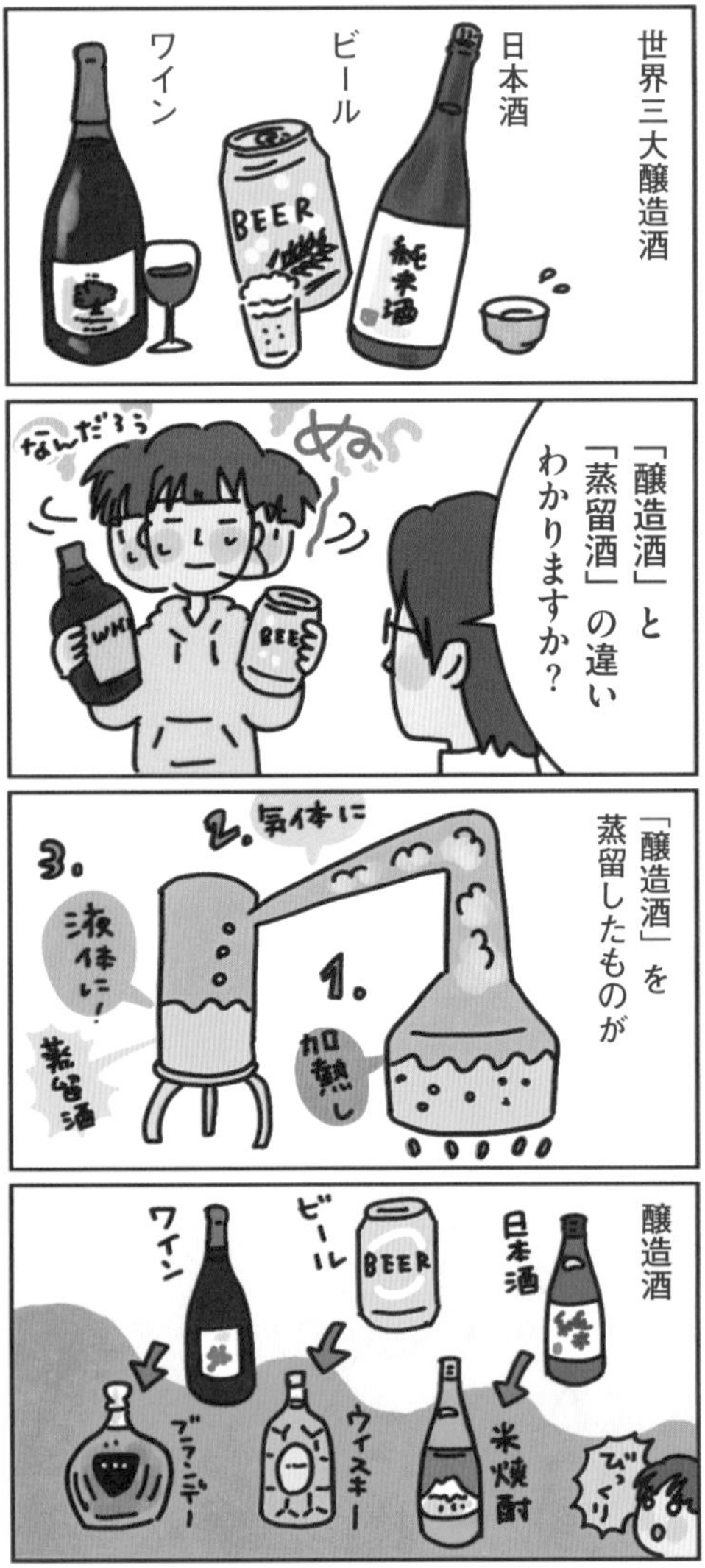
世界三大醸造酒
日本酒
ビール
ワイン
BEER
純米酒
「醸造酒」と「蒸留酒」の違い
わかりますか？
ぬ
なんだろう
「醸造酒」を
蒸留したものが
1. 加熱し
2. 気体に
3. 液体に！
蒸留酒
醸造酒
日本酒
ビール
BEER
ワイン
米焼酎
ウイスキー
ブランデー
びっくり

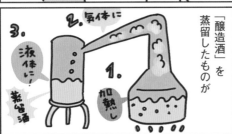

食生活の楽しみの1つでもある「お酒」。

そのまま楽しむことはもちろん、料理や加工品に使うこともあります。

意外と知らないことが多いと思いますので、気になるところを紹介していきます。

そもそも、お酒には大きく「醸造酒《じょうぞうしゅ》」と「蒸留酒《じょうりゅうしゅ》」という違いがあるのを知っているでしょうか？

醸造酒とは、穀物や果物に酵母を加えてつくるお酒で、その代表が「日本酒」「ビール」「ワイン」。この3つは世界三大醸造酒と呼ばれています。

一方の**蒸留酒**とは、醸造酒を加熱したお酒です。お酒を加熱して気体にし、冷やして再び液体に戻すというつくり方をします。そのため、「焼酎」「ウイスキー」「ウォッカ」「ジン」などアルコール度数が高いお酒になるんですね。

つくり手のこだわりがよく見える日本酒

では、それぞれのお酒を簡単に紹介していきましょう。

まずは日本酒。

日本の伝統的なお酒ですが、一番シンプルなのが「米」「麹」「水」の3つだけでつくられる「純米酒」です。お米のうま味がたっぷり感じられる日本酒です。

一方、製造の途中で醸造アルコール（焼酎）を加えると、辛口が特徴の「本醸造《ほんじょうぞう》」という日本酒になります。このように、その製法は本当にさまざまです。

では、日本酒の中でオーガニックなものはあるのでしょうか？　というと、数はそんなに多くないですがあります。

まず、原料であるお米に注目してみてください。

日本酒に使われる酒米は、一般的には慣行栽培です。ですから、こだわる場合には「特別栽培米」や「有機栽培」、あるいは「自然栽培」のお米が使われた日本酒を探してみてください。

酵母も、一般的に日本酒で使われているのは「協会系酵母」という日本醸造協会が培養している酵母なのですが、酒蔵独自の酵母でつくられる日本酒も増えてきています。

また、「生酛造り《きもとづく》」とパッケージに書かれている日本酒は、江戸時代から続く昔ながらの製法でつくられている日本酒です。

その特徴は、杜氏《とうじ》（職人さん）が手作業でお米をつぶしていく「山卸し《やまおろ》」という過酷な作業を経てつくられています。日本酒の発酵には乳酸菌の働きが不可欠なのですが、お米

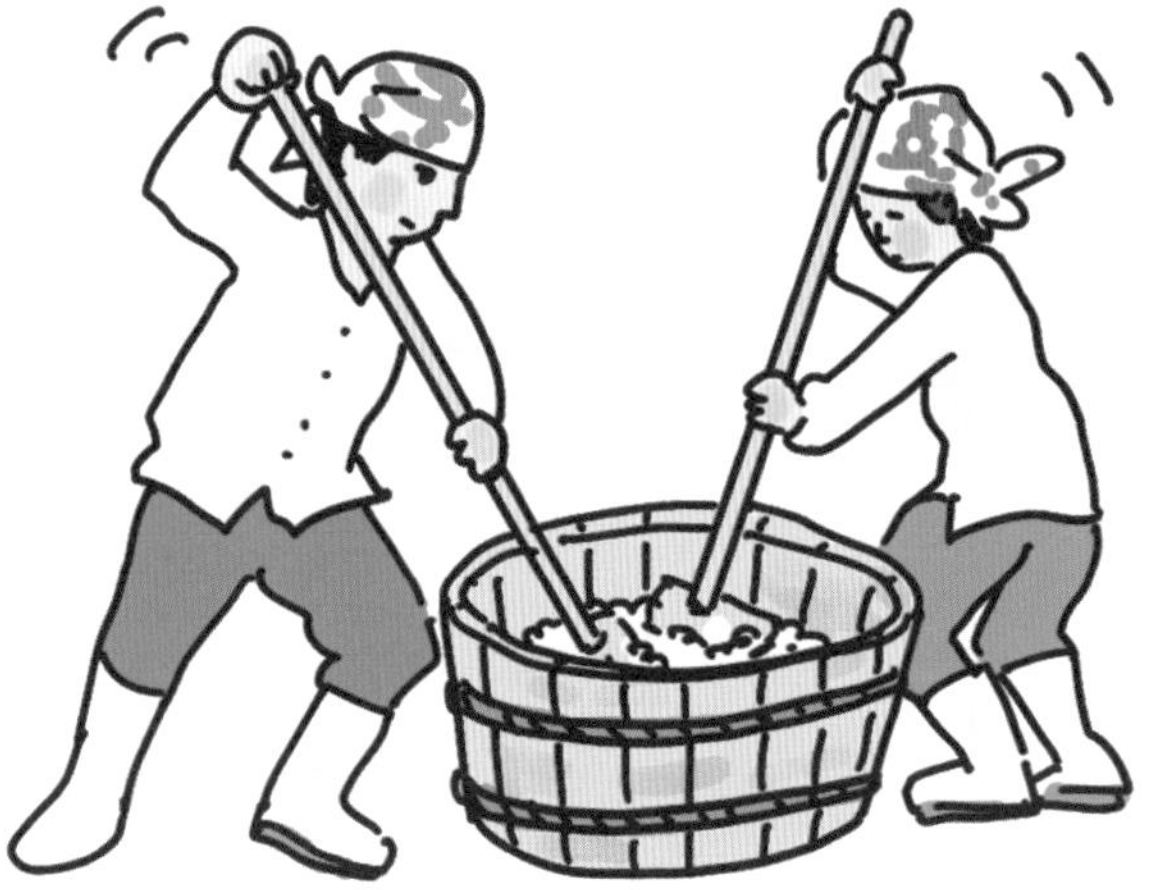

山おろしのイメージ

をかき混ぜることで、空気中の乳酸菌を取り入れているのです。

たとえば千葉県にある「寺田本家」という酒蔵さんではこのような自然派にこだわった日本酒がつくられています。すごいことですよね。

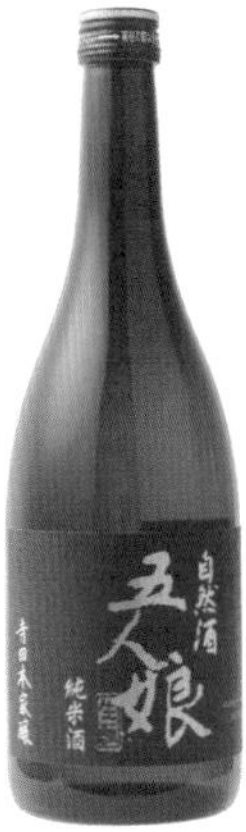

寺田本家の「五人娘」

本当は複雑で幅広いビールの世界

続いて、ビールを見ていきましょう。ビールは、「麦芽（大麦を発芽させたもの）」と、香りを出すための「ホップ」、「水」でつくられる醸造酒です。

古くから栄養価の高い健康飲料として飲まれ、古代エジプトではファラオ（王さま）から庶民にいたるまで、誰もが飲む国民的飲料だったといいます。

このようにビールは歴史が長く、世界で150以上も種類があると言われています。一般的に日本で飲まれているのは、実はその中で2～3種類。世界的に見ると味も製法もさまざまでバリエーションに富んだ飲みものなんですね。

日本で飲まれるビールのほとんどは低温で長時間発酵させる「**ラガー**」製法のビールですが、昔ながらの製法に「**エール**」があります。

エールはやや高温で、あまり時間をかけずに発酵させるビール。大量生産には向きませんが、味わいがいい意味で複雑になるのが特徴です。海外のビールにはエールタイプも多いですね。

日本でも小規模な生産者さんたちがつくるクラフトビールではこのエール製法でつくられたビールを飲むことができます。

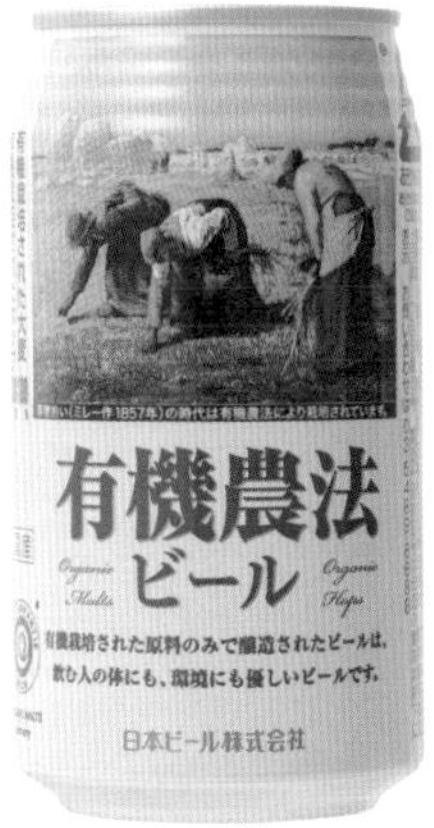

日本ビールの「有機農法ビール」

また、一般的なビールは輸入された麦芽やホップが使用されています。非常に選択肢は限られますが、原料にこだわったオーガニックビールもあります。

今後消費者の関心が高まることで、より素材や製法にこだわったビールも出てくるかもしれませんね。

なお、ビールに関して気をつけたいのが、「発泡酒」や「第3のビール」、または「ノンアルコールビール」です。

これらの商品には、遺伝子組み換えのトウモロコシからつくられた糖類を加えてつくられていることがあり、添加物が含まれている場合もあります。

特にカロリーオフや糖類ゼロをうたった商品には添加物が含まれることが多くなるので、気になる場合は表示をチェックしてみましょう。

オーガニックワインは選択肢が多い

もう1つ。ビールと同じくらい歴史の長い飲みものがワインです。

古代ギリシャでは、傷口の消毒、便秘、不眠症などの解消にワインが用いられてきた歴史があります。古代ギリシャの医師ヒポクラテスも、ワインをもっとも有益な薬であると称《たた》えたといいますね。

ワインは「ぶどう」が原料の飲みものですが、非常にデリケートです。

パッケージの裏面を見てみると、ほぼ必ず「酸化防止剤」が添加されています。

原料であるぶどうについている雑菌の殺菌や、ワインの醸造に使う樽などを殺菌するために使われているのです。

ワインの酸化防止剤に使われているのは「亜硫酸塩」という物質なのですが、一口に亜硫酸といっても種類があります。

一般的なのが「二《に》酸《さん》化《か》硫《い》黄《おう》」で、「ＳＯ２」とも呼ばれています。実は古代エジプトやローマ時代からワインづくりに利用されていた伝統的な天然の添加物で、当時から硫黄を燃やして亜硫酸ガスを発生させることで、ワインの酸化を防いでいたそうです。

現在では化学的に合成されたものを添加するのが一般的ですが、一説には、この酸化防止剤が「ワインを飲むと頭が痛くなる原因」とも言われています。

一方、原料のぶどうの栽培から醸造、ボトルに詰めるまでに化学的な処理を極力行わないようにつくられているのが「**ナチュラルワイン**」や「**自然派**」とも呼ばれるオーガニックワインです。

原料のぶどうに化学肥料や農薬などを使わず、さらには酸化防止剤を一切添加しない、あるいは、瓶詰めのときにごく少量添加しているなどのこだわりのあるワインです。

そうしたワインには、次のような認証マークがついている場合が多いです。

EU（ユーロリーフ）認証

デメター認証

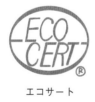

エコサート

ワインのパッケージにこうしたオーガニックの認証マークが貼られているものは、亜硫酸の総量がＥＵの規定よりはるかに低く設定されているので安心感が高くなります。

この中でも、ドイツの「**デメター認証**」は特に厳格であることで知られています。

「バイオダイナミック農法」といって、「農産物の生命力を最大限に活かす」ことを主眼に置いた農法の認証マークです。

この農法では、月の満ち欠けや天体の位置などをもとにつくられた農事暦《のうじれき》に沿って種まき、栽培、収穫が行われます。

それだけではなく、加工から保存、包装、流通に至るまで、環境保護や安全性など厳しい審査をクリアした商品のみが取得できる認証なんですね。

「シュタイナー教育」で有名な哲学者のルドルフ・シュタイナーが提唱した農法です。

最近では、このデメター認証を受けたワインをスーパーでも見かけるようになりました。

なお、先ほど説明した亜硫酸塩はワインの醸造過程で自然発生する場合もありますし、亜硫酸塩を無添加にする代わりに他の薬剤で補うという本末転倒な場合などもあるようです。

ですからよりこだわる場合は、オーガニックワインを扱うこだわりの酒屋さんなどで話を聞きながら選ぶのもいいかと思います。

「香りを楽しむお酒」蒸留酒

最後に、蒸留酒についても見ていきましょう。

蒸留酒には「焼酎」「ウイスキー」「ブランデー」「ラム」「ウォッカ」「ジン」「テキーラ」など、アルコール度数の高いお酒が多いですね。

細かな製法の違いは多々ありますが、基本的には穀物や果実などでつくったお酒を熱して気体にして、最後に液体に戻す（蒸留する）というつくり方になります。

考え方としては、日本酒を蒸留すると米焼酎、ビールを蒸留すればウイスキー、ワインを蒸留するとブランデー、というイメージです。

わざわざ蒸留する理由は、保存性を高めたり、大量生産するためだったと言われています。

蒸留酒の魅力は、何を原料にしているかで香りがまったく違うことです。

たとえば焼酎にも米、芋、麦、そば、黒糖などさまざまありますよね。蒸留酒は、そうした香りを楽しむお酒とも言われます。

しかし一方では、サトウキビを原料にした焼酎甲類などは香りにまったくクセがないのが特徴です。そのため、サワーなどによく使われます。

同様に、加工品の多くに使われる醸造酒《じょうぞうしゅ》もその多くがサトウキビやトウモロコシを由来にした蒸留酒です。

ですから、こだわる場合にはぜひ原料にこだわってみてください。

たとえば有機栽培の原料でつくられた「オーガニック焼酎」「オーガニックウォッカ」「オーガニックテキーラ」などがちゃんとあるんですね。

私はあまりお酒は飲まないのですが、「強いお酒」のイメージが強いテキーラなども、こだわったものは素晴らしい香りでとてもおいしいそうです。

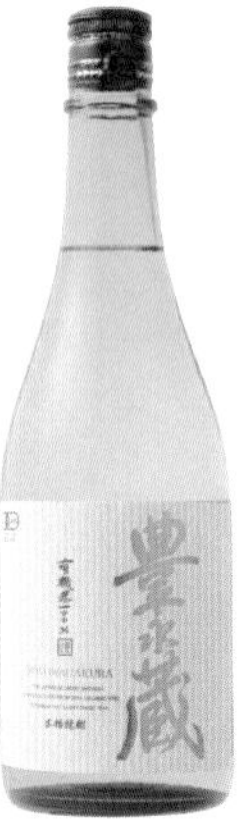

豊永酒造の「豊永蔵」

世界の蒸留酒

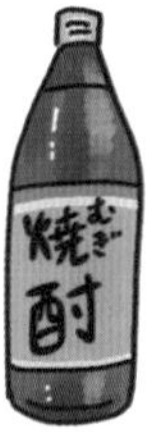

焼酎

タイから琉球・九州に伝わったと言われるお酒。クセのない「甲類」と素材を活かす「乙類」があり、乙類では一般的には麹が加えられているのも特徴。

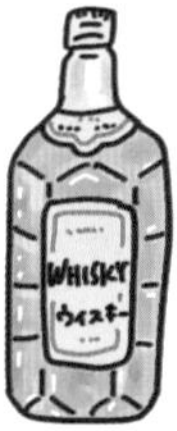

ウイスキー

主に大麦が原料。スコットランド（スコッチ）、アイルランド（アイリッシュ）、アメリカ、カナダ、日本が主な生産地。

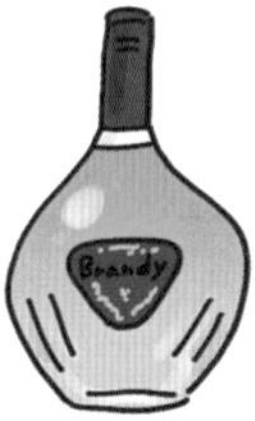

ブランデー

果物を原料にした蒸留酒で、ぶどうが一般的だが原料はさまざま。「コニャック」「アルマニャック」、りんごが原料の「カルバドス」が特に有名。

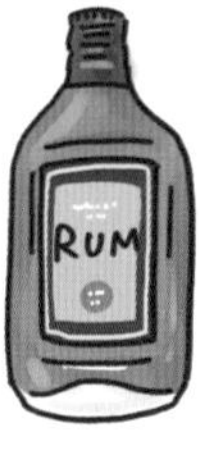

ラム

サトウキビを原料にしたお酒。甘い香りが特徴だが、製法や熟成期間などで味わいや色合いが違う。カリブ海周辺が発祥だと言われている。

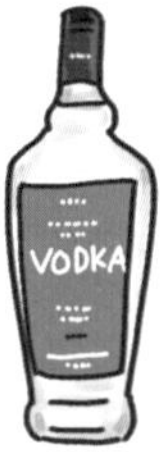

ウォッカ

ロシアが起源といわれるお酒。トウモロコシ、大麦、じゃがいもなどを原料に、白樺の炭でろ過するのでクリアな味が特徴。フレーバーを加えたものもある。

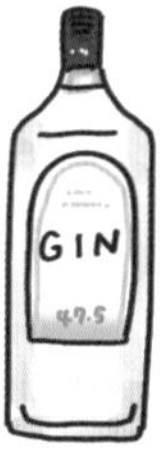

ジン

もともとは薬用酒として開発されたお酒だといわれる。大麦、ライ麦、じゃがいもなどを原料に、香草などで香りをつける。

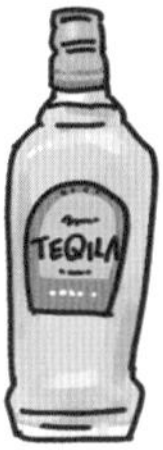

テキーラ

「ブルーアガベ」という竜舌蘭の一種からつくるお酒。製法は厳格で、メキシコの5州でつくられたものだけがテキーラと名乗ることができる。

日用食品

コーヒー

世界一農薬の多い食品…なぜ?

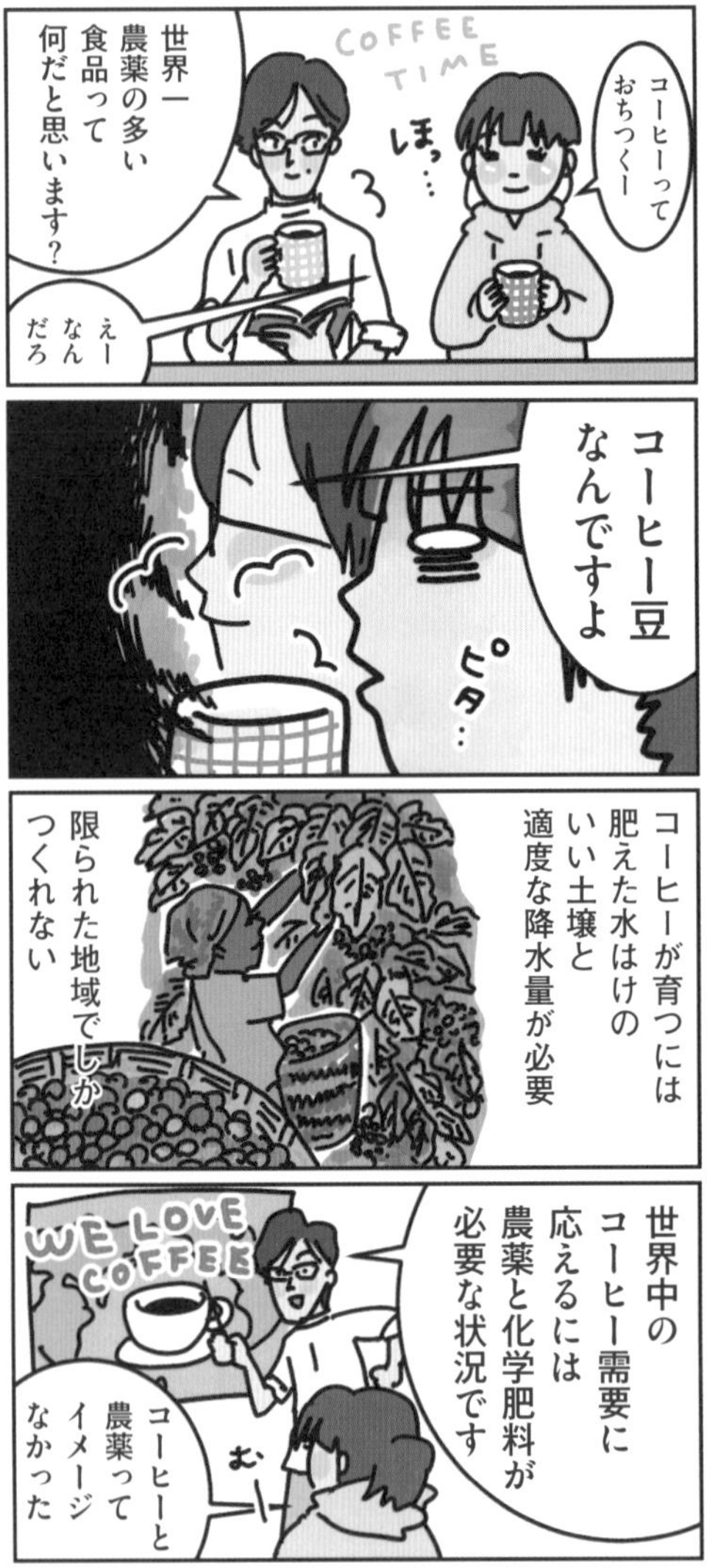

COFFEE TIME
コーヒーって おちつくー
ほっ…
世界一農薬の多い食品って何だと思います?
えーなんだろ
コーヒー豆なんですよ
ピタ…
コーヒーが育つには肥えた水はけのいい土壌と適度な降水量が必要
限られた地域でしかつくれない
世界中のコーヒー需要に応えるには農薬と化学肥料が必要な状況です
WE LOVE COFFEE
おー
コーヒーと農薬ってイメージなかった

仕事や家事の合間に、ほっとリラックスしたいときにはコーヒータイム。と、コーヒーを毎日飲んでいる人は多いですよね。

実際統計を見ると、2019年の日本のコーヒー消費量は約45万3000トン。日本茶（約6万8000トン）や紅茶（約1万5000トン）よりはるかに多い数字です。

ここでは、そんなコーヒーを選ぶポイントをチェックしましょう。

コーヒー豆はどんな豆？

そもそも、コーヒーとはなんなのでしょうか？

コーヒーとは、コーヒー豆を粉状にしたものにお湯や水を加えて、その成分を抽出した飲みものです。

コーヒー豆とは、コーヒーの木の実《み》に入っている種です。コーヒーの実はさくらんぼのように赤く熟すことから「コーヒーチェリー」と呼ばれています。

この中から種子を取りだし、乾燥させて、果皮を取り除いた状態がまっしろな「生豆《きまめ》」です。この生豆を焙煎することで、私たちがよく見るコーヒー豆となるんですね。

コーヒーは栽培条件が厳しい

コーヒーの主な産地は、ブラジル、コロンビア、エチオピア、ケニア、インド、インドネシア、ハワイなどなど。これらの国々は「コーヒーベルト」というコーヒーの木の栽培に適した気候帯に属しています。そんなコーヒーですが、実は「世界一農薬使用量の多い食品」としても有名です。

大きな理由の1つが、今お伝えした地域の問題です。

コーヒーベルトは、赤道を挟んで北緯25度から南緯25度までの一帯をいうのですが、この地域は年間平均気温20度前後。実は日本でも石垣島と宮古島、小笠原諸島が該当するのですが、大規模な栽培は行われていません。

それは、コーヒーが育つには肥えた水はけのいい土壌と適度な降水量も必要だからで、なかなか条件が厳しいのです。つまり、**限られた地域で世界中のコーヒー需要をまかなわないとならないので、化学肥料や農薬がどうしても必要になってしまう**のですね。

また、輸出するときにも農薬が使われますから、一般的なコーヒーは多くの農薬が使われていると考えていいでしょう。

コーヒーのあれこれ

コーヒーベルト

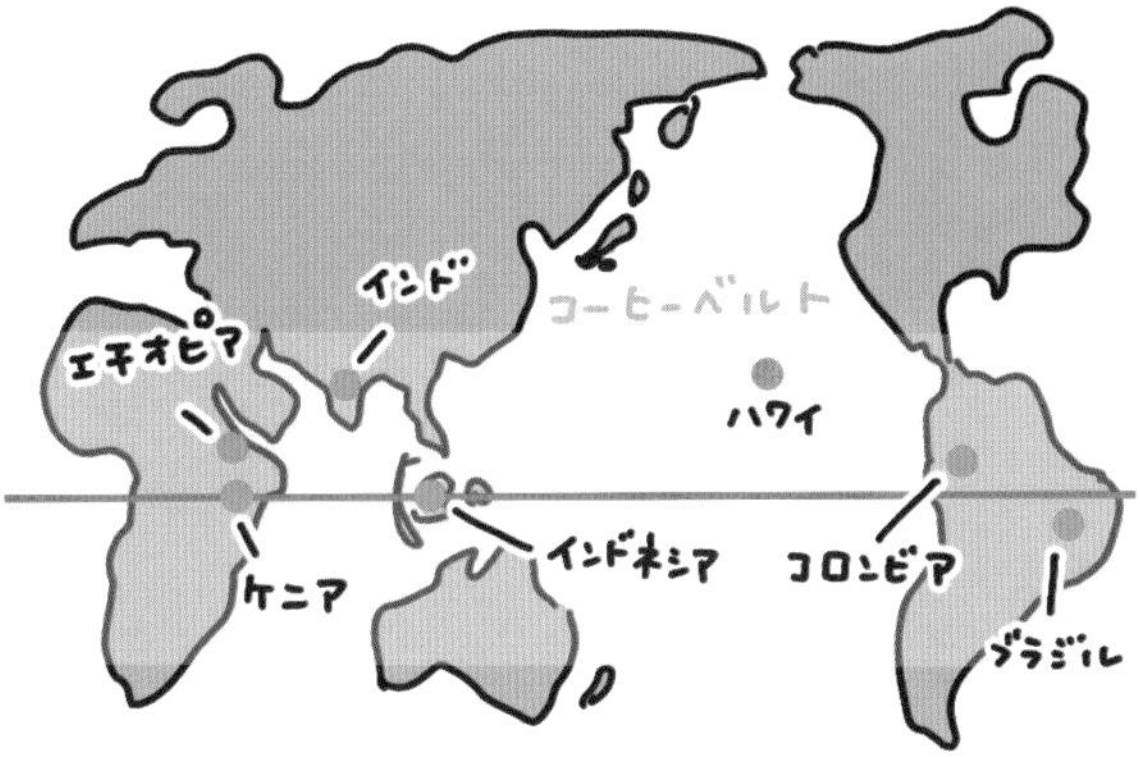
インド
コーヒーベルト
エチオピア
ハワイ
ケニア
インドネシア
コロンビア
ブラジル

コーヒー豆がコーヒーになるまで

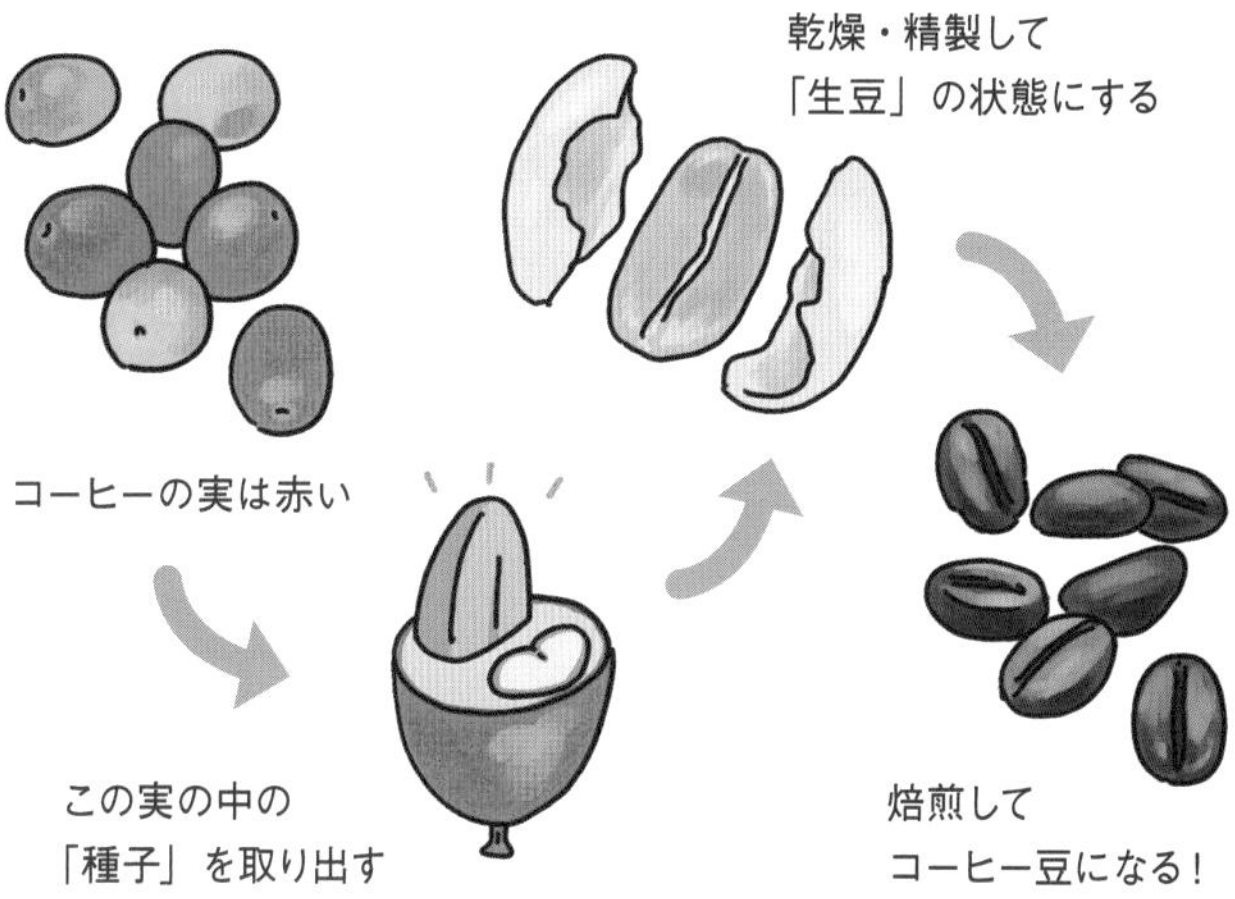
乾燥・精製して
「生豆」の状態にする
コーヒーの実は赤い
この実の中の
「種子」を取り出す
焙煎して
コーヒー豆になる！

公正な貿易「フェアトレード」

また、もう1つ知っておいてほしいのが「フェアトレード」です。

フェアトレードとは、直訳すると「公正な貿易」。生産者と消費者が公正な価格で取り引きをすることです。

現在まで、コーヒー生産者の多くは過酷な環境で働かせられながら、まともに賃金がもらえないという状況が続いてきました。

この状況を変える仕組みの1つとして生まれたのがフェアトレードです。

生産者の人たちに必要な対価をきちんと払いましょうという取り組みで、この取り組みに対して与えられるのが、フェアトレード認証です。

コーヒー以外にも紅茶、カカオ、スパイス、ハーブ、バナナ、ワインなどが対象になっています。

生産者を応援するという意味では1つの選択肢になるでしょう。

フェアトレード認証

つくり手の顔がわかるコーヒーもある

では、どんなコーヒー豆を買えばいいでしょうか？

まず、農薬が気になるという場合にはオーガニック認証のついたコーヒーが選択肢にあがります。

また、前述のフェアトレード認証は栽培法についての規定はないのですが、農家の人々の健康を守る取り組みが基本にあるため、安全な農法によって栽培されているコーヒーであることが多いです。

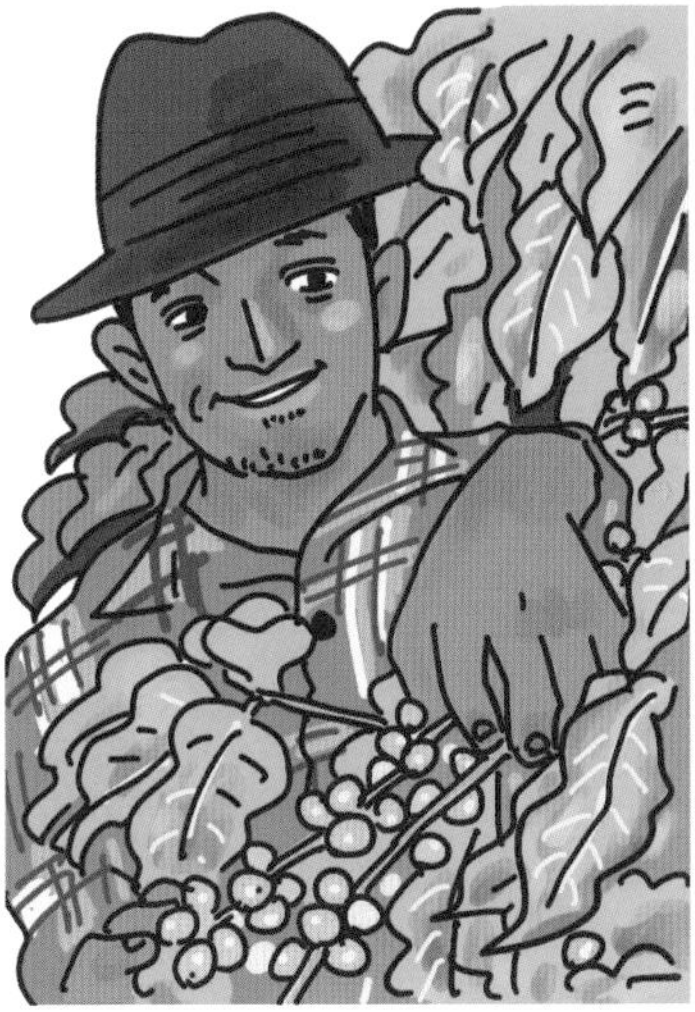

つくった人の顔がわかる
スペシャリティーコーヒー

さらにもう1つ、近年では「スペシャリティコーヒー」といって、「どの農園でつくられた銘柄か」までがわかる高品質なコーヒーも登場しています。

量よりも質にこだわって栽培されているので、結果的に農薬や化学肥料の量も少なくなります。

これもこだわり派の人にはおすすめできる選択肢ですね。

コーヒーは基本的に、誰がどのように栽培して、どのように焙煎されたかなどが見えづらい食品です。

ですから、お酒などと同様に信頼のおけるお店を見つけて、話を聞きながらこだわりの豆を選ぶというのがいい方法かもしれません。

コーヒーの選び方

- 世界一農薬が多い食品なのは、限られた地域で大量のコーヒーをつくるから
- オーガニック認証、フェアトレード認証のあるものは安心感が高い
- スペシャリティコーヒーも選択肢の1つ

コーヒー解説

知っておくと楽しいかもしれない コーヒーのあれこれ

焙煎の違い：「浅煎り」と「深煎り」

コーヒー豆は生豆を煎《い》る（焙煎する）が、その時間が長いほど苦味やコクが強く出るようになり、逆に浅いほど酸味を感じやすくなる。

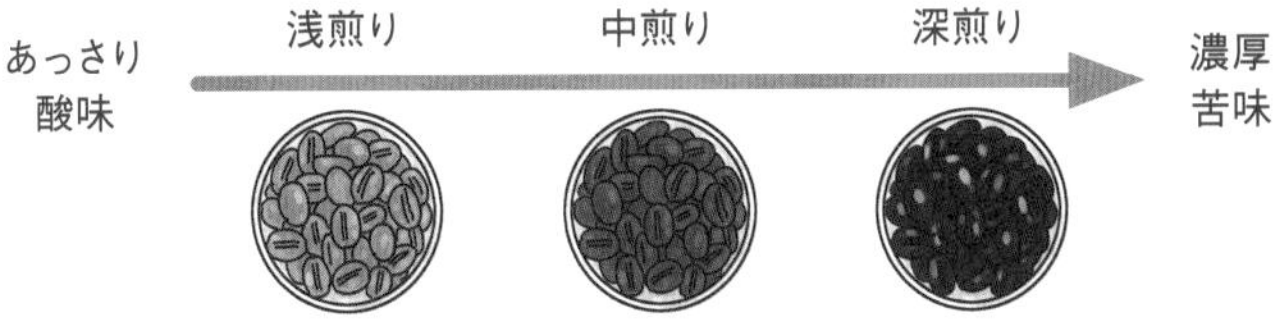

豆の種類：「ストレート」と「ブレンド」

1つの産地の豆だけで淹れるとストレート（別名シングルオリジン）、複数の種類を混ぜ合わせるとブレンドと言う。

抽出方法：「ドリップ」と「エスプレッソ」

ドリップとは、粉状になった豆にお湯を注ぐ日本ではおなじみのコーヒーの淹れ方。一方、エスプレッソは圧力をかけて成分を素早く抽出する方法。イタリアやフランスではエスプレッソが一般的。

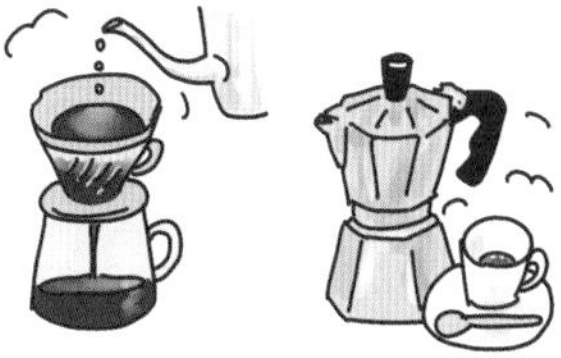

器具：「フレンチプレス」と「ネルドリップ」

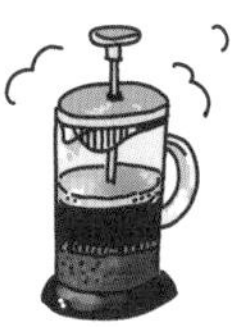

淹れるのが簡単で味が安定しやすい。コーヒーに含まれるオイルが出てくるのも特徴で、まったりとした味わいが楽しめる。

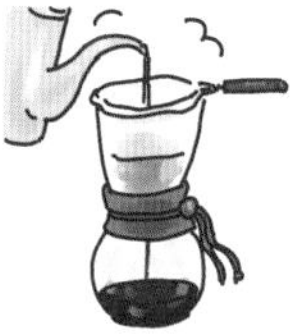

一般的なペーパードリップの変わりに、布（ネル）を使った抽出法。管理がやや難しいので上級者向きと言われるが、上手に入ると本当においしい。

ナッツ

ナッツはカビやすい

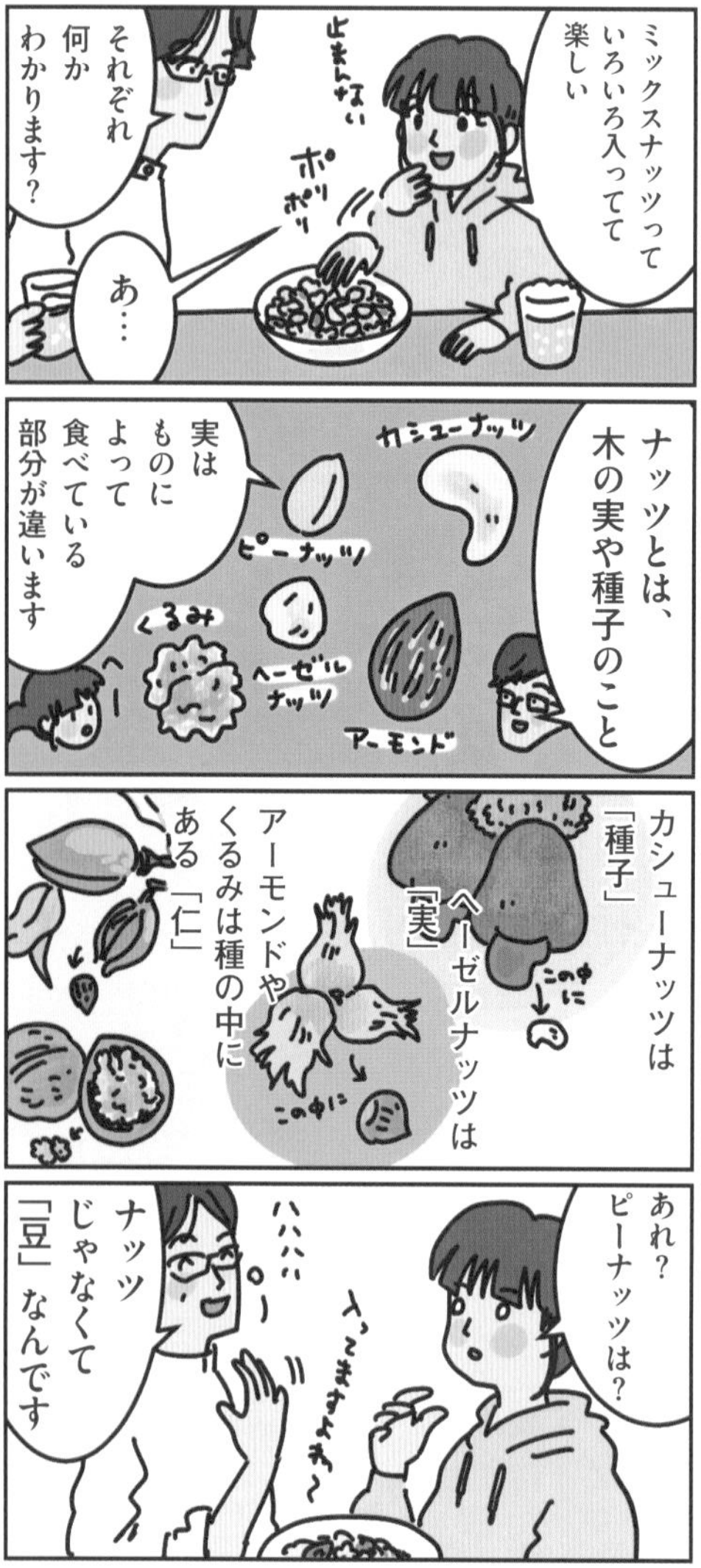
ミックスナッツって いろいろ入ってて 楽しい
止まんない
ポリポリ
それぞれ 何か わかります?
あ…
ナッツとは、木の実や種子のこと
カシューナッツ
ピーナッツ
くるみ
ヘーゼルナッツ
アーモンド
実は ものに よって 食べている 部分が違います
へー
カシューナッツは「種子」
この中に
ヘーゼルナッツは「実」
アーモンドやくるみは種の中にある「仁」
この中に
あれ? ピーナッツは?
ハハハ
ナッツじゃなくて「豆」なんです

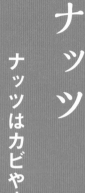

美容や健康のためにナッツを食べている人は多いですね。

ナッツは、古くから食べられてきた食品の1つ。紀元前のエジプトではすでにくるみを食べていたと言われており、中世までは貴族や上流階級の人たちの嗜好品《しこうひん》でした。

日本でも縄文時代の遺跡などから、保管された状態の木の実が見つかっています。ナッツ類は穀物の不足を補うための重要な栄養素だったと考えられています。

そもそも、ナッツとはなんなのでしょうか?

ナッツとは「木の実や種子」のことで、実はものによって食べている部分が違います。

たとえばカシューナッツは種子をそのまま食べるもの。アーモンドやくるみは硬い殻を割って種の中にある「仁《じん》」と呼ばれる部分を食べるもの。ヘーゼルナッツなどは「堅果《けんか》」と呼ばれる実の部分を食べるものです。

ちなみにピーナッツは豆類なのですが、ナッツの仲間に数えられていますね。

素焼き・食塩不使用のものを選ぶ

では、ナッツを選ぶときのポイントを見ていきましょう。

まず、ナッツは素焼き・食塩不使用のものがおすすめです。

味つきのものや揚げたものもおいしいのですが、脂質や塩分のとり過ぎになる可能性があります。

また、料理に使うことを考えると素焼き・食塩不使用のほうが使い勝手がいいですね。

ナッツの大敵は「酸化」

ナッツは脂質の多い食品。ですから、最大の敵は、酸化です。酸化すると油の質も風味も悪くなってしまいます。

その点、大容量のナッツはお得感はありますが、小分けにされているほうが酸化はしづらくなるのでおすすめです。

大きめの袋を買った場合には、**ジッパーのついた袋やビンなど密閉できる容器に入れて、**

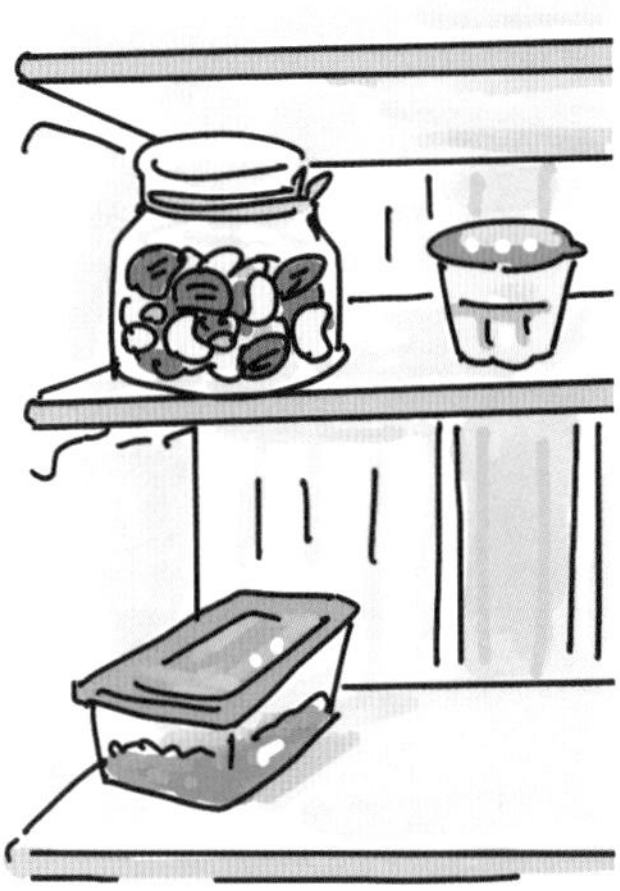

酸化しないように保存

冷蔵庫で保管しましょう。

そうする理由は、油と同じで光と湿気によって酸化が進んでしまうからです。

また、容器が密閉されていれば冷蔵庫の中でもにおいを吸収しないので安心です。

カビやすいゆえに農薬も多い

実は、ナッツは非常にカビやすい食品です。

加えて、私たちが食べるほとんどのナッツは外国産です。

そこで、つきまとうのがポストハーベスト農薬として使われる防カビ剤です。

ですから、より安全を求める場合には

オーガニックの認証を受けているナッツをおすすめします。オーガニック認証のあるナッツの場合には、ポストハーベスト農薬も使われていません。

よく噛んで食べるのがおすすめ

ナッツはカビやすいと言いましたが、実はナッツのカビは内部で発生する場合が多く、目で確認ができません。しかもこのカビは熱にも強く、加熱しても完全に分解できないというやっかいさを持っています。

カビの中でも特に「アフラトキシン」という物質は毒性がかなり強く、長期間摂取すると内臓機能に問題が出ることがわかっています。

このアフラトキシンの対策として有効なのは、「よく噛むこと」。

よく噛んで唾液に30秒以上さらすと毒性がほぼ0になることがわかっています。オーガニックのナッツだとしても、しっかりと噛んで食べるほうがよいでしょう。

ちなみに、ナッツをおやつとして食べる場合、1日の適量はミックスナッツであれば手のひらに1杯分の約25グラム程度だと言われています。

それぞれのナッツを単体で考えると、アーモンド「25粒」、くるみ「6粒」、マカダミアナッツ「10粒」、カシューナッツ「18粒」、ピスタチオ「35粒」、ピーナッツ「25粒」が、150キロカロリーに相当する量です。

ナッツの選び方

—カビやすいこともあり、基本はポストハーベスト農薬が使われている
—安全志向ならばオーガニック認証のあるナッツを選ぶ
—ただし、カビの問題があるのでぜひよく噛んで

日用食品

スパイス・ハーブ

コーラも手づくりできるかも

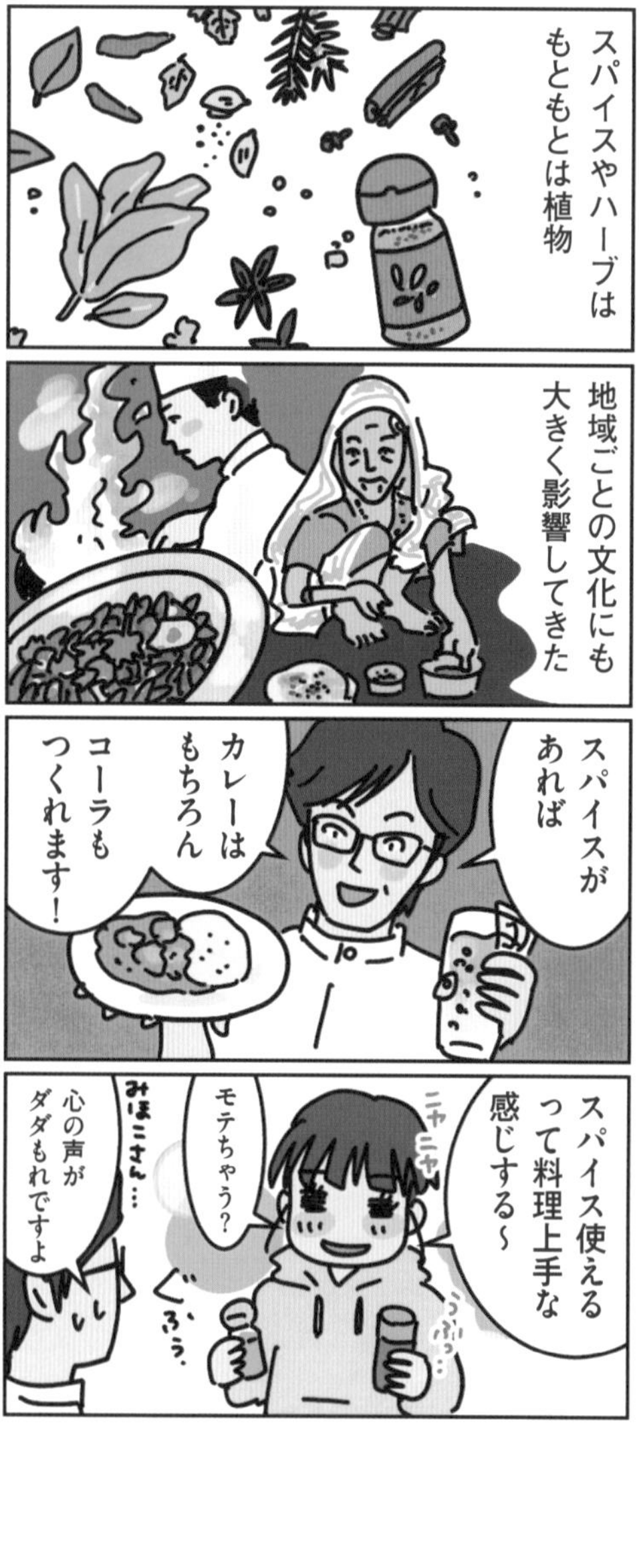
スパイスやハーブはもともとは植物
地域ごとの文化にも大きく影響してきた
スパイスがあれば
カレーはもちろん
コーラもつくれます！
スパイス使えるって料理上手な感じする〜
ニヤニヤ
うふっ
モテちゃう？
ぐふぅ
みほこさん…
心の声がダダもれですよ

カレーでおなじみのスパイス。市販のカレー粉を使わず、自家製のスパイスカレーに挑戦したことのある人もいるのではないでしょうか?

スパイスやハーブももとは植物です。ですから、実はオーガニックという選択肢がある食品なんですね。

スパイスやハーブは地域によって使われ方が違いますが、その国や地域の文化と深い関係があります。たとえば暑い地域では身体を冷やすため、殺菌のために唐辛子などを料理に使います。

伝統的な「薬草」としてハーブが使われる場合もあり、たとえば漢方薬もハーブの一種ですね。

そんな中、15世紀なかばの大航海時代以降、ヨーロッパではスパイスやハーブが肉や野菜を長期保存するために使われるようになり、食文化に組み込まれていきました。

黒胡椒と白胡椒の違いは何?

さて、そんなスパイスですが、種類は本当にさまざま。身近なところでいえば、「コショウ」もスパイスの1つです。

コショウはインド原産で、小さなぶどうのような実をつけます。

未成熟な緑色のコショウを乾燥させると、黒胡椒に。完熟した赤いコショウを乾燥させると白胡椒になるんですね。

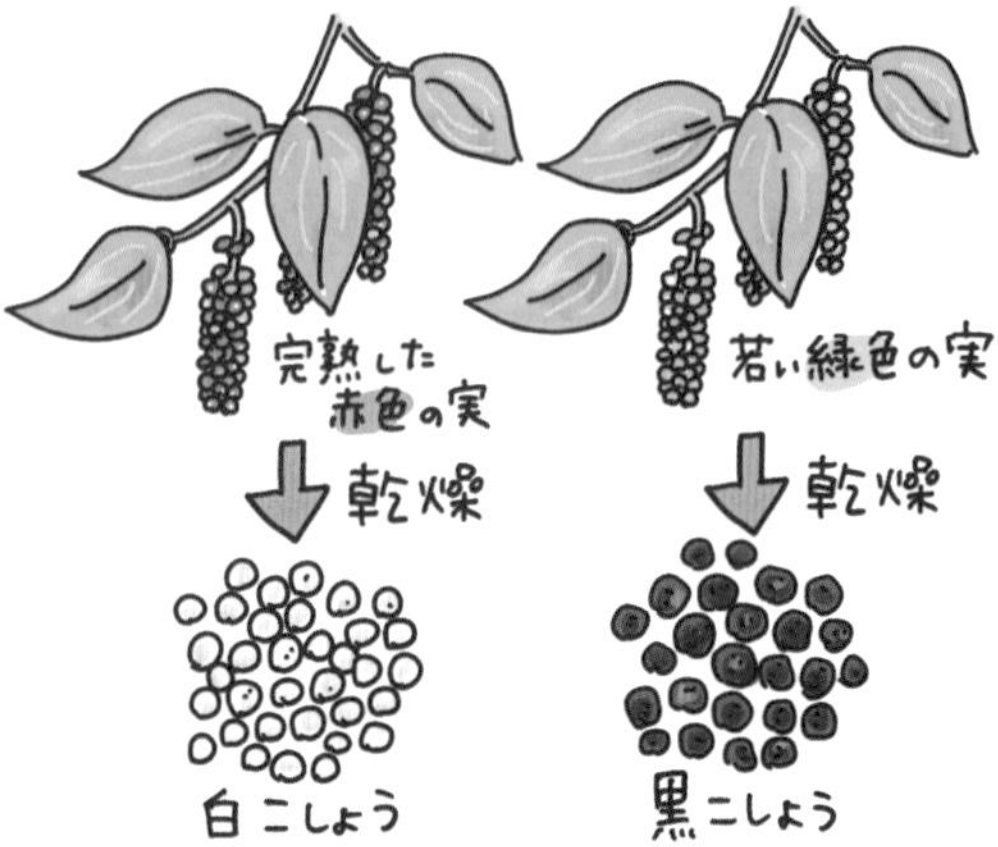
若い緑色の実
乾燥
黒こしょう
完熟した赤色の実
乾燥
白こしょう

こうしたコショウのように、家庭でよく使うスパイスやハーブに関しては、オーガニック認証マークのあるものに変えてみるのもいいでしょう。

品質にこだわったスパイスは、驚くほど香りがいいです。

もとの素材の形のままになっている「**ホールスパイス**」と、粉状になった「**パウダースパイス**」とがあり、ホールスパイスは香りがより強く出せますが、煮込んだり油で炒めたりする必要があります。一方、パウダースパイスは香りが飛びやすいのですが、使い勝手がいいのが特徴です。

ホールスパイスはやや上級者向けと言えますので、どちらか迷ったらパウダースパイスを買うのがいいかもしれませんね。

なお、スパイス・ハーブは香りが命。常温で腐るものではありませんが、虫がわいてしまう可能性などもあり、保存は冷蔵庫をおすすめします。

ついあまりがちになりますが、カレーだけではなく、いつもの料理に香りづけとして使ってみたり、クラフトコーラのように自家製のシロップをつくるのにも使えるので、試してみてはいかがでしょうか。

スパイス・ハーブの
選び方

- **自宅でよく使うものはオーガニックに変えるのも手**
- **ホールスパイスはより香りが高く、パウダーは使い勝手がいい**
- **保存は冷蔵庫がおすすめ**

スパイスのいろんな使い方

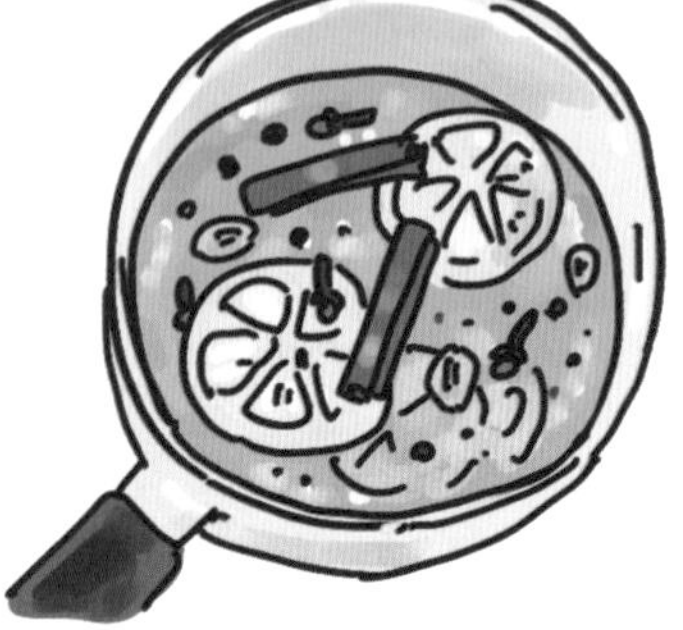

クラフトコーラ
水と砂糖を同量小鍋に入れて、つぶしたシナモン、カルダモン、クローブなど甘い香りが特徴のスパイス、レモンやオレンジなどの柑橘類を加えて10分ほど煮る。できたシロップに炭酸を加えて完成！
スパイスとしてショウガや黒胡椒なども合います。

…… 余ったスパイスはこんな使い方もできる！ ……

クミンキャベツ
キャベツとクミンシードを炒める or そのまま和えてもOK！

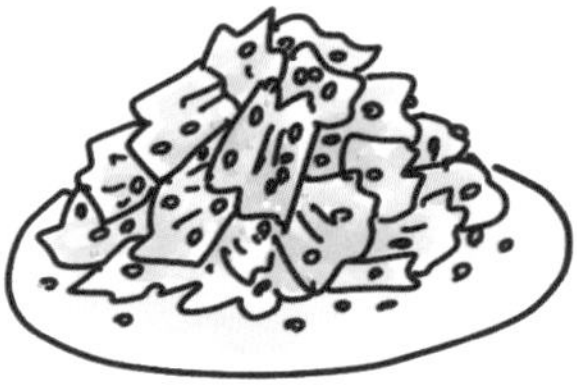

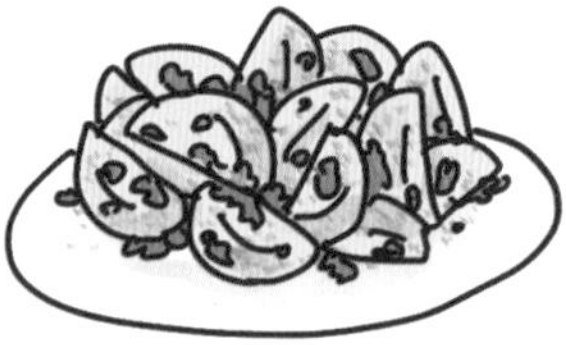

フライドポテトの味変や、フライドチキンの下味にも！

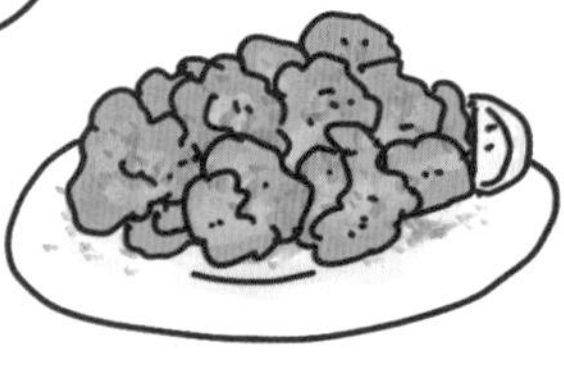

コリアンダーパウダーやチリペッパーをお好みで！

スパイスの種類いろいろ

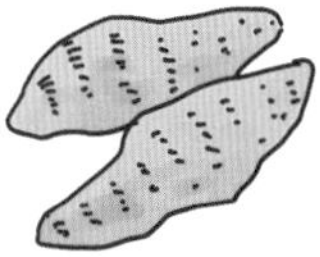

ターメリック（うこん）

カレーの色づけによく使われる。特徴的な香りはないが、健康効果が高い。

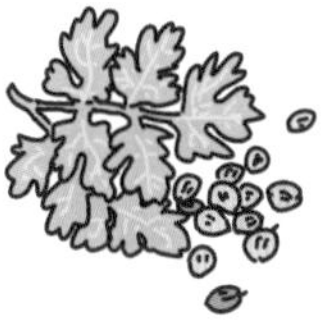

コリアンダー・コリアンダーシード

別名「パクチー」。葉はクセが強いが、種の香りにはクセがなく、なんにでも合わせられる爽やかさがあり、カレーなどには必須。

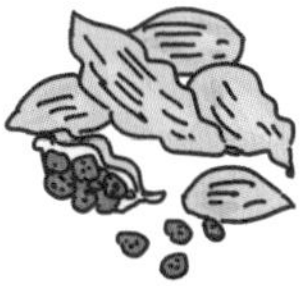

カルダモン

甘く、とても爽やかな香りのするスパイス。「香りの女王」とも呼ばれている。

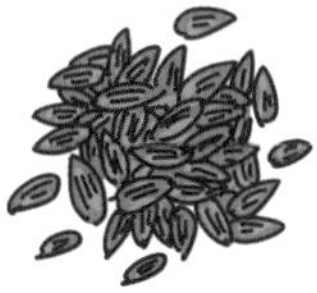

クミン

「カレーっぽい香り」がするスパイス。肉料理やパンなどにもよく使われる。

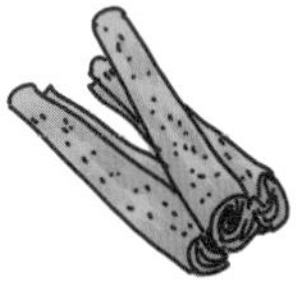

シナモン

上品な香りの「セイロンシナモン」と、香りがより強い「カシア」がある。漢方では「桂皮」と呼ぶ。

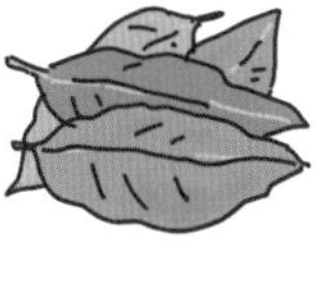

ローリエ

別名「月桂樹」。清涼感のある香りが特徴で、肉料理、煮込み料理やオイル漬けなどに使われる。

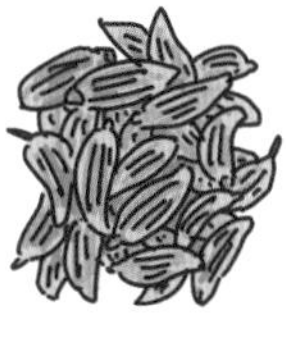

フェンネルシード

別名「ウイキョウ」。八角に似た甘い香りが特徴で、特に魚との相性がいいとされている。

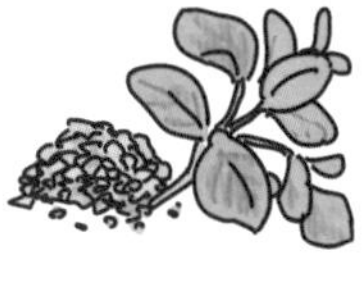

オレガノ

スッキリした香りでトマトとの相性がよく、イタリア料理でよく使われる。香りはとても強い。

日用食品

チョコレート

チョコを買うなら「チョコレート」を選ぶ

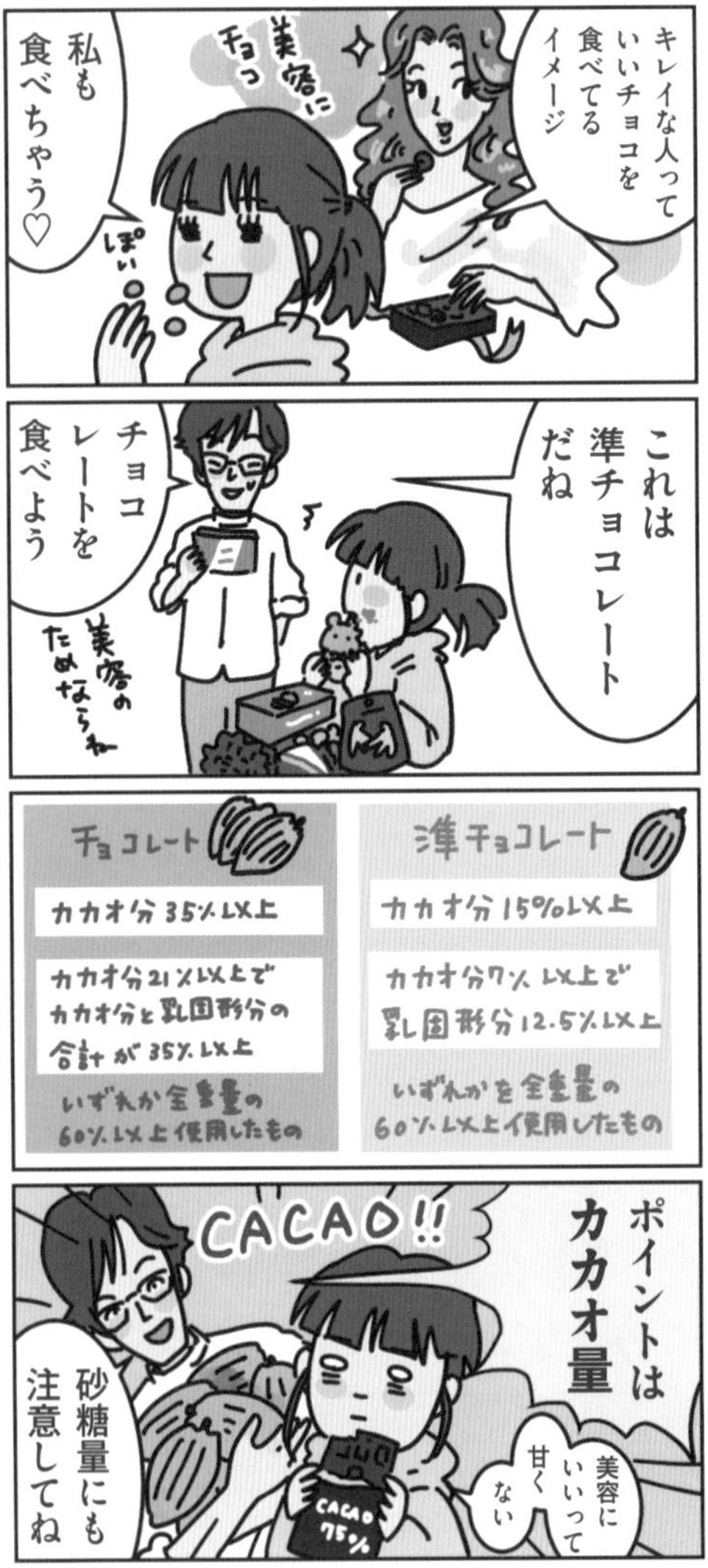

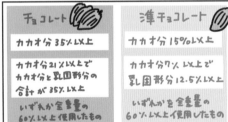

キレイな人っていいチョコを食べてるイメージ
美容にチョコ
私も食べちゃう♡
ぽい
これは準チョコレートだね
チョコレートを食べよう
美容のためならね
チョコレート
カカオ分35%以上
カカオ分21%以上でカカオ分と乳固形分の合計が35%以上
いずれかを全重量の60%以上使用したもの
準チョコレート
カカオ分15%以上
カカオ分7%以上で乳固形分12.5%以上
いずれかを全重量の60%以上使用したもの
ポイントはカカオ量
CACAO!!
美容にいいって甘くない
砂糖量にも注意してね
CACAO 75%

日本人にとっておなじみのおやつといえば、「チョコレート」が代表的です。最近は健康・美容にいいという宣伝もされて、積極的に食べている人もいますね。ですが、意外とチョコレートがどのようにできているか知る機会は少ないもの。まずはチョコのつくり方を紹介していきます。

カカオは神さまの食べもの

チョコレートはカカオという植物の種子からつくられます。

カカオはコーヒーと同じように、「カカオベルト」と呼ばれる限定された地帯を中心に栽培されている植物です。学名は「テオブロマ・カカオ」。ラテン語で「神さまの食べもの」という意味で、特別な意味が込められているんですね。

このカカオの樹には、「カカオポッド」と呼ばれる実ができます。

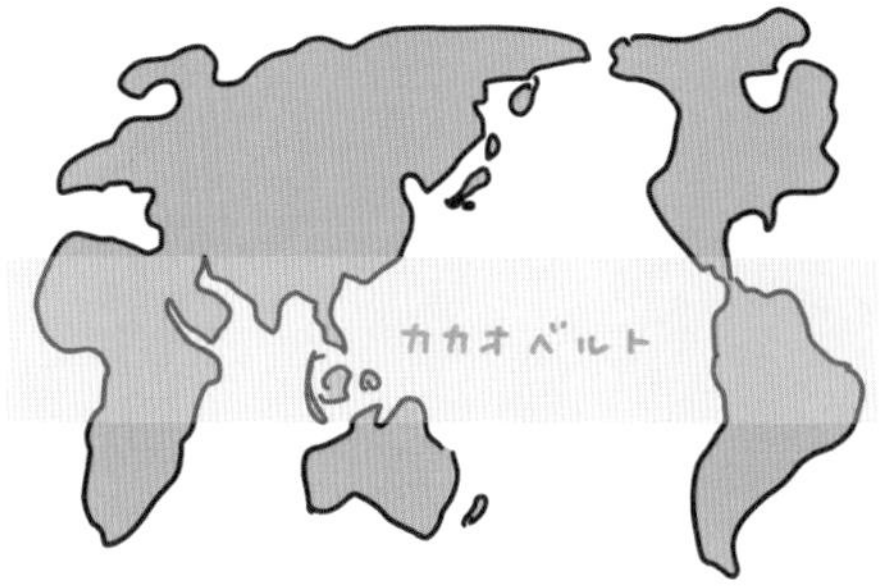

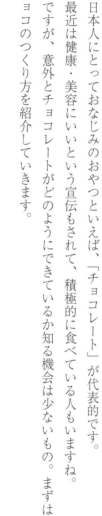

カカオベルト

この実の中には、甘酸っぱい「パルプ」と呼ばれる白い果肉が詰まっており、この果肉に含まれる種子がカカオ豆。チョコレートの原料になります。

カカオ豆は1つの実に40～50粒ほど入っているのですが、この粒がそのままチョコレートになるわけではありません。

チョコレートになるのは、「カカオニブ」と呼ばれる胚乳《はいにゅう》の部分です。

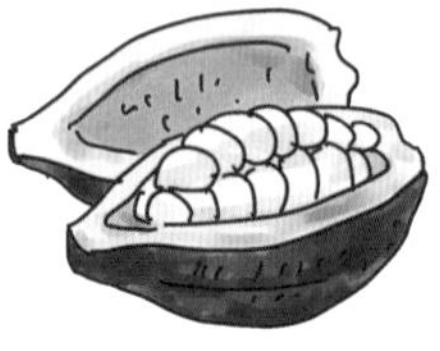

カカオポッドの中

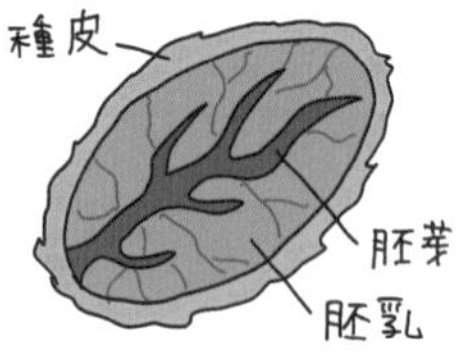

カカオ豆の中

ですから、チョコレートをつくるためには、まずカカオ豆を砕き、カカオニブだけを取りだします。取りだしたニブを焙煎し、すりつぶしてドロドロのペースト状態に。この状態を「**カカオマス**」と呼びます（冷えると固形になります）。

今度はこのカカオマスをプレス機で圧搾《あっさく》し、油脂を取りだします。この油脂分は「**ココ**

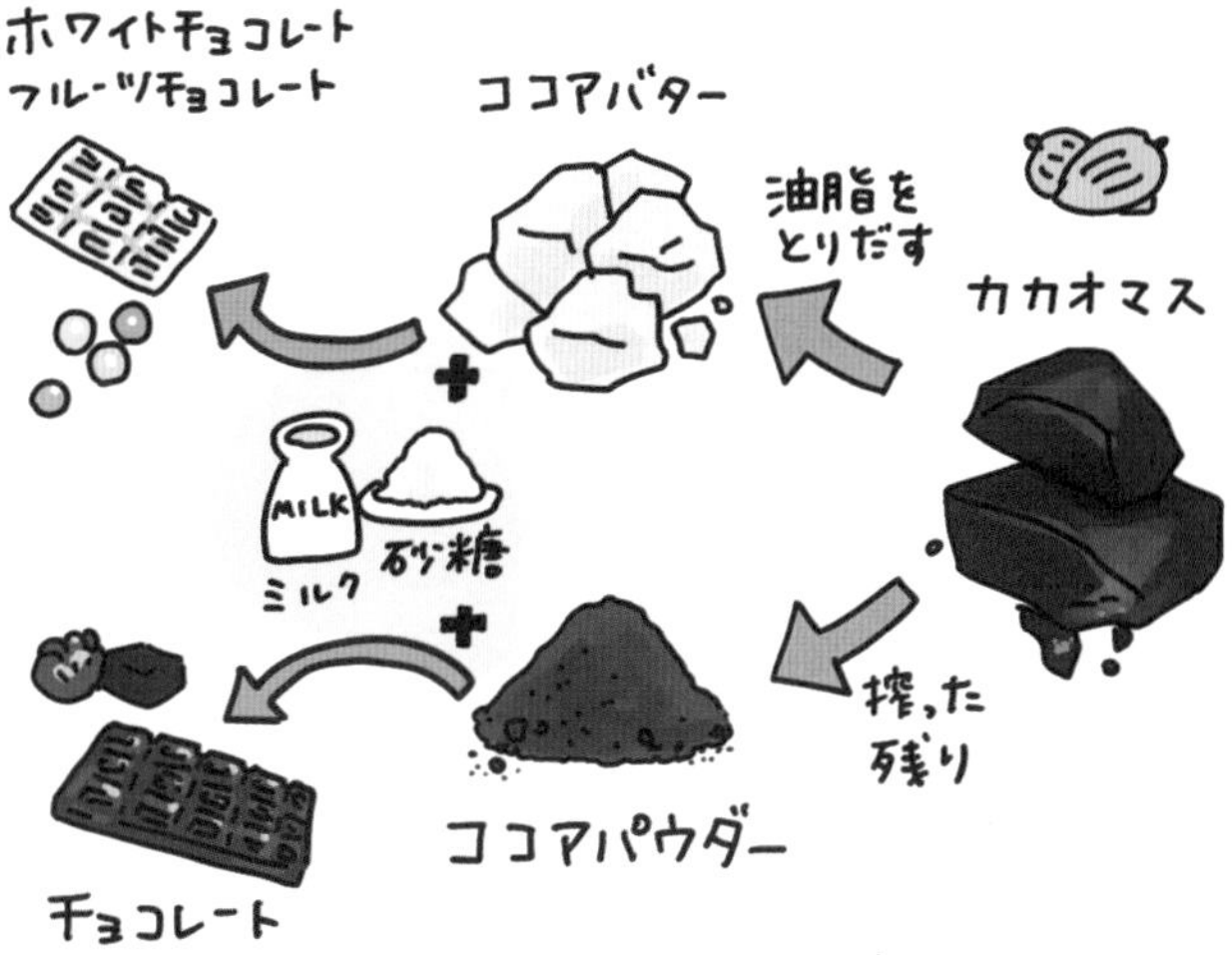
ホワイトチョコレート
フルーツチョコレート
ココアバター
油脂をとりだす
カカオマス
MILK
ミルク
砂糖
搾った残り
ココアパウダー
チョコレート

取りだされる３つの成分

アバター」と呼ばれ、バターを除いた部分は「**ココアパウダー**」となります。

チョコレートづくりは、ここからようやく始まります。

加工された「カカオマス」「ココアバター」「ココアパウダー」を原料に、砂糖やミルクなどを加えて混ぜて、挽きつぶし、練り上げて、冷やし固めたものがチョコレートになるのです。

このように、完成までが長いチョコレート。

古代文明ではカカオ豆をすりつぶしたものを「薬」として飲んでいました。

特に苦味や渋味のもとである「カカオ

ポリフェノール」は高い抗酸化作用を持っているので、使われているカカオの量が多い「ハイカカオチョコレート」は健康にいいと言われているんですね。

準チョコレートとチョコレートの違い

では、選ぶポイントを見ていきましょう。

まず、「チョコレート」を選んでください。

えっ？　と思うかもしれませんが、実はチョコ商品はカカオの量が少ないと「チョコレート」と表示ができません。

カカオの少ない商品は「**準チョコレート**」という名前になるんですね。

たとえばチョコを使ったビスケットなども同じで、カカオの量が多いと「**チョコレート菓子**」。少ないと「**準チョコレート菓子**」という分類になります。

準チョコレートには余計なものが入っている場合が多いので、チョコレートのほうがおすすめです。

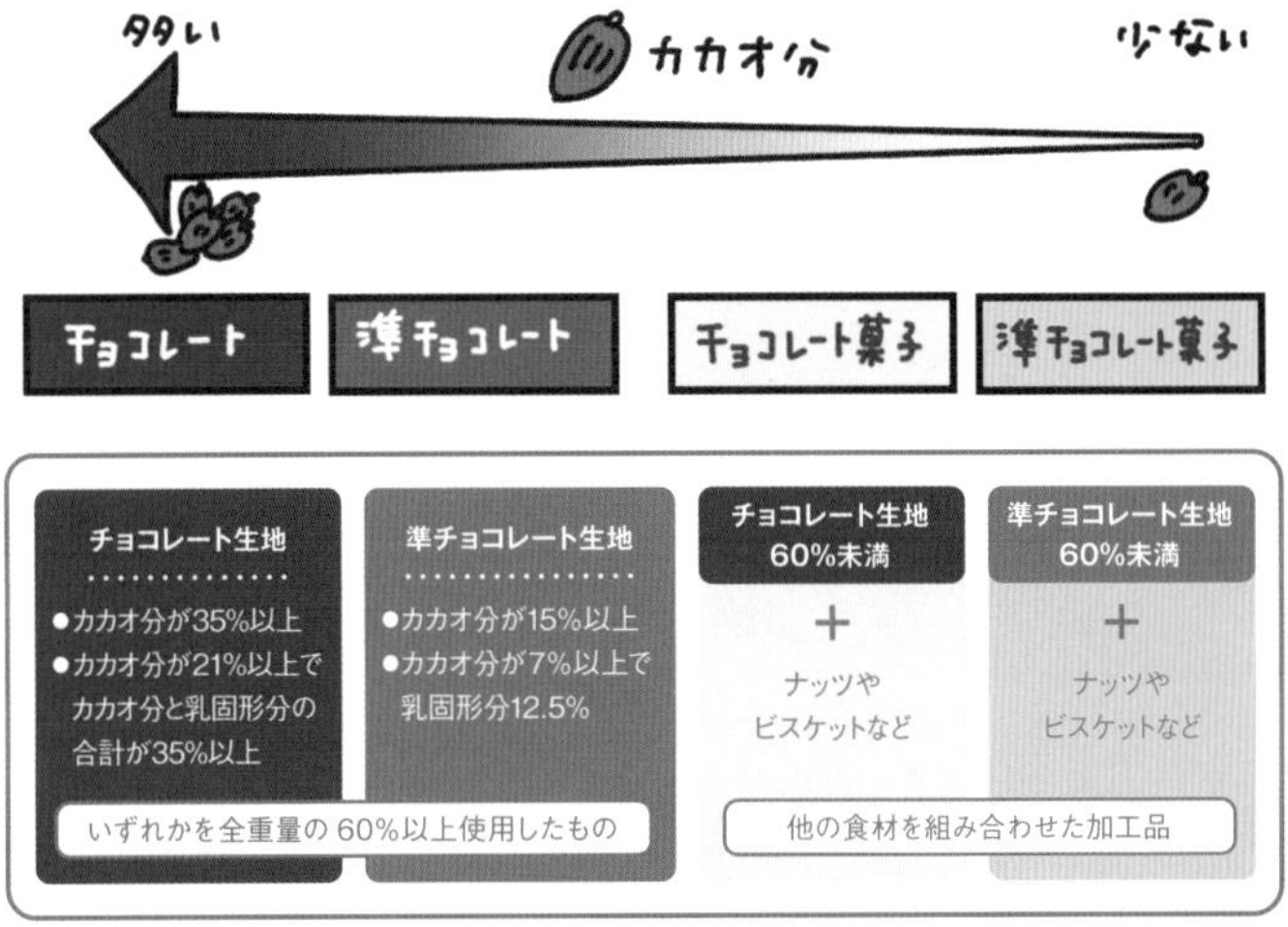
多い
カカオ分
少ない
チョコレート
準チョコレート
チョコレート菓子
準チョコレート菓子
チョコレート生地
●カカオ分が35%以上
●カカオ分が21%以上で
カカオ分と乳固形分の
合計が35%以上
準チョコレート生地
●カカオ分が15%以上
●カカオ分が7%以上で
乳固形分12.5%
いずれかを全重量の60%以上使用したもの
チョコレート生地
60%未満
＋
ナッツや
ビスケットなど
準チョコレート生地
60%未満
＋
ナッツや
ビスケットなど
他の食材を組み合わせた加工品

チョコレートには分類がある

「カロリーゼロ」「糖類ゼロ」は添加物が増える

そもそも市販のお菓子全般がそうなのですが、チョコレート製品にも添加物がよく使われています。

たとえば「砂糖ゼロ」や「糖類ゼロ」とうたっている商品はヘルシーな感じがしますが、その代わりに人工甘味料やその他の添加物が使われているので、それならばシンプルに砂糖を使ったもののほうがいいのでは、という考え方もできますね。

また、チョコにつきものなのが乳化剤。乳化剤とは、水と油をスムーズにつなぐ役割を果たす添加物です。チョコレートの場合は大豆由来のレシチンが使われることが多く、その場合は「レシチン」と表記されています。

また、原材料欄でよく見かけるのが「植物油脂」。これは、植物から搾りだしてつくる油分のことです。チョコの口どけをよくしたり、ツヤを出すために使われます。

本来この油脂分はココアバターを使うのですが、その代用品です。植物油脂はトランス脂肪酸を含んでいる可能性が指摘されていますので、避けたほうが無難でしょう。

白砂糖不使用、オーガニックのチョコを選ぶ

よりこだわるならば、砂糖の内容やオーガニックの認証を受けたチョコレートをぜひ試してみてください。

一般的なチョコに使われるのは精製された白砂糖ですが、中にはきび砂糖やてんさい糖を使っている商品もあります。

また、オーガニックの認証をとっているチョコは、原料であるカカオの栽培に化学肥料や化学農薬を使用していません。環境面にも配慮されているので、その点も地球にやさしいと言えます。

個人的におすすめなのは、カカオの香りをはっきりと感じられるシンプルなチョコレートです。

もちろんミルクの入った甘いミルクチョコレートもおいしいですが、品質にこだわったチョコレートはスパイスや柑橘類のようなとても爽やかな香りがしますよ。

チョコレートの選び方

―本来のカカオは健康効果が高い「神さまの食べもの」

―健康重視ならカカオの比率が高く、無添加のものを選ぶ

―オーガニック認証のついたチョコレートはやや高価だが上質

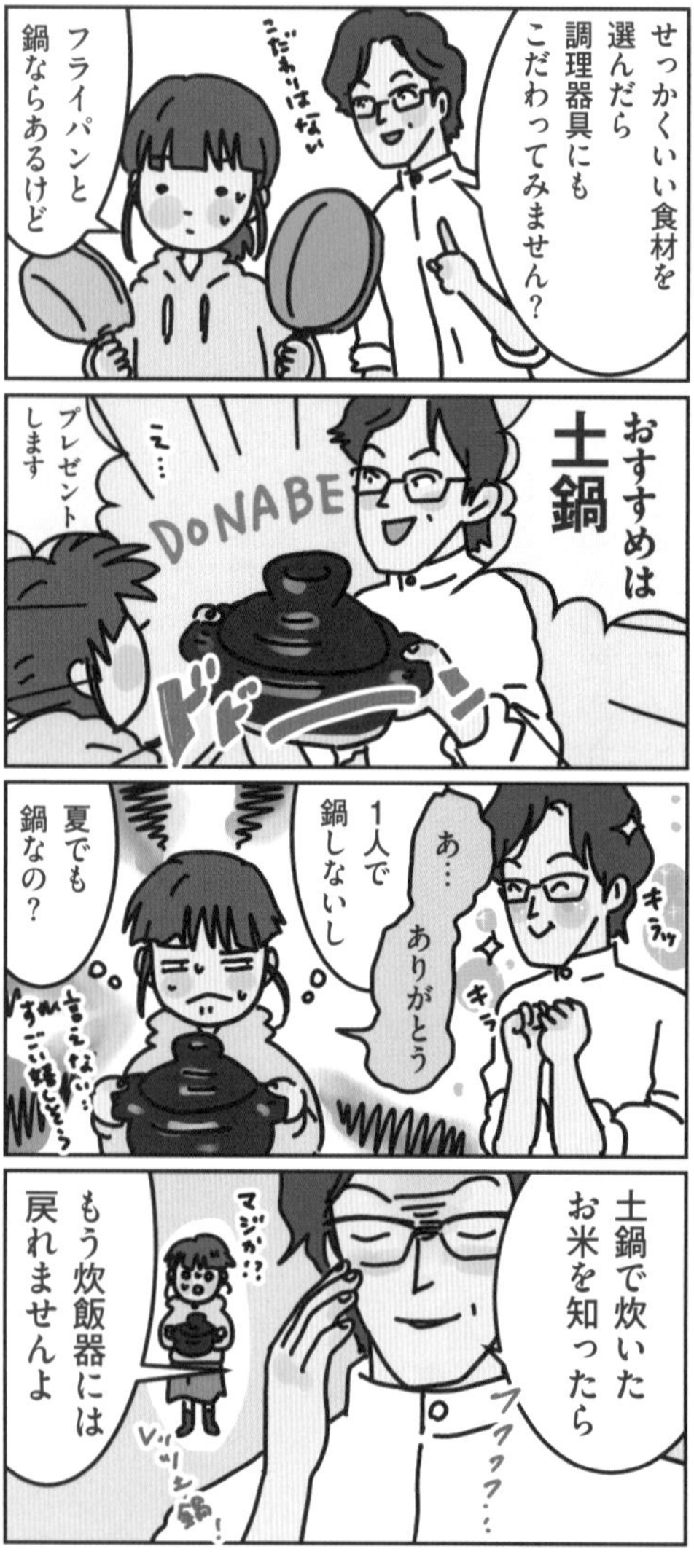
せっかくいい食材を選んだら調理器具にもこだわってみません？
こだわりはない
フライパンと鍋ならあるけど
おすすめは土鍋
DoNABE
ドドーン
え…
プレゼントします
キラッ
キラ
あ…ありがとう
1人で鍋しないし
夏でも鍋なの？
言えない…
すごい嬉しそう
土鍋で炊いたお米を知ったら
フフフ…
マジか!?
もう炊飯器には戻れませんよ

日用食品

調理器具

フッ素加工じゃないフライパンもある

おいしくて体にいい食材や調味料を選んだら、毎日の食事がより充実しますね。さらに加えて、日々の調理器具について考えてみるのはいかがでしょうか？　ここでは毎日の食事がより一層おいしくなる調理器具の魅力をお伝えします。

フライパンの素材の違い

食卓に欠かせない調理器具といえば、フライパンですね。使い勝手も重要ですが、それ以上に知っておきたいのはその材質。加工方法によっても種類が分かれます。まず、主な材質は次のとおりです。

アルミ　……………熱伝導率が高く、火加減の調整もしやすい。軽いのでパスタなどをつくる際におすすめです。

ステンレス　……サビや汚れに強く、丈夫さが特徴です。保温性が高いので、余熱を使ってじっくり火を通す料理に向いています。

チタン　……………軽くてサビに強く、耐久性の高さも特徴です。どんな料理にも使いやすいですが、他の材質と比べて価格は高めです。

銅……………銅は熱伝導率が高い素材です。抗菌作用もあるのが特徴。煮込み料理などにも適していますので、調理の幅が広がりますね。

鉄……………高温に強く、中華料理など強火が必要な料理に適しています。ただし、重く、使い方にも注意が必要な素材です。

共通して言えるのは、どの材質も食材がこびりつきやすいので、油をよくなじませて使うのがポイントです。

フッ素をめぐる議論

ただし現代では、そんなこびりつきを防ぐためのコーティングが施されているものが一般的ですね。

その代表が「フッ素樹脂加工」です。「フッ素加工」と呼ばれているものですね。フッ素樹脂は他の物質とあまり反応しない性質を持っているため、鍋に食材がくっつきにくく、洗いやすい。そのため、油を多く使わなくても調理できることから重宝されてきました。

ただし、使用上限温度は260度とされ、350度以上の高温になるとフッ素樹脂が分解され、有毒ガスが発生することがわかっています。

通常の料理で260度を超えることは考えられませんが、「空焚《からだ》き」してしまうとその危険性が高まりますので注意が必要です。

フッ素と安全性についての議論は長く、1960年代にはアメリカで有機フッ素化合物のPFOAの有害性が指摘されていました。動物実験で臓器に異常が確認されたり、製造していたデュポン社の工場で勤務していた女性から先天性欠損症《けっそんしょう》の子どもが生まれたことが話題になったことがあります。

日本でも製造工場があった大阪・淀川《よどがわ》の支流では世界最高レベルのフッ素が検出され、近隣に住む60人の血液からは非汚染地域の6・5倍もの濃度が検出されるなど、心配な話もあります。

とはいえ、使い勝手を考えると結局フッ素加工のフライパンを選ぶしかないじゃない……という方も多いかと思います。

実はそんな中で、フッ素樹脂を使わないセラミックコーティングのフライパンが注目されています。

ベルギーの「**グリーンパン**」というもので、鉛やカドミウムをまったく含まず、製造工程においてフッ素をまったく使用していません。

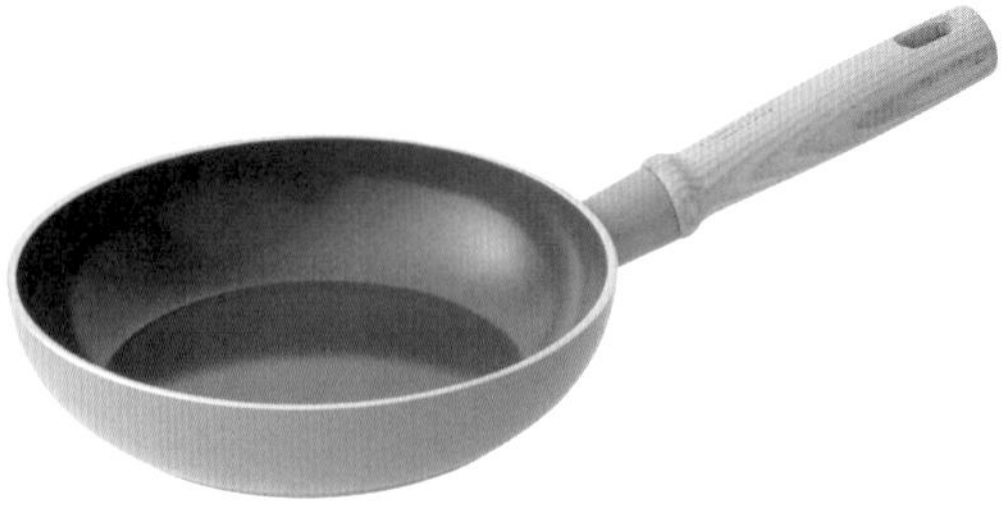

グリーンパンの「メイフラワー フライパン」

主に砂と同じミネラル成分でできているので、有毒ガスを排出することなく、優れた熱伝導性を持っているのが特徴です。

強火を使ってはいけないなど使い方に注意も必要ですが、ふだん使いのフライパンとしておすすめです。

そもそも、コーティングが永久にはがれないフライパンはありませんので、毎日料理する場合、フライパンの寿命は約2~3年だといわれています。

フライパンは消耗品と考えて定期的に買い替えるのもおすすめです。

土鍋がおすすめな理由

土鍋。これは私の個人的な一押しです。実はさまざまな料理に使えるので、料理が苦手な方も、1人暮らしの方もぜひ1つは持っておくといいと思います。

土鍋の原料は、土。土に水を加えて、成形して、釜で焼くというものです。ルーツは縄文時代だと言われており、日本の歴史とともにあった調理器具なんですね。

土鍋の特徴は、熱が伝わるのがゆっくりなことです。火を入れてから温度が上がるのに時間がかかるのですが、その代わり金属鍋に比べて3～4倍もの遠赤外線が出て、食材の栄養とおいしさをゆっくりと引き出してくれます。

熱も逃げづらく、料理が冷めるのもゆっくりです。

土鍋の選び方

土鍋は使われている素材や、焼きものの産地によっても特性が違います。

何より、「土」を素材にしていますから、その土がどこのものかは重要です。

たとえば、量販店などで安く売られている土鍋は中国産の場合が多く、以前は有害物質のカドミウムが検出されたこともあります。

できる限り、誰がどんなふうにつくったのかわかるものを選ぶといいでしょう。

ちなみに、土鍋には大きく分けて「深型」と「浅型」があります。深型は大きめの食材もしっかり浸るので、じっくりと煮ることができます。おでんなどは深型がおすすめですね。また、深型は炊飯にも向いています。炊飯専用の土鍋もありますので、興味がある方はチェックしてみてください。

一方、浅型は具材が汁に沈まないので、見た目がいいです。鍋の縁も広いので、みんなで鍋を囲んで食事するなら浅型の土鍋がおすすめです。

深型でも浅型でも鍋料理はちゃんとつくれますので、ご安心ください。

ちなみに、土鍋でご飯を炊くというとむずかしいイメージがあるかもしれませんが、手間は炊飯器と変わらず、むしろ土鍋のほうが早く炊けますし、味は抜群にいいです。

水加減も案外テキトーでもおいしく炊飯できますので、おすすめですよ。

ちなみに、ご飯をよりおいしく食べたい方におすすめしたいのが「おひつ」です。

ご飯は昔、おひつに移して食べていたわけですが、そうすることでほどよく水分が抜けて、ふっくらとおいしくなります。保存性にも優れていて、ご飯の黄ばみをおさえて、米がべたつかず、粒が立った状態が長続きするので、冷めてもおいしく食べられるのです。

素材には主に木製と陶器があり、手入れが簡単なのは陶器のほうですね。

おすすめの土鍋

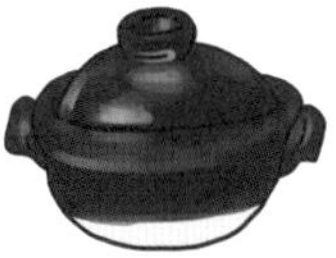

萬古焼《ばんこやき》

三重県の焼きもの。ペタライトという鉱物が配合されているので耐熱性が高く、強火で使用してもひび割れしにくい。ニオイ移りもしづらいのが特徴。

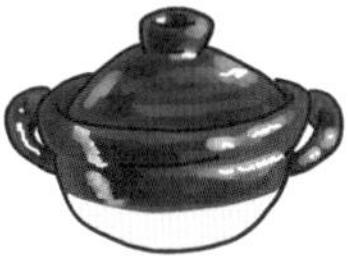

伊賀焼《いがやき》

三重県伊賀市の特産品。厚みがあり蓄熱性が高いので、食材にじっくりと火を通せる。おでんなどじっくりと煮込む料理にはとても相性がいい。

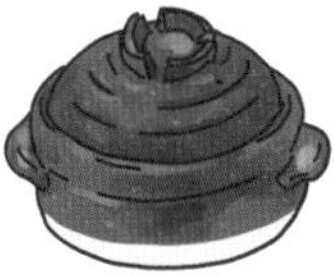

信楽焼《しがらきやき》

滋賀県甲賀郡信楽町を中心に製造されている土鍋。数種類の粘土を混ぜ合わせるので蓄熱性が高いのが特徴。特に炊飯にはおすすめしたい逸品。

意外と簡単！ 土鍋でご飯

浸水させなくても
いいけどさせたほうが
おいしい

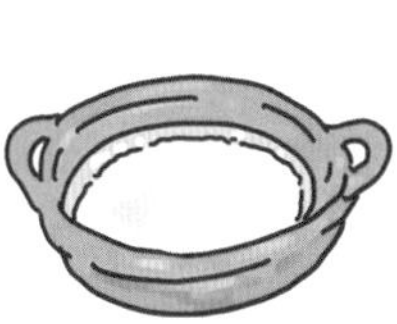

①お米をもみ洗いし、1合に対して180cc程度のお水を加え、30分ほど浸水させる

お好みで昆布や
塩少々加えるのもおすすめ

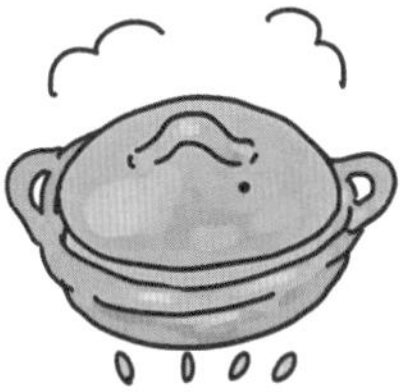

②強火で炊いて、湯気が出てきたら弱火にして10分ほど炊く

おこげもおいしい

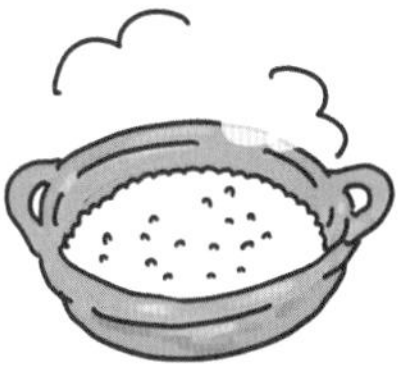

③10分ほどむらして、完成

ラップは３種類ある

最後に、保存するときに欠かせないラップについても説明しておきましょう。

市販されているラップには、実は大きく３つの種類があります。

①ポリ塩化ビニリデン製
②塩化ビニル製
③ポリエチレン製

このうち、もっとも一般的なのが①の「ポリ塩化ビニリデン製」です。なじみ深い商品なのですが、実は添加物として柔軟剤と安定剤が使われています。そのため、１４０度を超えるとダイオキシンなどの有害物質が発生することが知られています。

ラップのおすすめ

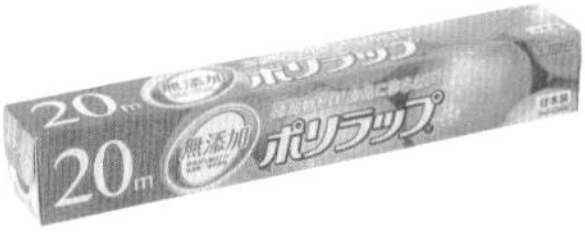

ポリラップ

宇部フィルム

「安心安全」をコンセプトにしてつくられた、添加物を一切使用していないラップ。おにぎりなど、食品に直接ラップをまく場合も安心して使える。価格も一般的なラップと変わらず、その点も安心です。

②の「塩化ビニル製」は耐久性が強いのが特徴で、レストランなどで業務用として主に使われていますね。

そして、私がおすすめしたいのは③の「ポリエチレン製」です。

一般的なラップと比べると吸着力が弱く、保存性や耐久性は落ちてしまうのですが、添加物が入っていないのが特徴です。燃えてしまっても問題ないので、より安全を求めるのであればこちらがおすすめです。

調理器具の選び方

- 「より安全なもの」を探す場合、探してみると意外と選択肢がある
- グリーンパンやポリエチレン製のラップはおすすめ
- 土鍋は一家に1つはあるといいアイテム

日用食品

水

浄水器もしっかり選んでみましょう

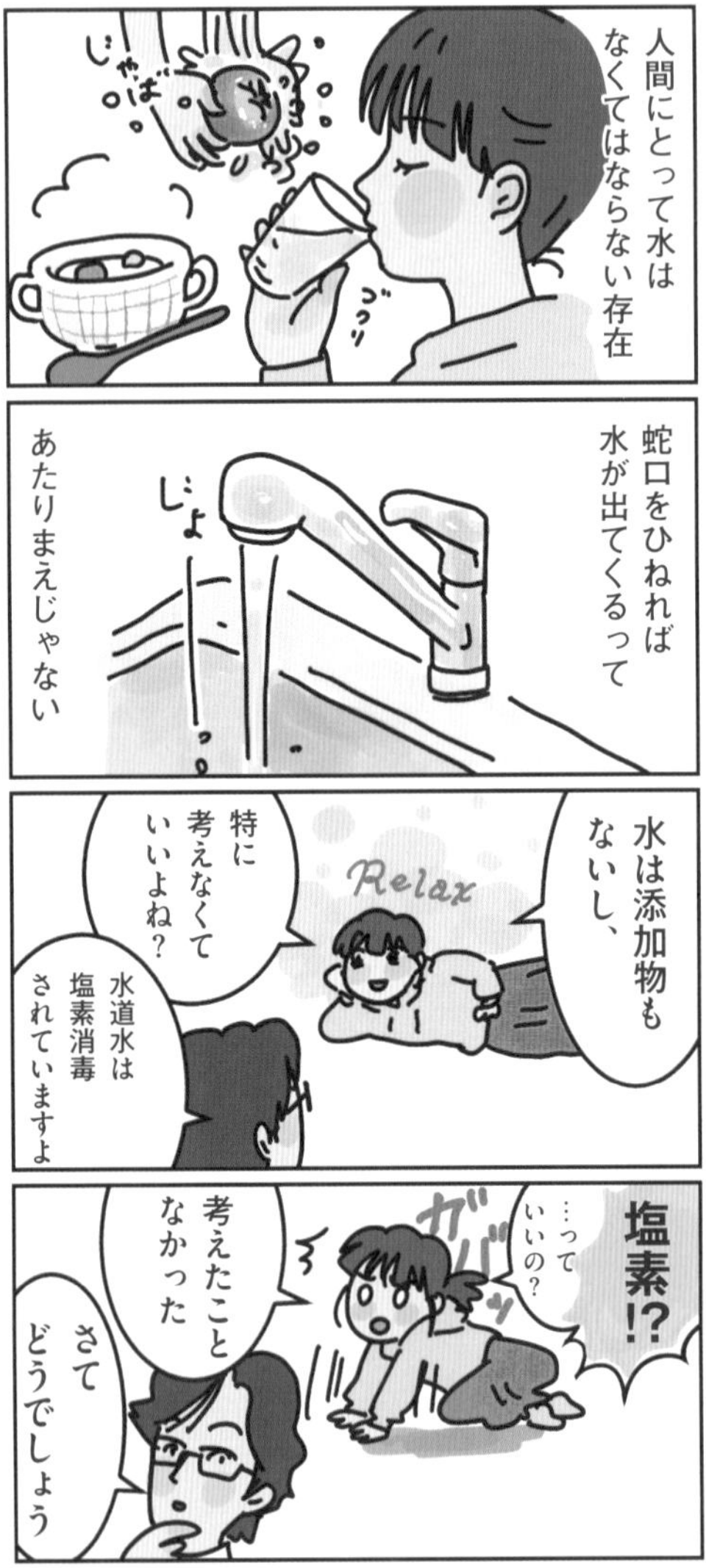

人間にとって水は
なくてはならない存在
じゃば
ゴクリ
蛇口をひねれば
水が出てくるって
あたりまえじゃない
じょ
水は添加物も
ないし、
特に
考えなくて
いいよね？
Relax
水道水は
塩素消毒
されていますよ
塩素!?
…って
いいの？
ガバッ
考えたこと
なかった
さて
どうでしょう

「健康のために食事を見直そうと思うのですが、何から気をつけたらいいですか？」というよくある質問。

最近の私の答えは、「水」です。

生きていくために絶対に欠かせないもの。それがお水です。

いくら食材に気をつけていても、調理する際に使うお水の質がよくなかったら、もったいないですよね。

日本は世界的にも水に恵まれた国で、水道水をそのまま飲める国は世界でも数えるほどしかありません。

ただ、「衛生的なきれいさ」と「身体にとっていいもの」は、必ずしもイコールではないはずです。食べものを見直すとともに、毎日飲むお水についても考えてみましょう。

水道水に含まれるさまざまな物質

そもそも日本の水道のシステムには、「上水」「中水」「下水」という3つがあります。

上水…水道から出てくる飲める水

中水…水洗トイレや噴水などに主に使われる水。飲むことはできない
下水…流れてきた生活排水、工業排水、雨水など

上水に使われる水は、川やダムに貯めた水、地下水などをろ過処理したものです。家庭の蛇口から出てきた上水は下水に流され、浄水場で化学的な処理をして、また川などに流れていく……と、ざっくりそんな仕組みです。つまり、結局は上水も下水もぐるぐると自然の中を循環させているわけですね。

この工程で欠かせないのが、ゴミや不純物の除去、消毒・殺菌であり、そのために主に使われているのが塩素です。

塩素は低濃度で消毒効果があり、今の水道システムには欠かせない存在です。しかし、一方で塩素はお米や野菜の栄養を破壊してしまうことが指摘されています。アレルギー症状を引き起こす要因としても懸念されていますね。

日本では衛生面から、水道水から検出される残留塩素濃度を「1リットルあたり0・1ミリグラム以上キープしないといけない」というルールがあります。

一方で、実は上限が定められていません。目標値は定められていますが、細かい裁量は

各地方自治体などに任されているのです。

たとえば人口の多い地域や工業排水などが多い地域では、より強い化学処理が必要になる場合がありますし、夏場は細菌が発生しやすいので塩素を多めに入れる必要がある、といった背景があります。

そのため、**実際に各家庭の水道水を調べてみると、地域によって残留塩素の量が違うことがある**のです。

残留塩素の濃度が高まると、水道管の金属などを腐食させて赤錆が水に入ってしまう可能性、発がん性物質の「総トリハロメタン」が生まれてしまう可能性があると考えられています。

浄水器は生活の必需品に

また、水道水に含まれているのは塩素だけではありません。

農薬や鉛、カドミウム、水銀などの重金属などが微量に含まれており、**合計17種類以上ともいわれる有害物質が存在する**と言われています。

実際、一部の地域の水道から高濃度の農薬が検出されたり、高濃度の有害フッ素（ＰＦ

AS）が全国の水道で検出されていたりなど、心配な問題も出てきています。

そうしたことを考えると、家庭では基本的に浄水器をつけることをおすすめします。

お水にこだわるなら、ペットボトルに入った良質なお水、ウォーターサーバーなども選択肢としてあるでしょう。

ただ、ペットボトルやウォーターサーバーのお水でお米や野菜を洗ったり、調理に使ったりはもったいなくてなかなかできないですよね。

スーパーではボトルを買えば無料でもらえるお水がありますが、このお水はほとんどがRO水と呼ばれる逆浸透膜《ぎゃくしんとうまく》を用いて真水をつくるものです。悪いものではありませんが、こちらも毎回持ち運ぶのは手間だと思います。

そうやって考えると、蛇口をひねったらすぐに浄水が出てくる浄水器をつけるほうが面倒がなく、結果として経済的なのです。

一般的に、浄水器はキッチンの蛇口にとりつけるタイプのものが主流ですが、中には「セントラル浄水器」といって、水道管の元栓にとりつけるタイプの浄水器もあります。

このセントラル浄水器を使った場合、風呂場やトイレなど、家庭に流れるすべての水が浄水になるのが特徴です。蛇口タイプと比べてフィルターが大きいので、ろ過機能も高く

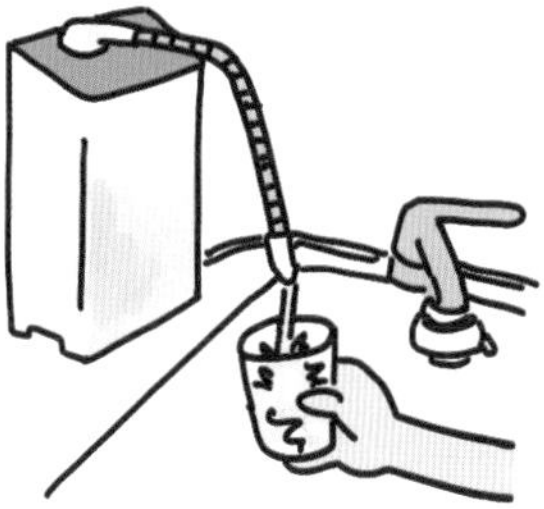

浄水器にも種類がある

なります。

水に含まれる成分は、飲むよりも入浴時などの皮膚からの吸収率のほうが高いとも言われますから、より安全を考える人にはおすすめできる選択肢の1つです。

ナチュラルミネラルウォーターを選ぶ

では、ペットボトルのお水はどんなものを買えばいいでしょうか?
実は、ペットボトルの水には水源や処理方法の違いで次の4種類があります。

ナチュラルミネラルウォーター

特定の水源から採取した地下水。これがいわゆる「天然水」で、天然のミネラル分が多いのが特徴です。

ナチュラルウォーター

特定の水源から採取した地下水で、「沈殿」「濾過」「加熱殺菌」処理をしたものをナチュラルウォーターといいます。ナチュラルミネラルウォーターよりもミネラル分は少なくなります。

ミネラルウォーター

ナチュラルミネラルウォーターのミネラル成分を人工的に調整したもの。または、複数のナチュラルミネラルウォーターを混合したものをいいます。

ボトルドウォーター

水道法で定められた基準で「飲用適」と認められているお水のことで、処理方法などの規定はありません。主に地表水や水道水を原水とした蒸留水や純水のことです。よく名前を耳にする海洋深層水もボトルドウォーターに分類されます。

ちなみに、水道水をボトルに充填した商品も「ボトルドウォーター」となります。

このうち、ふだん飲むお水としておすすめしたいのが「ナチュラルミネラルウォーター」です。今はスーパーでもコンビニでも「ナチュラルミネラルウォーター」をよく見かけるようになりました。あとは採水地や口あたり、好みで選びましょう。

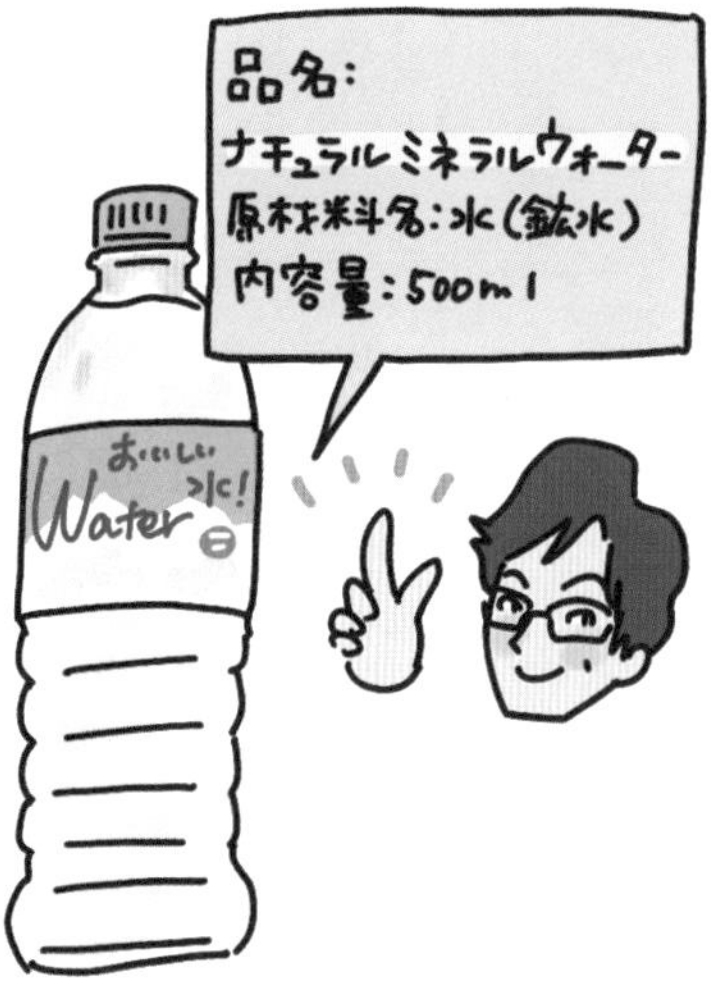
品名:
ナチュラルミネラルウォーター
原材料名:水(鉱水)
内容量:500ml
おいしい水!
Water

ちなみに、水には硬水と軟水という違いがありますね。

この違いは、水に含まれるカルシウムやマグネシウムの違いで、1リットルあたりどれだけ含まれているかで硬度が決まります。WHOが定める基準では、硬度120ミリグラム以上が硬水、120ミリグラム未満が軟水とされています。

硬水は口あたりが重く苦みを感じ、軟水はまろやかな口あたりが特徴です。

日本人が飲んでいる水道水やミネラルウォーターは、ほとんどが軟水です。なので、日本人には硬度の低い水のほうが合うと言われていますね。

水の選び方

- 日本の水道の仕組みを考えると、家庭での浄水器は必須
- 浄水器も種類や性能がさまざま
- 購入する場合は「ナチュラルミネラルウォーター」を選ぶ

PART
4

「良い」「悪い」のその先へ

Food Selection
Compendium

寛容の心

食べものやそこにまつわるさまざまなことに詳しくなってくると、人にもいろいろと教えたくなるものですよね。

私自身が、まさにそうでした。

自然食品を扱う仕事に就いて食の問題を知り、食生活を改善したら健康を取り戻した……。そんな体験をお客さまや身体の不調に悩む方々に伝えていました。

……しかし、ここには1つ大きな落とし穴があります。

健康のことを知るほど傲慢になりやすい

私が食事改善の相談を受けたときには、まずは「ご飯とお味噌汁を中心とした和食」にすることをおすすめしています。

それは今も昔も変わらないのですが、ただ、伝え方は大きく変わってきました。

たとえば和食の生活をすすめると、話の流れで「パンや牛乳などの食事は少し控えましょうか」となります。

ただ、かつての私はその言い方が、

「パンはダメ！」
「牛乳はやめたほうがいい！」

と、強いものになっていたのです。

最初は「自分と同じように不調に悩む人が少しでもよくなれば……」というピュアな気持ちだったはずが、「僕は食事で身体を治したし、食べもののことはよく知っている。だからあなたもそうしたほうがいい」……と、なまじ知識と経験を蓄えてしまったばかりに、私の中に「傲慢な自分」が生まれていたことに気づいたのです。

これはいい。あれはダメ。という感じに、次々と食べものを良し悪しで扱っていきました。

合う・合わないは人それぞれ

そんな態度を「あらためないといけないな」と思う出来事がありました。

ある日、知り合いの人に食事を玄米食に変えてみてもらったところ、逆に体調を崩してしまったのです。

ああ、悪いことをしたなぁ……と強く反省したと同時に、こうも思いました。

「なるほど、合う・合わないは人によって違うんだ」。

人によって、合っている食べものは違う。あたりまえの話ですよね。

たとえば、どんな日でも「朝からかつ丼を食べられる」という丈夫な人もいます。

一方で、「ちょっと揚げものを食べただけでお腹を壊してしまう」という人もいます。

各家庭で何を食べてきたか、その人がどんな遺伝情報を持っているか、どんな生活をしているか。環境・文化・生まれなどで合う・合わないは違いますよね。

そもそもの話、私たちの身体は常に移り変わっていくものです。

たとえば、置かれている環境で心の状態が変わります。心の状態が変われば、食べたいもの、食べられるものも変わります。

そして、食べたものをエネルギー源にして、私たちの細胞は今この瞬間も生まれ変わり続けているのです。

「誰1人、同じ人はいないんだなぁ……」。そんな、あらためて考えるまでもないようなことを、見失っていたことに気づきました。

そこに「寛容」はあるか

当時の自分の健康に対する考え方は、簡単に言うとこうです。

「農薬や添加物を使っているものを食べると不健康になる」

「安全な食品を食べれば健康になる」

私に欠けていたのは「寛容」の心でした。

寛容とは、受け入れるということです。ものごとを裁くのではなく、「それもいいかもね」という、いい意味でのテキトーさ、あいまいさです。

免疫について勉強をしたことがあれば聞いたことがある人もいると思いますが、「免疫寛容」という表現があります。

人間の身体は不思議なもので、たとえばウイルスが体内に入ってきたとしても、完全に排除しているわけではないんですね。ぜんぶを外に出すわけではなく、一部は共存して体内に残します。

いてもいい、あってもいい。身体のシステムにはそんな寛容さがあるんですね。

もともと身体には善と悪が共存しています。たとえば病気のもとのように言われている悪玉コレステロールや腸内細菌の悪玉菌も、実は人体には不可欠な存在です。

それが身体、それが自然な姿なのです。そもそも人間が勝手に「悪」としているだけで、本当は悪ではないかもしれませんよね。

だからといってなんでも気にせず食べましょう、ということではないんですよ。それぞれにこだわりも信念もあっていい、今のままでいいのです。

しかし、「無添加・無農薬でなければ絶対にいけない！」という考え方は生き方の幅を狭め、心を不健康にしてしまうと思うのです。

たしかにものごとは白黒はっきりさせたほうがラクなのですが、そうするとついつい相容れない意見と戦ってしまいますよね。

言葉のイメージにとらわれない

特に現代は、「過激なもの言いの情報」にふれる機会が多いです。

健康や食事に関してネットや本などで調べてみると、「〇〇を食べたら病気になる！」というような、強い言葉で書かれた情報が出てくると思います。

注意したいのは、そうした表現の受け取り方です。

たとえば、「パンを食べたら病気になる！」という話があったとしたら、「パンは悪だ」という概念だけを受け取らないように気をつけたいものです。

「それはどんなパンのことを言っているのか？」「原料の問題なのか？」「添加物についての話なのか？」「グルテンの話か？」……などなど、ポイントを整理することで初めて自分なりの判断基準ができていくものだと思います。

食に限らず、世の中にはつくられたイメージがあふれています。「病気は怖いもの」「がんになると死ぬ」「お金がなければ不幸」「家族は仲良くなければいけない」……。どんな面でも「良い・悪い」という結論を真に受けすぎてしまうと、本質を見誤ってしまうものです。寛容、寛容……。私はそうして、自分によく言い聞かせています。

とりあえず「お味噌汁」で

264ページのコラムのところでも少しお伝えしましたが、私は子どものときから冷え性で、便秘がち。さらにひどい花粉症を抱えていました。薬を飲んでもいっこうによくならず、「ま、僕はこういう体質だからしょうがないか」と大人になり、何かに情熱を向けるわけでもなく、なんとなーく過ごしていました。

大きな転機は25歳になったときのこと。私は図らずもある自然食品のお店に就職することになります。そのとき初めて、食の大切さを考えるようになったのです。

というのも、その会社は商品の販売以外にもお客さま向けのセミナーや健康サポートなども行っていたので、必然的に食品について学ぶ必要がありました。

自分が知らなかったことの連続で、それはそれはおもしろく、私はだんだんと食の世界の虜《とりこ》になっていきます。

そのうち、知識だけではなく自分でも実践せねばと思い、食生活を「和食中心」に変えていくことになったのです。

最初はご飯を玄米に変え、自炊をするようにし……いろいろと試していった結果、あれだけ悩んでいた便秘はたったの2~3週間で解消され、1年後には花粉症も冷え性もピタッとなくなりました。

あれは体質じゃなくて、食べものだったんだなぁ……。

まるでそれまでのことが幻かのように、生まれ変わった感覚になりました。

和食の持つすごい可能性

そんな経験も手伝い、私は特に和食には大きなパワーがあると考えるようになります。

和食といっても、懐石料理のような豪華なものではありません。ご飯、お味噌汁、お漬物、納豆、魚など、どこの家庭でもできるシンプルな「ザ・和食」です。

私が特に和食に切り替えることをおすすめしているのは、

・レトルトやインスタントに頼っている人

・お惣菜や外食ばかりの人

・ジャンクフードやお菓子が好きでやめられない人

といった方々。つまりは、過去の自分のような食生活をしていた人たちです。試していただくと、みるみる悩んでいた症状がなくなっていきます。

でも魔法を探してしまう

でも実のところ、本当に実践してくれる方は多くはありません。

というのも、体調が悪いときというのは、ついつい「魔法」を探してしまうんですよね。すぐに効果が実感できる特別なものがほしい。誰よりも私自身がそうでした。

「これを飲んだら便秘が治る」「これをすればアレルギーがよくなる」……そうやって、魔法のような特効薬ばかりを求めてしまいました。

ただ結論からいえば……「そんな魔法はなかった！」のです。

もちろん、身体にいいとされるものはたくさんあります。私のお店でもビタミン各種、カルシウム、クロレラ、酵素、高麗人参、田七人参などなどの健康食品は扱っています。

たとえば現代人はビタミンD、マグネシウム、亜鉛など、不足しているといわれている栄養素があります。

その意味では、そうした食品もたしかにとったほうがベターかもしれません。

でも……まずは「その前に！」なのです。サプリメントは主役ではなく、あくまでも補助食品。ベースの食事を見直すほうがはるかに効率的で、効果が高いと考えています。

なんなら、煮物や魚を食べなくても構いません。

まずは「ご飯」と「お味噌汁」を。それだけでも十分……いや、もしかしたらそれでパーフェクトなのかもしれません。

本当に価値のあるものはすぐ近くにある

長崎で医師をされていた秋月辰一郎《あきづきたついちろう》という人がいます。

秋月先生は長崎へ原爆が投下されたとき、自身が被爆しながらも負傷した方々の治療にあたった「長崎の英雄」とも言われる方です。

秋月先生が院長をつとめていた浦上第一病院は、爆心地２００メートルという距離。そんな場所にありながら、病院のスタッフ、入院患者は誰１人原爆症を発症しなかったのだと言います。

秋月先生はその理由を、「塩辛い玄米」と「塩辛い味噌汁」だと結論づけているのです。先生の『体質と食物』という本の結びには、こう書かれています。

「私は、自分の生命を賭けて医学をした。そうして、味噌汁にたどりついた。毎朝の味噌汁。これが健・不健の鍵と思う」

この言葉を裏づける科学的根拠はないかもしれません。

でもこの言葉は、先生が真摯に自身の健康や患者さんに向き合って得た、1つの真実なのだと私は感じます。

私もこれまで、食べものや健康についていろいろと調べてきましたが、先人たちの経験から生まれた知識は、現在の科学よりも1歩も2歩も先にあるのでは？　とあらためて感じることが増えています。

たとえば日本人にとっての和食が健康を整えるベースであるように、海外には海外の、その土地に根づいてきた食文化があります。それは、その土地に住む人たちに必要だから生まれた文化なのではないでしょうか。

私も洋食は大好きですし、コーヒーも毎日飲みます。オリーブオイルも毎日のように使っています。だから3食和食を食べないと病気になるよ！　という話ではなく、そのあたりは楽しんで好きなものを取り入れたらいいと思うのです。

ただ、私自身は主役だけは譲らないようにしたいなとは考えています。

居酒屋で「とりあえず生《ナマ》！」と言うように、体調が優れないときや、子どもの成長期、毎日の献立選びに悩んでいるときには「とりあえずお味噌汁を！」。そんなスーパーフードとしてお味噌汁と付き合っています。

ちなみに実は今、「味噌が健康にいいらしい」と、海外の健康オタクたちの間でも空前の味噌ブームが起きています。日本の消費量が落ちている一方で、海外への輸出額は年々うなぎのぼりなんですよね。

だから味噌がいいというわけではなく、何が言いたいのかと言うと、味噌に限らず、価値のあるものはすぐ足元にあるものなのかなと。遠くを探さなくても、すぐそこにある。

昔話でよく言われていることのように、真理というのは本当にそういうものなんだろうなと最近は特によく思うのです。

食べたいものを食べる

和食のよさについて語らせてもらいましたが、一方で最近、私はこうも思っています。

「結局、食べたいものを食べるのが一番では？」

食べたいものを無理に我慢する必要はない。食べたいものは食べたいときに食べる。飲みたいものは、飲みたいときに飲む。それが本来は身体にとって一番なのかなという、そんな感覚です。

じゃあ、ジャンクフードはありなのか？　といえば、それもありなのかなと。

……そう言うと、「ここまでの話と矛盾してるじゃないか！」とお叱りを受けそうですが、「食べものにはさまざまな選択肢がある」ということがわかっているならば、どんなものでもおいしくいただけばよいのだと思います。反対に、違和感や抵抗感があるものは、今は食べないほうが賢明でしょう。

そもそも人の身体というのは、そのとき必要なものを「食べたい」と感じるようにできています。必要なものだから、「おいしい」と感じるんですね。

だから、自分の食欲にしたがって食べものを選べば、必然的にそれが健康につながる……これが、昔ながらの考え方です。

ただ、食品に恵まれた現代社会の場合は、ちょっと事情が違ってきます。

子どものときから安くておいしいものがあふれている世の中では、コンビニでものを買って食べるのがあたりまえ。昼も夜も外食するのがあたりまえ。おやつだって食べるのがあたりまえ。

そういう生活を続けていると、「いつもの習慣だから食べている」というように、**身体が求めているというよりは、脳にしみついてしまったクセで食事をしている場合も多い**のではないでしょうか。

特にストレスがたまっていると、本来の食欲のセンサーは狂いやすくなります。甘いもの、しょっぱいもの、炭水化物、油ものなどを食べたくなりますが、これらは栄養というよりも、単に刺激を求めている状態ですよね。

好きなものを好きなだけ食べてもいいよ、という考え方だけでは、ほぼ確実に不健康になってしまう……。現代の食を考える上で最大の悩みどころです。

だからこそ、「まずは選択肢を持つ（知る）」ことが大事なのかなと思うのです。

食べ方とは生き方

ただ、選択肢が増えはじめると、今度は良いか悪いかで話を決着させたくなります。そういう基準があったほうが従うだけでいいからラクなんですよね。

でも、現実世界というのはそう簡単ではありません。

これは持論ですが、そもそも世の中の食べものは、今の科学技術ではかれる栄養素や基準だけで「良い・悪い」を語れるほど簡単なものではないと考えています。

すべては大自然の中で、もっというと宇宙的なスケールの中で絶妙なバランスで存在しているものだと思うんですよね（あくまでも持論です）。

身体にいいものを食べていれば本当に健康になれるのか、身体にいい習慣をしていたら本当に健康になれるのかと言ったら、どうもそれだけではない気がします。

そうやって考えていくと、本当に小難しくなっていくのが食品や健康の世界です。

だから私はシンプルに、**「今食べたいものは自分自身の状態をあらわすもの」**だと考えるようにしています。

それでよいのなら進めばいい。ちょっとおかしいかなと思うなら、止まればいいのです。私自身の経験から言うと、食べものが合って身体が整ってくると、それまで好きだったものがまったく食べたいと思わなくなりました。

あれだけ好きだったハンバーガーも、家でつくるのはありですが、外食してわざわざ食べようというほどの気にはならないのです。

変に外食に出かけるくらいなら、家でご飯とお味噌汁をすすっていたい……付き合いの長い友人たちからは、おかしくなってしまったのかと本気で心配されたことがあります（笑）。とにかく、それくらいの変化が起きたんですよね。

日本の食養の祖と呼ばれる石塚左玄《いしづかさげん》は、「食養生《しょくようじょう》（食で健康を保つ）」という意味だけでなく、「食修養《しょくしゅうよう》」という意味を込めて「食養」という言葉を用いています。

修養とは「自分の精神的な成長のために取り組むこと」。つまり食修養とは、「食を通して生き方を見直すこと」であると私は受け止めています。

食べ方とは、生き方でもあるんですね。

では、どうやって生きていくのか？　今はそれが選べる時代です。選択肢を持って、自分で選ぶ。それは何より大切で、同時に幸福なことだと思います。

最後は中庸に落ちつく

「〇〇が健康にいい！」「××をすればもっと健康になれる！」と、今日も健康界隈《かいわい》はにぎやかです。1つのブームは生まれては消えていきますが、「健康」という大きなジャンルは常に盛り上がりを見せています。

それもそのはず。人生100年時代と言われる一方では、日本人の2人に1人はがんであると脅し文句のように言われています。「人生が長いのはあたりまえ」。同時に、「病気になるのはあたりまえ」だと。

だからこそ、見えない将来のことを考えると余計に不安になりますよね。健康ブームが続くのは、そんな不安が私たちの中にあるからでしょう。

私は小さい頃から病弱だと言われ、両親に心配をかけてきましたが、ラッキーなことに、30歳になる頃には自分史上もっとも健康的な状態になれました。

しかしこのとき、「健康になりたい！」という欲は「もっと！」「もっと！」と、新しいものをほしがるようになりました。

体調を崩していたときとは比べものにならないくらい健康な身体。でも、「もっと健康になりたい」「もっと身体にいいものを手に入れたい」そんなことばかり考えている自分。

健康の真実を知りたいと思って、私は全国さまざまなところに行きました。

すると、新しい知識はたくさん手に入ります。でも、私が知りたいと思う答えにはなかなかたどりつくことができません。

何を聞いても、知っても、身のまわりの環境を整えていっても、いっこうに「ほしい」気持ちがなくなりませんでした。

身体の健康、心の不健康

そんな中、私はこう感じるようになります。

「果たして、今の自分は本当に健康な人間なんだろうか？」

たしかに身体は好調なのですが、心はざわざわして落ち着かない。この状態は本当に健康と言えるのだろうか？

その答えは出ないまま。ということは、ＮＯだと思いました。これではダメだなと。今でも十分健康なのに、さらにいいものを追い求める日々が続いたら、そのうち疲れて病んでしまうんではないか？　それでは本末転倒もいいところです。

そこで私はいったん、新しいものを追うことをやめました。外のものを追うのではなく、自分自身の内側を整えること。自分自身の感覚的な部分をもっと信用することが大事なのかなと、そんなふうに思ったのです。

最終的には、知識よりも感覚で

「中庸《ちゅうよう》」という言葉があります。中庸とは、「バランスのとれた状態」のこと。平均や平凡という意味ではありません。バランスとは、あくまでも、自分にとっての真ん中。自分にとってバランスがよくとれている状態のことをいいます。

食の選択肢が増えてきたら、その次のステップは「自分に合っているかどうか」だと私は思います。

たとえば私の場合、最初は玄米を食べていました。正直当初はおいしいとは思わなかったのですが、数日続けていくと「あ、なんかいいかも」という実感が出てきて、次第に「玄米最高！」とおいしく食べ続けるようになりました。

ところがその後、元気になったら、今度は玄米を食べたいと思わなくなりました。今でも食べるのですが、それは「ほしいな」「食べたいな」と思ったときだけ。

つまり、年齢や環境、そのときの状態によって必要とする食事は変わることがあります。私がおすすめしている「和食」も、もとのバランスを崩しがちな人にとってはおすすめできるものですが、「和食でなければ整わない」と考えると、それは不健康ですよね。

食べものを選ぶときのルール自体は、その都度変わっていくものです。

ただ1つ大切なことは、「食べものが身体をつくっている」という原則を見失わないこと。

「これは自分に合っている」「合わない」という感覚を大切にしてみてください。その判断を自然にできる状態が、自分にとっての中庸だと言えるのではないでしょうか。

中庸というのは、あっちにいったりこっちに来たりを繰り返してできていく、自分なりのバランスでもあります。

つまり、あれこれ悩んで試行錯誤したり、ときには極端な考え方をしたり、そうして最後に自然とたどりつく場所なんですね。なるようになる、だから、道中は楽しめと（笑）。

そういう意味では、やはり結論は簡単には出ないものだと、気長に食や自分の健康と向き合っていくのが一番なのかなと思っています。

つくり手の思いを買う

「生産者」と「消費者」の距離が遠すぎる

仕事柄、扱う商品の生産者の方々とお話しする機会があります。

そのときに必ず聞くのが、「どういう思いでつくったのか?」ということです。

私自身、自分が買いものをするときに大事しているのがこの「思い」の部分。私がお客さまにも伝えたいなと思っていることなのです。

というのも、現代は生産者と消費者の距離が遠すぎるなと感じます。

現代社会ではスーパーで買いものをするのが一般的で、「なんでもそろっていて、しかも安い」というのが何よりの利点ですよね。

それはそれで時代の必然なのですが、一方で失われてしまっていることもあります。

たとえばちょっと前までにはあった「八百屋」「肉屋」「魚屋」といった地元に根づいた商店では、商品をどうやって選べばいいか、どれがおすすめかといったことを教えてくれましたし、どんな商品がほしいかをリクエストすれば応えてくれるような懐《ふところ》の広さがありました。

現代で言えば、レストランを経営されている方などが買いつけにいく中央市場には残っている文化ではありますが、私たち一般消費者にとっては少し遠い存在になってしまいましたよね。

そうなると、商品を選ぶときの基準は「商品スペック」「コストパフォーマンス」「知名度」「評価」などになってしまいます。

もちろんそれがいけないわけではないのですが、ここにもう1つ「生産者の気持ち」が入ってくると、日々の買いものには違ったおもしろさが出てきます。

商品の裏にある生産者たちの声

たとえば野菜や果物を選ぶときの基準を「無農薬かどうか」と考えるのは1つの大事な指標です。

しかし、154ページで果物には無農薬のものはほとんどないとお伝えしました。

りんごを例にすると、農薬と化学肥料の量を50%以下にした「特別栽培」のものがなんとか一般の流通ルートに入ってくる、というくらい限られた規模です。

「特別栽培のりんご」と聞くと、完全な無農薬を求める人にとっては物足りないでしょう。でも、その生産者さんが「なぜあえて農薬を減らそうと思ったのか?」という話に耳を傾けると、少し見方が変わってきます。

「おいしい無農薬のりんごを食べたときの感動が忘れられないから」「子どもがアレルギーになってしまって、食への意識が変わったから」「今は特別栽培だけれど、完全無農薬を目指している」など、強い思いが感じられる商品は、私自身消費者として選びたいなと思いますし、これはお客さまにも紹介したいなとも思うのです。

それはもちろん加工品でも同じで、大量生産・有名ブランド志向の時代に、あえて「こんなものをつくりたい」「こんな思いで商品をつくった」という生産者の方々の言葉は胸を打つものがあります。

その中には、発信が上手な方もいらっしゃれば、本当に寡黙《かもく》に、昔ながらの職人気質《かたぎ》でたんたんと「自分が信じたいいものをつくる」ということを貫いている方々もいます。

私が個人的に思うのは、そうした「表には出てこない」情報や声を、伝えられるような商売人としてありたい、ということです。

現代社会では、品質が実はそうでもないものでも「素晴らしくいいもの」のように見せることは、そうむずかしいことではありません。パッケージやサイトのデザインや文章、写真などにお金をかければそれなりのものはできてしまいますよね。

ですが、一方では非常に品質が高いものをつくっているにも関わらず、値づけが良心的すぎる……つまり「安すぎる」という生産者の方も少なくないのです（そして、逆の場合もあります）。

私たちのような小売店は、そうした生産者とお客さまの間に立って、できるかぎり誠実に、自分がいいと思ったものをいいと自信を持っておすすめできる存在でありたいなと、そんなふうに思いながら、売り場に立っている日々です。

手づくりするとわかること

味噌、梅干し、ぬか漬け、ポン酢やケチャップ、ソースなど……。私はこれらの食品は、「手づくり」をするのも1つの選択肢だと思っています。そもそも、こうした食品はもともと家庭で伝統的につくられてきたものを製品化したに過ぎないのです。

……と、えらそうに言いながら、実は私、梅干しを干すまでに何年も時間がかかりました。

「やってみたい」という気持ちはウソじゃない。でも重い腰が、最初はなかなか上がらないんですよね。

来年こそは……今年こそは……と月日が過ぎていく中、もういい加減、「一度やってみよう！」と、初チャレンジしたのが数年前。

以来、梅干しづくりは我が家の家族行事として定着してきました。

自家製で何かをつくることの一番の気づきは、「へー、梅干しってこうやってできるんだ！」「本当にできるんだ！」という、情報として得ていたことが自分でもできた！　という驚きのような、喜びのような、あるいは学びのような感覚です。

梅を洗って、乾かして、ヘタを一つひとつ竹串でとっていって、塩をかぶせながら瓶におさめていって、放置。……そうすると、梅酢（梅を塩漬けすると出てくる透明な液体）が本当に上がってきた！　と感動します。

その後は、塩もみした赤しそで色と香りをつけ、天気予報を見ながら天日干しする日を伺います。「よし、今週だ！」と、梅を天日干し。朝晩で梅をひっくり返しながら、3日間ほど干していきます。こうなってくると、もう梅一粒一粒への愛着が湧いてきて仕方ありません（笑）。

そして無事干し終わったら、味がなじむまで数ヶ月待って……いよいよ、パクリ。このときの感動といったら格別です。

私は、手づくりをすることが大事なのは、このような「心の動き」があることなのではと感じています。

決して「簡単」とは言えないのですが（やってしまえばむずかしいことはありません）、だからこそ、その最中には静かな心の喜び、ドキドキする感覚に心が踊ります。

おもしろいもので、そうやって一度自分でつくってみると、商品として売られている梅干しへの見方も変わってくるのです。

どこにこだわってつくられた梅干しなのかという説明が体験として理解できるようになりますし、「これほどの梅干しをどうやって大量生産しているのか?」という別の疑問もわいてきます。また、商品ごとの違いもなんとなくわかるようになってくるのです。

そして、梅干しをつくるようになると、今度は味噌をつくりたくなり、ぬか漬けをつくりたくなり……と、自然といろいろなものをつくってみようかなという気になってきます。

手づくりをすると心が動く

私はそうして家で何かをつくっているとき、この言葉を思い出します。

「手抜きは心抜き」。

これは、自然療法(自然界にある食品で病気の手当てや予防をする民間療法)の権威として有名な東城百合子《とうじょうゆりこ》先生の言葉です。

便利な生活に慣れすぎていると、ちょっとした心の機微がなくなっていきます。心を込めて何かをするという感覚が、気を抜くとなくなっていく。そのうちに、自分の心がよくわからなくなってしまう……もしかして、先生はそんなことを言いたかったのではないかなと、想像したりしています。

大事なのは、どれだけ時間をかけるかということではなく、どれだけその瞬間に心を研ぎ澄ますことができるか。愛情や情熱を込められるかということだと思います。

農家さんは、まさにそうですよね。野菜を育てて、手をかけて時間をかけて大切に大切に、それこそ我が子のように育てている人も多いことでしょう。

そこに有機栽培だから、慣行栽培だから、という違いはないと思います。今の時代で農業をして生計を立てていくというのは、本当にどちらも大変なことなのです。

そのような苦労は、家庭菜園をしたらわかります。トマトの実1つに愛着がわき、ムダにしたくないな、大切に使いたいなと感じるものです。1つ1000円でも売りたくないと思うものです（笑）。すると、いかに今の食品の価格が安いものかとも感じます。

結論、下手でも不格好でもいいので、何かを手づくりしてみることは大事なことだと思うのです。最低限ではありますが、つくる人の気持ちや苦労が身にしみます。

そして、多少なりともその過程を知ることで、ものごとを選ぶ目は何倍にも磨かれていくものだと思うのです。

おわりに

「食べものにも役割がある」。

この本を書きながら、不思議とそんなメッセージを受け取った気がします。

「食の選び方」という大きなテーマを扱うにあたって、自分の15年間の自然食の知識を棚《たな》卸《おろ》しするのはもちろん、なるべく偏りをなくすために、近所のスーパーやいろんな街の小売店をまわって、今どんな商品が販売されているのかをチェックしてみました。

長いときで1時間以上お店にいて、商品の裏側をずっとチェックしていましたので、店員さんからはさぞ怪しい客だと思われたかと思います（笑）。

可能な限り、生産者の方々のお話も聞きに行きました。みなさん、本当に情熱をもって商品をつくってくださっていることをあらためて知りました。

現代は豊富な食に恵まれています。その中でどんな食を選ぶかで、身体や心にも影響があり、長い目で見れば人生にも大きく影響するもの、それが食だと思います。

しかし、その食を善悪で分けるのは早計で、なぜそうなっているのかという食の物語を、まず知ることが大事だと思うのです。

商品の表示を見ればある程度の品質はわかりますが、それだけではありません。その食べものがどのようにつくられ、運ばれて、保存され、今ここにあるのか。どんな思いや意図があってできたものなのか。少なからずそうしたことを知ることで、食選びはもっと自由に、豊かになっていくと思います。

この本には、過去の自分が知りたかったことを紙幅の許す限り書かせてもらいました。ご縁があって手に取っていただいたあなたの食生活に、少しでもお役に立てれば幸いです。

食を選ぶとは、生き方の大切な一部です。ですから人生と同じで、その時々において変わってもよいもの、変わるのがあたりまえなのかもしれません。ですから、いろいろ知って、経験してみて、最後には自分の正直な感覚でぜひ選んでみてください。

最後に、このテーマをとってもおもしろくしてくれたイラストレーターの浜竹さん、オーガニックに対する情熱と大切な気づきを与えてくれた監修者の高城さん、私に食の大切さを教えてくれた会社の社長、先輩方、お客さま、生産者のみなさま、いつも私を応援してくれている両親、元気と勇気をくれる妻と子どもたちに、心からありがとう。

私は本当に食と向き合って人生が変わりました。食べものという自然の恵みに心から感謝して、今日も、いただきます。

著者
あるとむ

自然食品店店長。食養アドバイザー。オーガニック料理ソムリエ。

幼少期からアレルギー、便秘、冷え性、花粉症、低体温などの不調に悩まされる。極度のジャンクフード依存だったが、20代で体調を大きく崩し、健康と向き合う。自然食の仕事をきっかけに、現代の食を取り巻く問題を知り衝撃を受ける。本格的に食と向き合い、あらゆる食事・健康法を学び実践。虚弱体質から脱却し、不安定だったメンタルも安定。「食べものが心身をつくっている」と強く実感する。現在は自然食・食養生の知恵をベースに、ブログやSNSで体と心を整える食の知恵を発信。オンラインで食事改善のサポートもしている。

X：@arutom1031　BLOG：https://yasai-tabeyo.com/
note：https://note.com/arutom1031/　公式LINE：https://lin.ee/R7sbfkl

イラスト
浜竹睦子（はまたけ・むつこ）

福岡県生まれ、岡山県在住。美術館勤務を経て、フリーランスのイラストレーターに。

食とサウナをこよなく愛する。全国各地の食べ歩き、「#むつこの自主学習」と称した食の現場を取材したレポートの他、サウナでの体験などをInstagramで公開している。

著書に『偏愛サウナめぐり』（誠文堂新光社）がある。

Instagram：@hamatakemutsuko　X：@HamatakeMutsuko

監修（野菜パート）：PART2「野菜の知識編」107p～153p／161～166p
高城嘉樹（たかじょう・よしき）

やさいの庭 Chiisanate 代表。

食品メーカー、農林水産省での勤務を経て、独立。

オーガニックレストランを経営した後、宮崎県内の山奥に移転し、有機野菜の宅配事業を手がけている。有機JAS検査員を務め、自身も有機JAS認証農家である。

X：@inakaman2021　BLOG：https://chiisanate.site/

※本書に記載されている情報は、2024年1月時点のものです。

食の選び方大全

2024年3月 5 日　初版発行
2024年8月23日　第4刷発行（累計1万9千部）

著 者　あるとむ

イラスト　浜竹睦子
監修　高城嘉樹

デザイン　井上新八

写真　小松正樹
DTP　ローヤル企画

営業　二瓶義基／鈴木愛望
広報　岩田梨恵子／南澤香織
撮影補助　木下佐知子
制作　成田夕子
編集　大川美帆／松本幸樹

発行者　鶴巻謙介
発行所　サンクチュアリ出版
〒113-0023 東京都文京区向丘2-14-9
TEL:03-5834-2507 FAX:03-5834-2508
https://www.sanctuarybooks.jp/
info@sanctuarybooks.jp

印刷・製本　株式会社 シナノ パブリッシング プレス